ACTA NEUROCHIRURGICA / SUPPLEMENTUM II

DIE PSYCHIATRIE
DER HIRNGESCHWÜLSTE

UND DIE CEREBRALEN GRUNDLAGEN
PSYCHISCHER VORGÄNGE

VON

DOZ. DR. MED. HANS WALTHER-BÜEL

PSYCHIATRISCHE UNIVERSITÄTSKLINIK, ZÜRICH

MIT 2 TEXTABBILDUNGEN

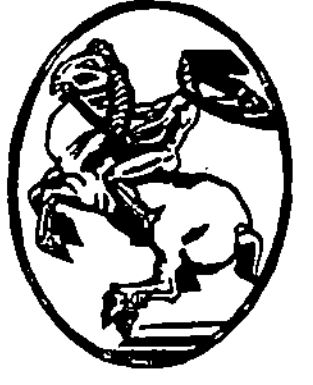

SPRINGER-VERLAG WIEN GMBH 1951

ISBN 978-3-7091-2054-5   ISBN 978-3-7091-2053-8 (eBook)
DOI 10.1007/978-3-7091-2053-8

Vorwort

Die vorliegende Arbeit von *Walther* entstand vorerst aus dringenden klinischen Bedürfnissen heraus: die neurochirurgische Klinik verlangte von der psychiatrischen Klinik klare Richtlinien über die diagnostische Verwertbarkeit, die Prognose und Therapie des psychischen Zustandes ihrer Tumorkranken. Es war offensichtlich, daß die bisherige psychiatrische Literatur keine genügenden und eindeutigen Antworten zu dieser Fragestellung enthielt. So ergab sich die Aufgabe, die Psychiatrie der Hirntumoren erneut systematisch zu studieren. Dieser klinische Zweck der Arbeit machte es nötig, von der Gesamtheit der Tumorfälle, die dem Neurochirurgen zukommen, auszugehen und nicht etwa (wie viele der älteren Arbeiten) jene Fälle in den Vordergrund zu stellen, welche zufolge geistiger Störungen in psychiatrische Behandlung zu treten haben.

Die einer praktisch-klinischen Fragestellung entsprungene Studie stößt aber gleichzeitig in das Zentrum bedeutungsvoller theoretischer Probleme der Neurochirurgie und Psychiatrie: denjenigen über die genauere Abhängigkeit von cerebralen und psychischen Funktionen. Je mehr man sich in diese Fragen vertieft, um so klarer muß man einsehen, wie wenig man darüber weiß. Wohl hat sich die Psychiatrie vor 100 Jahren die Hauptaufgabe gestellt, die Geisteskrankheiten auf Veränderungen der Hirnstruktur zurückzuführen. Jahrzehntelange hirnpathologische Forschungen von ein bis zwei Generationen von Psychiatern förderten schon bis zur Jahrhundertwende die wesentlichen Teile unserer heutigen Kenntnis über die Zusammenhänge von Hirnkrankheiten und Geisteskrankheiten zu Tage. Dann aber wurden die klinische Psychiatrie mit der Psychotherapie einerseits, die Neuropathologie anderseits zu derart ausgedehnten Gebieten, daß nur noch wenige Forscher gleichzeitig auf beiden tätig sein konnten. Seit die meisten Psychiater keine Neuropathologie mehr treiben, wurden die Fortschritte über die cerebralen Grundlagen der Psychopathologie sehr verlangsamt. Oft traten rein spekulativ gefaßte Vorurteile an Stelle des Erfahrungswissens und der Vorwurf der „Hirnmythologie" hat seine Berechtigung noch nicht in jeder Hinsicht verloren. Erst in den letzten 10 Jahren, nachdem die präfrontale Leukotomie von *Egas Moniz* eingeführt worden war, werden die genaueren Zusammenhänge zwischen Hirn und Psyche wieder ihrer Bedeutung entsprechend gewürdigt. Die Zusammenarbeit zwischen Neurochirurgen und Psychiatern hat sich dabei fruchtbar erwiesen. Die verwirrende und oft gegensätzliche Erfahrung über die Wirkung (und Wirkungslosigkeit) „psychochirurgischer" Eingriffe zeigt, daß das Problem nie vielseitig genug studiert werden kann und daß wir auch die Psychopathologie der lokalisierten Hirnkrankheiten besser kennen sollten, um das Experimentieren am Kranken unnötig zu machen. Wie bei jeder Hirnkrankheit, so läßt sich zwar auch bei Hirntumoren sehr viel dagegen einwenden, wenn man sie als lokalisierte Störung betrachten will; immerhin handelt es sich doch bei Hirntumoren um Krankheiten, deren Symptomatologie teilweise mit der Lokalisation in Beziehung steht. *Walther* gibt mit seinen Studien einen Beitrag zur Festigung unserer Kenntnisse der cerebralen Grundlagen der Psychopathologie und der Möglichkeiten der „Psychochirurgie".

Methodisch bekennt sich *Walther* zur klinisch psychopathologischen Untersuchung. Er untersucht seine Kranken vor allem im Zwiegespräch und in ihrem Verhalten in ihrer natürlichen Umgebung und vergleicht ihren Zustand seit der Entwicklung des Hirntumors mit ihrer früheren Lebensgeschichte. *Walther* ist mit uns der Ansicht, daß Testuntersuchungen ihren großen Wert haben, um die klinischen Befunde zu ergänzen; dagegen anerkennt er die geläufige und so oberflächliche Ansicht keineswegs, daß die „Wissenschaftlichkeit" einer Untersuchung nur gewährleistet sei, wenn sie sich statt auf die klassische, unmittelbare psychopathologische Untersuchung auf eine „Batterie von Tests" aufbaue. Er will durch klinische Untersuchungen vorläufig eine Übersicht über das Wesentliche erreichen; späteren Untersuchungen wird es vorbehalten bleiben, mit Testuntersuchungen Einzelheiten zu beleuchten.

Bei der Würdigung der psychopathologischen Befunde gelingt es *Walther*, über die Betrachtung von Einzelsymptomen hinauszukommen. Den neueren Anschauungen entsprechend, sucht er das Einzelsymptom in Beziehung zur Gesamtpersönlichkeit und ihren Störungen zu bringen. So fügt er seine Befunde in größere Reaktionstypen oder Grundformen seelischer Störungen ein. Es gelingt ihm eine übersichtliche Gesamtschau des Wesentlichen. Gerade darin liegt ein Fortschritt gegenüber älteren Arbeiten.

Walthers Ergebnisse beziehen sich u. a. darauf, daß er die relative Einförmigkeit der Psychiatrie der Hirntumoren erkennt, im Gegensatz zu ihrer zufolge von Auslesewirkungen früher behaupteten Vielfalt; daß er weiter die typisch psychoorganische Symptomatologie der Zustandsbilder bei Hirntumoren nachweist; daß er die Grenzen zwischen akuten und chronischen psychischen Störungen bei Hirntumoren genauer faßt, als das bisher geschehen ist; daß er die Bedeutung der Lokalisation für die psychischen Folgen des Hirnprozesses in die ihr zukommenden engen Grenzen weist und daß er umgekehrt den Einfluß von Konstitution, Alter und Persönlichkeit auf die psychoorganische Symptomatologie klar herausschält.

Zürich, im Februar 1951.

H. Krayenbühl
Professor für Neurochirurgie
an der Universität Zürich

M. Bleuler
Professor für Psychiatrie
an der Universität Zürich

Inhaltsverzeichnis

I. Einleitung

Die psychiatrische Forschung hat seit jeher mit grundsätzlichen Schwierigkeiten zu ringen, die den anderen medizinischen Disziplinen weitgehend fremd sind, da ihr Stoff sich nicht räumlich darstellen und das funktionelle Geschehen der Psyche sich nicht materiell oder biologisch bestimmen läßt. Die Hauptschwierigkeit entsteht aus der Tatsache, daß das Psychische aus dem Biologischen herauswächst, in diesem seine zentrale, faßbare Wurzel findet, seine Gestaltung und Entfaltung aber in ganz andere Dimensionen verlegt und in hohem Maße diesen letzteren verdankt, so daß es, als Objekt wissenschaftlichen Forschens und Erkennens, mit biologischen Methoden nicht mehr gemessen, bewertet und definiert werden kann. Alle Versuche, das Seelische durch Ausweitung des Begriffes des Biologischen — etwa aus der Reflex- oder Instinktlehre heraus — dem *nur* naturwissenschaftlichen Verständnis zugänglich zu machen, führen zwangsläufig zu einer Verwässerung der Begriffe, nicht aber zu einem wirklichen Erkennen. Wir kommen um die Annahme anderer, außerbiologischer Elemente und Instanzen im Aufbau unserer Existenz nicht herum. Unzweifelhaft gehören seelische Vorgänge ebensogut wie körperliche zur Naturwissenschaft, unzweifelhaft sind erstere reale Gegebenheiten wie die letzteren, würde die Biologie aufhören, Lehre von den Lebensvorgängen zu sein, wenn man das Seelische von ihr zu isolieren versuchte, aber das Psychische erschöpft sich nicht in der Biologie und Naturwissenschaft, es hat neben der naturwissenschaftlichen eine geistige Seite, die das menschliche Dasein formal erst zur „Existenz", inhaltlich zur „Welt" werden läßt. Wie man diese außerbiologischen Wurzeln im Aufbau unserer Existenz bezeichnet, tut nichts zur Sache und kann den philosophischen Anschauungen des einzelnen überlassen werden, handelt es sich doch in exquisiter Weise um eine Domäne, in welcher nicht ausgesagt werden kann, daß die eine Formel richtig, die andere falsch sei, wo im Gegenteil der individuellen Betrachtungsweise freies Spiel gewährt ist, beliebig viele Formeln nebeneinander Gültigkeit haben können, wo die Götter einer Epoche zu Dämonen der nachfolgenden werden, wie M i l t in kulturhistorischer Betrachtung treffend sagt. — Recht anschaulich spricht etwa die anthropologische Konzeption von einer sozialen, auf Zivilisation gerichteten,

und von einer metaphysischen, auf Kultur hinzielenden Wurzel des
Seelischen neben der biologischen.

Es liegt im Wesen dieser Sachlage begründet, daß die psychiatrische Forschung sich zwischen diesen beiden Polen, dem biologischen und psychologisch-geisteswissenschaftlichen, bewegt und
in ihrer historischen Entwicklung sich bald mehr dem einen, bald
dem anderen näherte oder gar gänzlich verschrieb. Ursprünglich
magisch wie die übrige Medizin, wurde die Psychiatrie unter dem
Einfluß der anatomischen Entwicklung „organisch" mit reichlichem spekulativem Ballast, was wiederum zur Reaktion auf
psychologischer Seite führte und lange deren Herrschaft begründete. Bis auf den heutigen Tag bewegt sich das Pendel bald mehr
gegen das eine, bald mehr gegen das andere Lager.

Heute kann gesagt werden, daß es verhängnisvoll wäre, das
Seelische losgelöst vom Biologischen ausschließlich mit geisteswissenschaftlichen Kriterien determinieren zu wollen, wie dies unter
Führung einer einseitigen Psychologie lange geschah. Wir sehen
heute in den Erscheinungen des Psychischen immer zugleich ein
Zusammenspiel neurophysiologischer Funktionen und setzen für
die Realisierung eines gesunden psychischen Daseins geradezu deren
Intaktheit voraus. Daraus ergibt sich die notwendige Folgerung,
rein psychische und psychopathologische Phänomene, die wir nicht
mit biologischen, sondern nur mit psychologischen Methoden herausstellen können, auf somatophysiologische Vorgänge zu beziehen
und im weiteren, auch wenn deren Existenz nicht von vornherein
vermutet werden kann, nach allfälligen pathophysiologischen
Mechanismen oder pathologisch-anatomischen Veränderungen zu
forschen.

Diese einfache und selbstverständliche Relation birgt indessen
die Gefahr, daß mit einer bestimmten Untersuchungsmethode oder
Betrachtungsweise gefundene oder veranschaulichte psychische „Befunde" direkt mit dem gedachten anatomischen Störungsfeld in Beziehung gesetzt werden. Dies ist in mancher Hinsicht unzulässig und
hat schon zu verschiedenen Irrlehren Anlaß gegeben. Vom Standpunkt des psychischen Symptoms ist einmal zu bedenken, daß eine
veränderte Betrachtungsweise dieses in einem ganz anderen Licht
erscheinen lassen wird, so daß sich der Akzent verlagern, ein anderes Kriterium wichtiger erscheinen, „primärer" aussehen kann.
Gilt diese Tatsache für die gesamte Psychiatrie, so wird man ihrer
in der Hirnpathologie ganz besonders gedenken müssen. Vom Standpunkt der Interpretation der Symptome ist sodann zu berücksichtigen, daß diese eine Reaktion des gesamten Menschen, in zweiter
Linie seiner intakten Hirnanteile, auf den lokalen Störungsprozeß

darstellen. Im pathologischen Syndrom dürfen wir nicht den Ausfall irgendwelcher Normalfunktionen aus ihrem geordneten Komplex erblicken, sondern nur die Art und Weise, wie der defekte Organismus funktioniert, zu welchen Leistungen die residuären Abschnitte des Nervensystems noch fähig sind. Trotzdem wird aus der Pathologie heraus immer wieder der Schluß auf die Normalfunktionen versucht, wie dies am weistestgehenden — vor allem unter dem Eindruck der Forschungen von V o g t und B r o d m a n n über die cyto- und myeloarchitektonische Gliederung der Hirnrinde — von K l e i s t geschah, um nur einen bedeutenden Exponenten der extremen Lokalisationslehre zu nennen. Sind auch die Wellen schon weitgehend verebbt, die seine monumentale „Gehirnpathologie" aufgeworfen hat, und steht auch die Mehrzahl der Forscher, die sich mit dem Lokalisationsproblem des Psychischen beschäftigt haben, seinen weitgehenden Schlußfolgerungen zurückhaltend, ja ablehnend gegenüber, so sind seine Ergebnisse und Auffassungen doch zum mindesten, mitunter als Arbeitshypothese, zu berücksichtigen. Gerade seinen Ansichten gegenüber sind aber die eingangs erwähnten Gefahren stets im Auge zu behalten, wird doch gerade bei K l e i s t demonstriert, wie problematisch die Atomisierung des Psychischen in Einzelleistungen ist, wie wenig sich aus diesen über das Gesamtpsychische aussagen läßt und wie schwierig, ja fragwürdig die Übertragung von Begriffen aus der deskriptiven Psychologie in die Biologie und Hirnpathologie ist. Oder könnte, um nur ein hinkendes Beispiel zu geben, das Wesen einer Symphonie dadurch erfaßt werden, daß die Schwingungen einzelner Tonfolgen herausgestellt und einzeln in die bestimmten Instrumente lokalisiert würden?

Und doch hat die klinische Psychiatrie der biologischen Forschungsmethode, speziell der klinisch-anatomischen und der auf der allgemeinen Medizin fußenden pathophysiologischen, ihre größten Erfolge zu verdanken. Es sei nur an die Picksche Krankheit, an die organischen Psychosen des Seniums, an die Lehre vom exogenen Reaktionstyp B o n h ö f f e r s, an die vielen Arbeiten über Vergiftungspsychosen und an neuere Untersuchungen über die Heredodegenerationen, speziell die Friedreichsche Krankheit (S j ö g r e n, M. B l e u l e r u. a.) erinnert. Aber auch auf dem Gebiet der Neurosen, die lange als nahezu ausschließliches Reich der psychologischen Forschungsrichtung galten, hat die biologische Forschung wesentliche Erkenntnisse zutage gefördert; es sind hier besonders Arbeiten von R ü m k e zu nennen.

Auf dem Gebiet der „großen Psychosen", worunter die deutschsprachige Psychiatrie in erster Linie die Schizophrenien und das manisch-depressive Irresein und deren nicht so seltene Kombinationen versteht — währenddem der Epilepsie eine Sonderstellung einzuräumen ist — hat die biologische Forschung bei allen Anstrengungen, die ihr gewidmet wurden, im großen und ganzen enttäuscht, wenn man von den Ergebnissen der Konstitutions- und Erbforschung absieht; namentlich der klinisch-anatomischen und der pathophysiologischen Methode blieben bislang alle erhofften Erfolge versagt. Die spärlichen positiven Befunde — von allen spekulativen Arbeiten und Hypothesen gar nicht zu reden — vermochten keine nennenswerte Anerkennung zu erwerben (F ü n f - g e l d, G e o r g i, G j e s s i n g u. v. a.) oder können keineswegs als gesichert gelten. Erst den Untersuchungen von M. B l e u l e r und Mitarbeitern über Beziehungen zwischen Schizophrenie und endokrinen Dysregulationszuständen sind einige wesentliche Befunde zu verdanken, die als erwiesen gelten können und interessante Ausblicke auf biologische Gegebenheiten im Problem der Schizophrenie vermitteln, die über das Konstitutionelle im engeren Sinn und Erbbiologische hinausgehen. Jedenfalls spricht vieles dafür, daß in der Ätiologie und Pathogenese der Schizophrenie trotz der immer noch zentralen Bedeutung des Endogenen und einer gewissen Bedeutung des Psychogenen auch exogenen, vielleicht toxischen, auf alle Fälle organisch wirkenden Momenten eine wichtige Rolle zukommt. Es würde zu weit führen und ist hier nicht der Ort, die Gründe anzuführen, die für diese schwerlich widerlegbare Auffassung sprechen. Es sei lediglich darauf hingewiesen, um darzutun, daß auch hier — trotz allen bisherigen Enttäuschungen — der biologischen Forschung noch große Aufgaben harren.

Bei aller Unterstreichung der Bedeutung biologischer, speziell somatischer Befunde kommt einer Frage große Tragweite zu: Wie weit die Erfassung der ausschließlich psychischen Symptomatologie uns diagnostisch zu führen vermag. Und hier kann gesagt werden, daß wir, von seltenen Ausnahmen abgesehen, mit größter Sicherheit eine wichtige Unterscheidung zu machen imstande sind, jene nach der organischen oder nicht organischen Bedingtheit eines psychischen Krankheitsbildes. Es war für die Psychiatrie ein unschätzbarer Gewinn, im K o r s a k o w schen Symptomenkomplex einen sicheren Ausdruck einer chronischen organischen Hirnerkrankung und in den exogenen Reaktionstypen B o n h ö f f e r s gewichtige Hinweise für ausschließlich organisch bedingte oder zum mindesten organisch ausgelöste akute Psychosen zu erhalten.

Für beide Symptomenkomplexe lautet die übliche Annahme dahin, daß sie Ausdruck einer diffusen Hirnschädigung respektive allgemeinen Hirnreaktion sind, für welche eine Lokalisation nicht

möglich sei. Bezüglich des Korsakowschen Symptomenkomplexes
wurden aber schon frühzeitig andere Meinungen vertreten; R e i-
c h a r d t brachte ihn schon 1912 mit umschriebenen Läsionen im
Hirnstamm in Beziehung. Seinen Arbeiten reihen sich jene von
G a m p e r und G r ü n t h a l an. K l e i s t nahm für sein „zeitamnestisches Syndrom" eine Lokalisation im Zwischenhirn an.
D e M o r s i e r verficht für das amnestische Syndrom einerseits eine
diencephale, anderseits eine frontale Lokalisation. Im von S t e r t z
aufgestellten Zwischenhirnsyndrom finden sich außer anderen Elementen fragliche Kriterien des Korsakowschen Syndroms. Von
E w a l d schließlich stammt die Hypothese, daß es für die Ausbildung dieses Syndroms zwei prinzipiell verschiedene Möglichkeiten
gibt, jene einer umschriebenen Läsion in Hirnstammgebieten neben
der klassischen These einer diffusen Großhirnrindenschädigung.
Der Meinungsstreit, dem sich noch zahlreiche hier nicht genannte
Autoren beigesellten, kann heute wohl weder in der einen noch in
der anderen Richtung als abschließend entschieden gelten. Unabhängig von seiner Lösung erhebt sich hier die Frage, ob es vielleicht innerhalb des Bereiches dessen, was mit dem Korsakowschen
Syndrom umschrieben wird, nicht nur ein, sondern verschiedene
Psychosyndrome gibt, und zwar verschieden sowohl in zustands-
bildlicher als auch in pathogenetischer Hinsicht. Auf alle Fälle ist
die Unerschütterlichkeit der klassischen Lehre nicht dermaßen über
allen Zweifeln erhaben, daß Nachprüfungen von vornherein überflüssig erscheinen. Vorderhand kann zustandsbildlich wohl eine
Identität dessen angenommen werden, was in ursprünglicher Formulierung, freilich bezogen auf die cerebrale Form der toxischen
Polyneuritis, unter dem Korsakowschen Symptomenkomplex verstanden wurde, mit dem, was unter etwas einseitiger Hervorhebung
der mnestischen Störungen von einem unbekannten Autor als amnestisches und von K l e i s t noch spezieller als zeitamnestisches
Syndrom herausgestellt wurde und was E. B l e u l e r schließlich,
an dessen Fassung wir uns halten, in Erweiterung des Begriffes auf
die neben den mnestischen Störungen immer nachweisbaren Störungen auf dem Gebiet des Denkens einerseits und der Affektivität
anderseits einfach als „organisches Psychosyndrom" bezeichnete.
Damit ist aber noch nicht entschieden, ob es erscheinungsbildlich
wirklich nur dieses eine „organische Psychosyndrom" gibt oder deren
mehrere. Noch weniger entschieden ist dies in pathogenetischer Hinsicht. Am vorsichtigsten wird man formulieren können, daß jede
chronische diffuse Hirnschädigung klinisch zum Bild „des" organischen Psychosyndroms oder wenigstens „eines" organischen Psychosyndroms führt und daß anderseits jedes organische Psycho-

syndrom Ausdruck einer diffusen Hirnschädigung sein *kann*, in den meisten Fällen wohl auch sein wird, aber vielleicht doch *nicht immer* sein *muß*, letzteres dann nämlich, wenn bei sicherem Lokalbefund eine Allgemeinschädigung des Hirns einwandfrei ausgeschlossen werden könnte. — Daß diese Schädigung überhaupt organisch sein muß, wenn klinisch ein organisches Psychosyndrom vorliegt, kann heute nicht bezweifelt werden und bildet denn auch nie mehr Gegenstand einer Diskussion; jenes aber, ob die organische Schädigung lokal, ja *bestimmtenorts* lokalisiert, oder aber diffus sei, ist noch Gegenstand eifriger Debatte. Gesichert ist eine diffuse, vielfach behauptet, aber keinesfalls gesichert, eine lokal-circumscripte Genese des organischen Psychosyndroms.

Von einer ganz anderen Seite erscheint der Problemenkomplex, wenn man die grundsätzliche Frage nach der *Existenz hirnlokaler Psychosyndrome* stellt. Den Ausgangspunkt bilden hier von vornherein umschriebene cerebrale Krankheitsprozesse. Die Frage der psychischen Folgeerscheinungen einer herdförmigen Erkrankung im Gehirn stellt denn auch eines der umstrittensten Probleme der Hirnpathologie dar. Es ist bekannt, daß sogar ausgedehnte Ausfälle der nervösen Substanz in psychischer Hinsicht vollkommen symptomfrei bleiben können. Anderseits besteht in der einschlägigen Literatur ein kaum übersehbares Chaos von psychischen Krankheitsbildern, die auf das Bestehen einer Herderkrankung im Gehirn zurückgeführt werden. Die Mannigfaltigkeit der beschriebenen psychopathologischen Bilder ist so groß und die Ähnlichkeit mit klinisch geläufigen, oft endogenen Krankheitsformen und Psychosyndromen oder aber sicher diffusen organischen Hirnprozessen, so augenfällig, daß erscheinungsbildlich ein diagnostischer Entscheid und speziell eine Bejahung oder Verneinung eines lokalen Geschehens selten möglich erscheint.

Es erhebt sich die Frage, die hohes theoretisches und praktisches Interesse birgt, ob es überhaupt irgendwie charakteristische Psychosyndrome gibt, welche in einigermaßen konstanter Weise bei umschriebenen Schädigungen der Hirnsubstanz vorkommen und diagnostisch gesetzmäßig auf eine bestimmte Lokalisation hinweisen und darüber hinaus vielleicht auch über Natur und Ausdehnung des Prozesses Auskunft geben können.

Die Diskussion dieses Problems der Hirnpathologie ist alt und wurde vielfach mit Vorstellungen über die örtliche Unterbringung von „Seelischem" bzw. „psychischen Funktionen" vermengt. Damit fesselte die Frage nicht nur das Interesse der Ärzte, sondern wurde oft auch zum psychologischen, philosophischen oder gar theologischen Streitobjekt. Während namentlich von letztgenannter Seite die Möglichkeit einer Lokalisierung seelischen Geschehens mit philosophischen und weltanschaulichen Argumenten bestritten und ein derartiges Ansinnen als contradictio in adjecto bezeichnet wurde, machten immer wieder Autoren, besonders Anatomen, von sich reden, die auf Grund ihrer morphologischen Studien des Gehirns jene Regionen herausgefunden haben wollten, als deren Funktion seelisches Geschehen zustande komme. Es wurde also um den „Sitz der Seele" gestritten. — Während Albrecht von Haller den Ursprung für die Empfindungen und Bewegungen in die weiße Substanz verlegte, Pinel und Esquirol psychische Krankheiten auf Vorgänge in den Baucheingeweiden bezogen und Sömmering die Seele in die Ventrikelflüssigkeit mit den angrenzenden Wandungen lokalisierte, dachte sich Gall, der im übrigen in genialer Intuition 30 Jahre vor Entdeckung der Nervenzellen in der grauen Substanz den Mutterboden der weißen erblickte, die einzelnen psychischen Akte in seiner „Phrenologie" isoliert festgelegt.

Begreiflicherweise stieß die derart formulierte Lokalisationslehre auf heftigen Widerstand. Es sei daran erinnert, daß die wirksamsten Gegenargumente weniger von anderen Anatomen als von Denkern wie Goethe und Kant in die Diskussion getragen wurden. Bedeutende Einsichten ergaben sich sodann aus den Entdeckungen und Anschauungen von Jackson über die Anordnung der motorischen Zentren und den hierarchischen Aufbau der nervösen Funktionen, von Hitzig und Fritsch über die Auslösung von Bewegungen und Funktionsstörungen in bestimmten Körperabschnitten durch örtliche elektrische Reizung oder Läsion der Hirnrinde, durch die Entwicklung der mikroskopischen Anatomie nach Meynert, um nur die wenigsten Marksteine zu nennen.

Währenddem die Psyche in den damaligen Vorstellungen, die sich auf die Lokalisierbarkeit sensorischer und motorischer Funktionen und bestenfalls von Reflexzentren beschränkten, weitgehend aus dem Spiele gelassen wurde, bemächtigte sich die Hirnpathologie mit der erfolgreichen Entwicklung der Aphasielehre, welcher sich die Agnosie- und Apraxielehre anschloß, bald wieder des psychischen Bereiches. Sosehr sie sich mit zunehmenden Erfahrungen und reifenden Erkenntnissen bezüglich der vor- bzw. nachseelischen Sphäre zu festigen und zum klassischen Lehrgebäude auszugestalten vermochte, so wenig gelang es indessen der Lokalisationslehre bis auf den heutigen Tag, im Bereich des „rein Seelischen" oder „Intrapsychischen" allseitige Anerkennung zu finden.

Die Fortschritte der Hirndiagnostik, insbesondere auf dem Gebiet der Tumoren und Erweichungen, bei denen neben den neurologischen vielerlei psychische Syndrome zur Beobachtung gelangten, ließen indessen immer wieder die Frage der Abhängigkeit der psychischen Veränderungen vom anatomisch-physiologischen Geschehen auftauchen. Nach vorerst vereinzelter und zaghafter Registrierung psychischer Auffälligkeiten neben den körperlichen Krankheitssymptomen, wie wir sie in älteren Arbeiten antreffen können (z. B. bei L a d a m e), erschienen zusehends exaktere und mit den Fortschritten der Psychopathologie und klinischen Psychiatrie immer besser verwertbare Beschreibungen psychotischer Hirnkranker, deren Symptomatologie mit den anatomischen Prozessen in Beziehung und kausale Abhängigkeit gebracht wurde (z. B. bei L e o n o r e W e l t). Schließlich führte das zunehmende Interesse für die psychischen Folgeerscheinungen umschriebener chronischer Hirnprozesse zu vielen Einzelbearbeitungen und teilweise größeren monographischen Studien. Es sind hier besonders die Arbeiten von P. S c h u s t e r, E. R e d l i c h und B a r u k zu erwähnen, die sich auf Erweichungen und Tumoren beziehen.

Eine erhebliche Förderung erlebte die Hirnpathologie durch die Kriegserfahrungen. Den klinischen und sozialen Bedürfnissen entsprechend erfuhren die Hirnverletzten nicht nur eine chirurgische und neurologische, sondern umfassende psychiatrische Bearbeitung, wobei insbesondere F e u c h t w a n g e r, P o p p e l r e u t e r, G o l d s t e i n und K l e i s t zu nennen sind. Ein Überfluß an empirischem Material rückte die Frage nach den Beziehungen zwischen traumatisiertem Hirnteil und Psyche wieder in den Mittelpunkt des Interesses. Und weil sich den Beobachtern bei aller Mannigfaltigkeit der im Gefolge von Hirnverletzungen auftretenden seelischen Störungen unzweifelhafte Gesetzmäßigkeiten darboten, verwundert es nicht, daß die alten Bemühungen wieder aufgegriffen wurden, einzelne psychopathologische Symptome zu lokalisieren. Entsprechend der allgemeinen Erfahrung, daß auch bei vorurteilsloser Betrachtung und Beschreibung einer Sache in unseren sprachlichen Formulierungen und im konkreten Fall in der unwillkürlichen Beziehungssetzung zwischen Symptom und Herd immer theoretische Vorstellungen mitwirken, wundert es im weiteren nicht, daß nicht nur die Lokalisierung der pathologischen Symptome, sondern womöglich auch normaler seelischer Vorgänge angestrebt wurde. Irgendwie richtet sich also auch da die Frage wie seit alters nach dem „Sitz der Seele".

Von den alten Vorstellungen der „Hirnmythologie" haben sich die Anschauungen der die Psyche betreffenden Lokalisationslehren des 20. Jahrhunderts allerdings weit entfernt. Stand den Lehren von

G a l l und S ö m m e r i n g reichliche Spekulation zu Gevatter, so
fußten die Theorien von M e y n e r t, B r o c a, W e r n i c k e und
L i e p m a n n demgegenüber auf gesicherten klinischen Beobachtungen. Wiewohl schon H u g h l i n g s J a c k s o n davor warnte,
aus der Lokalisation von Funktionsstörungen daselbst „Zentren"
für die ausgefallene Normalfunktion zu konstruieren, so sarkastisch
sich H e a d von den „Diagram makers" distanzierte, sosehr immer
wieder namhafte Autoren wie M u n k, v o n M o n a k o w u. a. für
die Ganzheitsauffassung des seelischen Geschehens eintraten, so-
wenig büßte die Lokalisationslehre von ihrer praktischen Bedeutung
auf außerpsychischem Gebiet und von ihrem Anreiz ein, auch auf
die psychische Domäne übertragen zu werden. Der Versuch eines
Brückenschlages von der Anatomie und Physiologie auf das Psychische ist auch heute noch eines der brennendsten Probleme.

Es wundert nicht, daß die Befunde einer weitgehenden cyto- und
myeloarchitektonischen Differenzierung der Großhirnrindenstruktur,
wie sie von B r o d m a n n, O. V o g t und v o n E c o n o m o in
Form einer Gliederung in Felder herausgearbeitet wurden, eine
Arbeitsteilung der Rinde und damit im Zusammenhang eine Loka-
lisation hirnphysiologischer Vorgänge nahelegten. Wenn alte
Autoren der primitiven Lokalisationslehren in der makroskopischen
Gliederung der Großhirnrinde in Windungen und Furchen ein
Hauptargument für ihre Lehre fanden, so nahm insbesondere
H. B e r g e r gestützt auf histologische Feldergliederung einen ent-
schiedenen lokalisatorischen Standpunkt gerade hinsichtlich psychi-
scher Vorgänge ein. So gelangte er z. B. auf Grund von Beob-
achtungen an 13 Tumorkranken und einem Hirnverletzten zur
Umschreibung eines engeren Bezirkes innerhalb des Stirnhirns, bei
dessen Befallensein ausnahmslos psychische Veränderungen zustande kommen sollten. Zu ähnlichen Anschauungen gelangte
K l e i s t. Dem Stirnhirn hatten freilich schon vor Entdeckung der
histologischen Feldergliederung zahlreiche Autoren eine besondere
Bedeutung für psychische Leistungen zugesprochen, so W e l t,
H i t z i g, F l e c h s i g, W u n d t, A n t o n, B r u n s, O p p e n-
h e i m, P o p p e l r e u t e r, P f e i f e r, G o l d s t e i n u. a.

Die Thesen B e r g e r s blieben nicht unbestritten; es war besonders B e r z e, der sich mit ihnen in scharfsinniger Weise aus-
einandersetzte. Seine Darlegungen verdienen auch heute für jeg-
liches Lokalisieren Beachtung.

Einen großen Auftrieb erfuhr die Erforschung der Psychopathologie lokal-organischer Hirnprozesse von 1917 an mit der Encephalitis epidemica, wobei neben E c o n o m o vor allem die grund-
legende Arbeit von S t e r n und jene von S t ä h e l i n zu nennen

sind. Die Kenntnis bleibender Folgezustände der Veränderungen im Hirnstamm nicht nur auf neurologischem und vegetativem, sondern auch auf seelischem Gebiet stellt eigentlich den Ursprung einer neuen psychiatrischen Lehre dar, die als jene der „hirnlokalen Psychosyndrome" bezeichnet werden kann. Der Ausdruck wird mit der vorliegenden Arbeit begründet.

Der heutige Stand der „Hirnpsychopathologie" ist weniger durch die neuen Kriegserfahrungen als durch die Fortschritte der Neurochirurgie gekennzeichnet. Jedem Neurochirurgen begegnen in seiner täglichen Arbeit psychische Veränderungen. Die Meinungen darüber, ob und allenfalls wieweit psychische Symptome für seine diagnostische und chirurgische Tätigkeit Bedeutung haben, sind aber außerordentlich geteilt. Nachdem die Neurochirurgie sodann in jüngster Zeit mit der Leukotomie auch in der klinischen Psychiatrie Eingang gefunden hat, erscheinen die Probleme des Zusammenhanges zwischen Gehirn und Seelenleben von neuem in aller Schwierigkeit und Komplexheit.

Die nachstehenden Untersuchungen, die ich in Verfolgung einer Anregung von Prof. M. B l e u l e r am Krankengut der Neurochirurgischen Abteilung des Kantonsspitals Zürich (Prof. H. K r a y e n - b ü h l) unter Mithilfe von O. W a n n e r vorgenommen habe, sollen einen Beitrag zur Frage darstellen, ob es irgendwie charakteristische, mit hinlänglicher Konstanz bei umschriebenen Hirnherden einerseits beliebiger, anderseits bestimmter Lokalisation auftretende psychische Veränderungen gibt, Erscheinungen somit, die als *„hirnlokale Psychosyndrome"* angesprochen werden könnten und — wie dies bei neurologisch symptomarmen oder gar „stummen" Fällen besonders wichtig wäre — einen diagnostisch verwertbaren Fingerzeig für den Sitz eines Prozesses geben würden. Neben dieser Frage, deren klinische Bedeutung vorangeht, soll auf das alte Lokalisationsproblem soweit eingegangen werden, als dieses vom ersten Fragenkomplex berührt wird, wenngleich vorweggenommen sei, daß die gegenseitige Beziehung der beiden Probleme nicht einfach jener eines positiven Aspektes zu einem negativen entspricht.

Als Untersuchungsmaterial wurden Fälle von intrakraniellen Tumoren gewählt. Diese Wahl hat verschiedene Vorteile. Die absolute Häufigkeit erlaubt es, sich auf relativ hohe Zahlen stützen zu können, die statistisch verwertbar werden, was für ein selteneres Material schwieriger wäre. Des weiteren sind es gerade die Hirntumoren, die für die Behauptung oder Darstellung psychischer Störungen auf dem Boden einer lokalen Schädigung immer wieder herangezogen wurden. Ferner ist ein Hirntumor im Prinzip, wenigstens primär, immer ein hirnlokales Geschehen. Schließlich ist der Prozeß in der Regel, im Gegensatz zu traumatischen oder chirurgischen Läsionen und meistens auch vaskulären Prozessen, nicht so akut, daß das Bild von vornherein durch Allgemeinerscheinungen eines cerebralen Schocks verwischt würde. — Auf der anderen Seite bietet die Wahl aber auch ernste Nachteile. Vor allem ist unzweifelhaft, daß bei einem Großteil der Hirntumoren, wenn nicht im Beginn, so doch in der weiteren Evolution, nicht nur eine lokale Läsion, sondern auch eine allgemeine Schädigung der nicht direkt betroffenen Hirnteile zustande kommt, vor allem durch intrakranielle Drucksteigerung. Daneben nehmen die meisten Autoren vom Tumor ausgehende toxische Wirkungen auf die Nachbarschaft an. Unzweifelhaft sind zirkulatorische Nah- und Fernwirkungen, wobei die Bedeutung von Hirnödem und Hirnschwellung zweifellos größer ist als jene einer Kompressionsanämie. Diesbezüglich sind die Untersuchungen von J a b u r e k und S c h e i n k e r von großem Interesse. Ersterer wies nach, daß nicht alle Hirnteile in gleichem Maße ödembereit sind; besonders ödembereit sind die großen Hemisphärenmarklager, während die graue Substanz der Rinde und Basalganglien sowie der Hirnstamm auf Grund dichterer Faserstruktur weniger ödembereit sind. Kleine Initialprozesse können oft ausgedehnte Fernwirkungen solcher Art bedingen. In einem von S t e n g e l beobachteten Fall verursachte eine kirschgroße Karzinommetastase in einem Occipitallappen eine Schwellung der ganzen gleichseitigen Hemisphäre. S c h e i n k e r beobachtete bei einem Patienten, der innert drei Wochen unter schweren cerebralen Erscheinungen ad exitum kam, wie eine kleine Hypernephrommetastase in der rechten Kleinhirnhemisphäre zu einer hochgradigen Schwellung der letzteren mit gleichzeitigem Hirnödem der rechten Großhirnhemisphäre bei Occlusivhydrocephalus durch Verlegung des Aquaeductus Sylvii geführt hatte. Dieser Fall weist gleichzeitig auf die Bedeutung des Liquorsystems und seines Betroffenseins durch einen lokalen Prozeß hin. Neben Umgebungs- und Fernwirkungen solcher Art kommen vermutlich noch weitere in Frage: so nimmt z. B. R i e s e für rasch wachsende Tumoren den Mechanismus der Diaschisis an und sucht damit den Unterschied zwischen Initial- und Residualsymptomen zu erklären, wie dies v o n M o n a k o w für die Commotio tat. Es sind dies einige Hinweise, die ernste Bedenken dagegen rufen, in einem Hirntumor ein lokales Geschehen zu betrachten. Die meisten Auseinandersetzungen über die Deutung psychischer Befunde bei Hirntumorkranken haben denn auch die Frage zum Gegenstand, ob der Prozeß wirklich umschrieben sei oder ob daneben schon eine „Allgemeinschädigung" des Gehirns vorliege. Die häufige sichere Existenz einer solchen „Allgemeinschädigung" stellt den gewichtigsten Nachteil unseres Materials dar. Daneben ist bezüglich des zeitlichen Faktors in der Entwicklung des Tumors weiter von Nachteil, daß die Wachstumsgeschwindigkeit der verschiedenen Geschwulstgattungen in weitesten Grenzen schwankt, so daß Vergleiche erschwert oder deren Sinn in Frage gestellt werden können. Diesen Umständen ist in der Bewertung der Beobachtungsergebnisse stets Rechnung zu tragen.

Von vereinzelten Fällen abgesehen, beschränkte sich unsere Untersuchung auf Hirntumorkranke im Zeitpunkt ihrer Klinikaufnahme und klinischen Behandlung. Zur Berücksichtigung gelangte somit in erster Linie das psychische Bild, wie es unter dem Einfluß des wachsenden Tumors bei dessen Manifestwerden in Erscheinung trat. Die Spätfolgen allfälliger mit der Tumorexstirpation vorgenommener Exzisionen von Hirnsubstanz bilden nicht eigentlichen Gegenstand unserer Arbeit. Da sie im Zusammenhang mit der Fragestellung nach den hirnlokalen Psychosyndromen aber von großem Interesse sind, müssen wir die eigenen Beobachtungen von Spätfolgen auch berücksichtigen, vor allem aber auch die Untersuchungen an Lobotomierten, wie sie am eingehendsten von R y l a n d e r vorgenommen wurden, denen sich die Beobachtungen von B r i c k n e r, A c k e r l y, K a r n o s h, D a v i d und A s k e n a s y, N i c h o l s und H u n t, M i x t e r, H e b b und P e n f i e l d u. a. anschließen.

Die Verfolgung der Frage der „hirnlokalen Psychosyndrome" am Material von Hirntumorkranken in der erwähnten Phase führt in etwas veränderter Formulierung zwangsläufig auch zum Problem der *psychopathologischen Erscheinungsformen der Hirntumoren*. Lassen sich die mannigfaltigen und oft gegensätzlichen, in der Literatur wiedergegebenen Beobachtungen von seelischen Störungen bei Hirntumoren irgendwie einheitlich erfassen, klassifizieren und interpretieren? Da es methodologisch zweckmäßiger ist, das Problem zuerst von dieser klinisch-psychiatrischen Seite zu untersuchen, sollen zunächst ganz einfach die eigenen Befunde gesammelt und mit jenen der Literatur verglichen werden. Gleichzeitig soll geprüft werden, ob sich die Befunde einigermaßen systematisch ordnen lassen. Trifft es zu, daß Hirntumoren praktisch unter nahezu allen der Psychopathologie bekannten Bildern verlaufen können? Kann sich hinter jedem psychischen Syndrom, mag es nach einem manisch-depressiven Irresein, einer Schizophrenie, einer Epilepsie, einer progressiven Paralyse, einer organischen Demenz, einer Psychopathie, einer Hysterie, Neurasthenie usf. aussehen oder völlig dem entsprechenden Bild gleichen, ein Hirntumor verstecken? Die Frage ist so häufig bejaht worden und ist von so eminenter praktischer Bedeutung, aber auch von so hohem theoretischem Interesse für die ganze klinische Psychiatrie, daß sieh ihre Nachprüfung lohnt. Aber auch für den Fall ihrer neuerlichen Bejahung in grundsätzlicher Hinsicht dürfte sich die Aufgabe lohnen, Anhaltspunkte für die statistische Verteilung der einzelnen, voneinander abgrenzbaren, klinisch-psychiatrischen Bilder zu suchen.

Entsprechend diesen Aufgaben erstreckte sich die Untersuchung auf eine Grundlage von 60 selbst beobachteten Fällen und eine Ausweitung des Materials auf gesamthaft 600 Fälle durch Beizug von 540 Krankengeschichten aus dem Archiv der K r a y e n b ü h l schen Klinik. In vielen psychiatrisch bemerkenswerten Fällen dieses zusätzlichen Materials konnten unabhängige psychiatrische Krankengeschichten aus verschiedenen Schweizer Kliniken beigezogen und ausgewertet werden.

Bei der Auslese dieses Materials wurde das einzige Erfordernis aufgestellt, daß überhaupt eine intrakranielle Geschwulst vorlag, von welcher eine organische Einwirkung auf das Gehirn als gesichert angenommen werden konnte. Es wurden daher ausschließlich operativ oder autoptisch verifizierte Fälle verwendet; alle übrigen Fälle, auch etwa klinisch gesicherte Tumorträger, die nicht zur Operation gelangten und der weiteren Beobachtung entgingen, wurden weggelassen. Anderseits wurden nicht etwa nur jene Fälle einbezogen, die psychische Symptome darboten. Vielmehr wurden gerade auch jene Kranken, die von vornherein als psychisch intakt imponierten, der gleichen psychiatrischen Exploration unterzogen wie die von vornherein psychisch Auffälligen. Auf diese Weise wurden in mehreren Fällen psychische „Spursymptome" gefunden, die sonst der Feststellung entgangen wären. Im übrigen erschienen mir gerade auch die negativen Fälle mit intakter Psyche für die Beurteilung der Bedingungen, unter denen psychische Symptome auftreten, nicht minder wichtig als die positiven; sind es doch gerade diese stummen Fälle mit erwiesenem und oft sogar erstaunlich umfangreichem Herd oder Substanzdefekt im Gehirn, die der Lokalisationslehre immer wieder kaum überwindbare Schwierigkeiten bereiteten und in der Hand ihrer Gegner eine der schärfsten Waffen darstellten.

Lassen sich auf Grund dieser Untersuchungen praktisch-klinische Schlüsse ziehen, so soll daraufhin, zum Ausgangsproblem zurückgreifend, eine Auswertung der Ergebnisse unter dem Gesichtspunkt versucht werden, ob es klar definierbare und deutbare „hirnlokale Psychosyndrome" gibt. Hiebei müssen freilich auch alle Erfahrungen mitberücksichtigt werden, die an anderem Material gesammelt wurden. In Frage kommen hier Beobachtungen an umschriebenen vaskulären Hirnprozessen, an umschriebenen Degenerationsprozessen, an traumatischen oder operativen Läsionen, endlich in geringerem Umfang bei umschriebenen Hirnschädigungen durch Gifteinwirkungen.

Am gleichen Material und in Ergänzung der vorliegenden Untersuchung, jedoch in unabhängiger Ausarbeitung, ist O. W a n n e r der Frage nachgegangen, ob in der Heredität, Konstitution und prämorbiden Persönlichkeit liegende Faktoren in der Pathogenese psychischer Störungen bei Hirntumoren Bedeutung haben. Über seine Ergebnisse, die hier mitverwertet werden, arbeitet er einen eigenen Bericht aus.

II. Eigene Beobachtungen

Von den 60 Hirntumorpatienten, die zur Untersuchung gelangten, seien folgende Beobachtungen wiedergegeben:

1. *Eduard S.*, 47jähriger Lokomotivführer (U.-Nr. 45).

Im Verlauf von 7 Monaten erleidet Patient bei zunehmenden Kopfschmerzen eine schwere Visusstörung. Bei Klinikaufnahme liegt links eine totale Opticusatrophie, rechts eine Stauungspapille vor. Die Licht- und Konvergenzreaktion der verengten linken Pupille ist erhalten, konsensuell jedoch träge. Das rechte Gesichtsfeld ist im temporalen oberen Quadranten eingeschränkt. Es besteht ferner eine leichte Ptose und Einschränkung aller Bewegungen des linken Auges und eine Abschwächung des Kornealreflexes. Schließlich ist eine Parese des rechten unteren Fazialisastes angedeutet, die Arm- und Beinreflexe sind rechts eine Spur lebhafter als links. Im Röntgen findet sich eine Aufhellung des Sellarückens, im zisternalen Encephalogramm eine deutliche Verdrängung des Ventrikelsystems nach rechts im Gebiet der Vorderhörner.

Die Operation (Prof. *Krayenbühl*) ergibt ein mandaringroßes, sehr stark vaskularisiertes, weiches, 35 g schweres Menigeom, welches die ganze Basis der linken mittleren Schädelgrube einnimmt und medial bis zum Sinus cavernosus reicht. Die Geschwulst kann radikal exstirpiert werden, doch ist der Blutverlust sehr erheblich und stirbt der Patient am folgenden Tage trotz angeschlossener Bluttransfusion. Bei der Autopsie zeigt sich, daß ein pflaumengroßes Tumorstück zurückgeblieben ist, welches sich durch den Tentoriumschlitz ausgebreitet und den Hirnstamm sehr stark nach rechts verdrängt hat.

In der psychiatrischen Exploration wenige Tage vor der Operation gibt Patient klar Auskunft. Die Heredität ist stumm. Der Patient stammt aus zweiter Ehe seines Vaters, der Zugführer war und in hohem Alter starb. Er verbrachte seine Jugend unter fünf Halb- und vier leiblichen Geschwistern und blieb in der Elementarschule nie sitzen. Nach mehreren Wanderjahren und längerer Tätigkeit in einer Maschinenfabrik kam er zur Bahn, bei welcher er jetzt 23 Jahre als Lokomotivführer dient. Er ist seit 21 Jahren verheiratet und hat zwei gesunde Kinder. Er gilt als ruhige Natur, widmete sich immer der Familie und hat nach außen wenig Kontakt. Vor Auftreten der Tumorsymptome war er nie schwerer krank.

In der Untersuchung, bei welcher er sich im übrigen besonnen und allseits orientiert erweist, klagt er spontan über Gedächtnisabnahme. In der Schilderung seiner Lebensgeschichte fällt eine solche nicht auf, dagegen bei Befragung nach Frischerlebtem. An den Gang der neurologischen Untersuchung erinnert er sich nur summarisch, den Namen des Chefarztes und des ihn untersuchenden Assistenten vermag er nicht zu memorieren und selbst jenen des in fast allen Häusern und Gaststätten abgebildeten Generals nicht. Die Auffassung, Merkfähigkeit und Konzentrationsfähigkeit ist leicht herabgesetzt, das Denken deutlich verlangsamt und erschwert, die Ermüdbarkeit erhöht. In der Wiedergabe der Fabel vom Salzesel spricht er von „Zeug", das naß wurde, dann von Mehl, welches „verging" und leichter wurde, die Pointe erkennt er nicht. Beim Nachsprechen von Zahlenreihen geraten ihm die Zahlen durcheinander. In der Wiedergabe von Kenntnissen zeigt er große Ungenauigkeiten; der Knabe Tells habe einen Apfel von der Stange herunterschießen müssen, Napoleon sei ein Präsident gewesen usw. Die Stimmungslage ist gekennzeichnet durch eine depressiv-apathische Färbung mit gleichzeitig erhöhter Labilität. Es besteht ausgesprochenes Krankheitsgefühl, besonders seit Auftreten heftiger Kopfschmerzen, die ihn zum Stillsitzen zwingen. In psychischer Hinsicht gibt er sich aber nur über die Gedächtnisabnahme Rechenschaft, nicht über die zwar noch geringe, aber doch schon faßbare Einbuße an Urteilsvermögen.

2. *Marguerite B.*, 34jährige Hausfrau (U.-Nr. 51).

Im Laufe eines Jahres entwickelt sich bei dieser Patientin unter anfallsweisem Schwindelgefühl und Kopfweh eine zunehmende Visusstörung; sie kann seit einem Monat nur mit Mühe lesen. Die Untersuchung ergibt eine Stauungspapille von rechts 5 und links 4 Dioptrien, einen ausgiebigen, grobschlägigen rechtsseitigen und nur kürzer dauernden linksseitigen Nystagmus, eine Aufhebung des Cornealreflexes rechts und Hypästhesie und Hypalgesie im rechten Trigeminusbereich. Der rechte Mundwinkel hängt etwas tiefer, die mimische Muskulatur ist rechts schwächer innerviert als links, die Zunge weicht etwas nach rechts ab. Der Tonus im rechten Arm ist schlaffer, die Diadochokinese schwerfälliger, der Fingernasenversuch leicht dysmetrisch. Es besteht eine Falltendenz vorzugsweise nach rechts, der Strichgang mit geschlossenen Augen ist nicht möglich. Im Röntgen zeigen sich Hirndrucksymptome, in der Stenversaufnahme eine Erweiterung des rechten Gehörganges. Der blinde Fleck ist perimetrisch beiderseits vergrößert, aber besonders rechts, das rechte Gesichtsfeld konzentrisch eingeengt. Der Liquor zeigt bei einem Gesamteiweiß von 132 mg% eine schwere Globulin- und Albuminerhöhung und schwer veränderte Kolloidkurven. Bei der Vestibularisprüfung Lateralisierung von Weber und Schwabach nach links und positiver Rinne, Abweichung beim Gang nach rechts, bei der Sternfigur nach links, Zeigeabweichung nach links, Kaltwassernystagmus rechts, Grahe nach links stärker als nach rechts. Die Diagnose auf einen Kleinhirnbrückenwinkeltumor rechts ist damit gesichert; artdiagnostisch ist beim enormen Gesamteiweiß auf ein Akustikusneurinom zu schließen.

Bei der Operation (Prof. *Krayenbühl*) findet sich ein gut walnußgroßes, stark vaskularisiertes, 21 g schweres Akustikusneurinom rechts, welches sich an der Unterfläche des Kleinhirns gegen die Brücke und kaudalwärts bis an das Foramen occipitale magnum ausdehnt. Es wird radikal exstirpiert.

Bei der psychiatrischen Exploration sind die Angaben der Patientin klar. Ihr Vater war ein ruhiger und fleißiger Weinbauer, der mit ungefähr 60 Jahren an Pneumonie starb. Ihre Mutter schildert die Patientin als sehr nervös und reizbar; sie starb mit 45 Jahren an einem Mamma-Ca. Die Patientin ist das dritte unter acht Kindern. Irgendwelche konstitutionelle Leiden traten in der Familie nicht auf. Während Patientin unter der reizbaren Mutter und durch frühzeitige Verpflichtung nach deren Tod, den Haushalt und die Erziehung ihrer jüngeren Geschwister zu besorgen, eine harte Jugend hatte und wenig Freuden genoß, fühlt sie sich seit ihrer Verheiratung im Kreise ihrer Familie absolut glücklich. Abgesehen von einem Leberleiden war sie nie ernstlich krank, aber auch nie besonders robust.

In der Untersuchung macht die Patientin einen müden und psychisch verlangsamten Eindruck. Sie äußert subjektiv wahrgenommene Gedächtnisstörungen und eine gewisse Mühe zu denken. Die Auffassung ist nicht wesentlich beeinträchtigt, dagegen zeigen sich verschiedentlich Wortfindungsstörungen in der Benennung abgebildeter Objekte. So bezeichnet sie, ohne daß ihr Versagen als Ausdruck ihrer Visusschwäche zu bewerten wäre, ein Zebra als Leopard, allerdings unter gleichzeitiger Verwerfung dieses Namens und unter Äußerung, sie habe den richtigen Ausdruck gekannt. Merkwürdigerweise bezeichnet sie Raben zuerst als Tauben, um wiederum diese Bezeichnung abzulehnen, aber das richtige Wort nicht zu finden. Auch die Bezeichnung Igel fällt ihr erst nach längerer Anstrengung ein. Während das Altgedächtnis keine Lücken zeigt und ebenso die Wiedergabe von Frischerlebtem, abgesehen von weitern Wortfindungsstörungen, in richtiger Chronologie erfolgt, tritt bei Prüfung der Merkfähigkeit, der Konzentrationsfähigkeit und komplexer Funktionen eine leichte organische Behinderung in Erscheinung. Beim Kopfrechnen ist sie ausgesprochen verlangsamt; Zwischenresultate vergißt sie oft, so daß sie häufig nicht ans Ziel gelangt. Die Salzeselgeschichte faßt sie ungenau auf, den Sinn begreift sie nicht ganz. Eine gewisse Hemmung der Ekphorie zeigt sich nicht nur in Form der erwähnten Wortfindungsstörungen, sondern auch in der Wiedergabe allgemeiner Kenntnisse und von Daten ihrer Familie. So vermag sie keine Charakterisierung ihr durchaus bekannter historischer Persönlichkeiten wie Wilhelm Tell, Napoleon, Columbus, usf. zu geben, die Geburtsdaten ihrer beiden Mädchen hat sie ebenfalls vergessen; sie weiß nur noch das Jahr. In affektiver Hinsicht zeigt sie keine Besonderheiten. Bezüglich des Prodromalstadiums ihrer Tumorkrankheit berichtet sie jedoch von kurzen, aber ernsten Depressionszuständen noch vor Auftreten der Sehstörungen. Sie hatte einerseits Todesgedanken, anderseits Befürchtungen, verrückt und in eine Irrenanstalt verbracht zu werden. Ferner beobachtete sie seit 4 bis 5 Monaten gelegentliche merkwürdige Sensationen am Körper, wenn sie im Bett lag, so daß sie an ein Erdbeben glaubte. Diese Erschütterungen währten nur wenige Sekunden, wurden von ihr aber deutlich als Störung erlebt und registriert.

Ihrem Leiden gegenüber verhält sich die Patientin weitgehend indolent. Seitens der Angehörigen, die sie als ruhige und liebe Frau schildern, wurden keine charakterlichen Veränderungen beobachtet.

Bei einer Nachuntersuchung nach Ablauf eines Jahres berichtete die Patientin subjektiv über eine Besserung des Gedächtnisses. Eine objektive Prüfung erfolgte nicht.

3. *Ernst T.*, 43jähriger Mechaniker (U.-Nr. 67).

Bei diesem Patienten stellt sich innert einem Monat nach vorausgegangener Müdigkeit mit Kopfschmerzen und Schwindelanfällen eine starke Visusabnahme ein. Die Untersuchung ergibt eine außergewöhnlich starke doppelseitige Stauungspapille, im übrigen jedoch nur diskrete neurologische Befunde, die für eine Lokalisation des raumbeengenden und zu intrakranieller Drucksteigerung führenden Prozesses nicht ausreichen. Im Ventrikulogramm kommt aber in selten schöner Weise ein mächtiger Tumor im 3. Ventrikel zur Darstellung, der denselben fast vollständig ausfüllt und nur einen ganz kleinen Spalt im Bereich des Recessus supraopticus offen läßt. Bei der Operation bestätigt sich, daß der Tumor vom Dach und von den seitlichen Wänden des 3. Ventrikels ausgeht; es handelt sich um eine gut walnußgroße, solide Geschwulst. Eine Exstirpation kommt damit nicht in Frage, und es wird nur Biopsiematerial entnommen. Nach der Operation ist der Patient orientiert, aber kritiklos und steht auf. Acht Tage nach der Operation wird er komatös und kommt ad exitum. Anatomisch findet sich eine Plexuscyste des 3. Ventrikels und ein mäßiger Hydrocephalus der Seitenventrikel.

Über die psychische Seite ergibt die Untersuchung folgendes:

Der Vater des Patienten war Kaufmann und starb mit 37 Jahren. Während eine Schwester des Patienten aussagt, es sei ihm ein Bügeleisen auf den Kopf gefallen, worauf er nicht mehr recht bei Verstand gewesen und schließlich an Hirnhautentzündung gestorben sei, macht unser Patient die widersprechende Angabe, er sei ein angesehener Mann von gutem Charakter gewesen, der sehr viel getrunken und seine Kinder geschlagen habe. Auch beim Vatersvater wird Trunksucht angegeben. Die Mutter des Patienten lebt in hohem Alter und soll die Familie gut zusammenhalten. Von den sechs Geschwistern des Patienten, bei denen es sich im übrigen um durchwegs unauffällige Leute handle, fällt eine hochgradige Nervosität und Psycholabilität bei einer Schwester auf. Im übrigen ist die Familienanamnese aber belanglos.

Über die prämorbide Persönlichkeit unseres Patienten ist von einer Schwester zu erfahren, daß dieser im Vergleich zu seinen Geschwistern immer etwas still und scheu war und sich zurückgesetzt fühlte. In der Schule war er aber aufgeweckt, und nach Beendigung derselben absolvierte er eine Mechanikerlehre. Schon als Lehrling begab er sich in eine religiöse Sekte und versuchte, Mutter und Geschwister für die Bekenntnisse dieser Sekte zu gewinnen. Als er damit keinen Erfolg hatte, zog er sich von den Angehörigen zurück. Erst nach Vermählung im Alter von 33 Jahren mit einer netten Frau sei er etwas aufgeschlossener und zugänglicher geworden. An seinem Arbeitsort, einer Aluminiumfabrik, werde er als guter Mechaniker geschätzt. Nunmehr beabsichtige er aber, eine mechanische Werkstätte des Stiefvaters zu übernehmen. Im Zusammenhang mit dem Geschwulstleiden fiel den Angehörigen keine psychische Veränderung am Patienten auf. Erst in jüngster Zeit wurde beobachtet, daß er sich nach Dingen erkundigte, die ihm am Vortag schon gesagt worden waren.

In der persönlichen Schilderung seines Vorlebens erklärt der Patient, er sei mit seiner Tätigkeit und mit seinem Dasein nie ganz befriedigt gewesen. Er habe sich viel mit Religion beschäftigt und zufolge religiöser Probleme mitunter für seinen Beruf wenig Interesse mehr gehabt. Durch eine Liebesenttäuschung im Alter von 22 Jahren habe er eine Zeitlang eine richtige Depression gehabt und sich viel mit Suizidgedanken getragen. Die Religion habe ihm aber Halt gegeben. In seiner Ehe fühle er sich glücklich, wiewohl er „ohnehin" mit seinem Schicksal nicht zufrieden sei. Seinen Beruf übe er gerne aus, nachdem er sich mit demselben abgefunden habe. Er wisse nicht, was er sonst hätte werden wollen.

Bezüglich der jüngsten Zeit beklagt er sich über Schlaflosigkeit und lästige nächtliche Erektionen, an welche er die Erwägung knüpft, ob sie allenfalls Zeichen einer fremden Beeinflussung seien. Er habe auch schon gedacht, andere Leute könnten seine Gedanken lesen, aber im Sinne der Gedankenübertragung. Es gebe Menschen, die über andere Gewalt hätten. Halluzinatorische Erlebnisse lassen sich nicht ermitteln.

Objektiv zeigt Patient absolute Bewußtseinsklarheit und richtige Orientierung. Die subjektiv geäußerten Gedächtnisstörungen lassen sich nur in gelegentlichen Wortfindungsstörungen und in einer eben faßbaren leichten Herabsetzung der Merkfähigkeit objektivieren. So umschreibt er das Bild einer Fledermaus durchaus richtig mit „in der Nacht herumschwärmen", worauf ihm erst der Name einfällt. Die Bezeichnung Krokodil fällt ihm erst über den Umweg „Schilk..." (Schildkröte), „im Nil" ... „Krokodil" ein. Den Namen „Blasbalg" findet er nicht, umschreibt aber richtig mit „zum Luft pressen". Auch das Wort „Sichel" ist nicht ekphorierbar und muß mit „zum Gras abschneiden" umschrieben werden.

In affektiver Hinsicht wirkt ein fortwährendes Lachen während der Exploration eigenartig und unpassend. Gleichzeitig fällt eine fast querulatorisch und zudringlich wirkende Interessiertheit an den ärztlichen Untersuchungsmethoden und diagnostischen und therapeutischen Überlegungen auf, an denen er ein gewisses Mißtrauen bekundet, wozu aber ein fast wurstig wirkender Galgenhumor kontrastiert.

Vergleichen wir die psychischen Eigentümlichkeiten der drei soeben beschriebenen Fälle, so finden wir bei aller Verschiedenartigkeit eines gemeinsam: die Merkmale eines leichten organischen Psychosyndroms. — Im ersten Falle besteht eine leichte Herabsetzung der Merkfähigkeit, des Frischgedächtnisses, der Konzentrationsfähigkeit, eine leichte Urteilsschwäche, ferner leichte Gedankenarmut und Bradyphrenie sowie Konfabulationstendenz, affektiv ausgesprochene Labilität bei vorwiegend depressiver, wenn auch primär apathischer Grundstimmung. Das Denken ist unpräzis, die Wiedergabe von Kenntnissen ungenau, Absurditäten oder Widersprüche werden nicht erkannt. Demgemäß ist auch die Einsicht in das eigene geistige Versagen mangelhaft, wiewohl, zweifellos unterhalten durch die heftigen Kopfschmerzen, deutliches Krankheitsgefühl besteht. Die pathologischen Befunde lassen sich restlos im organischen Psychosyndrom unterordnen.

Im zweiten Fall sind im Evolutionsstadium des Tumors vorübergehende Depressionszustände und gelegentliche kurzdauernde eigenartige seismische Sensationen am Körper zu verzeichnen, wenn die Patientin im Bett lag. In der Untersuchung bietet sie ein leichtes, aber doch deutlich faßbares organisches Psychosyndrom dar mit Störung der Merkfähigkeit und teilweise auch der Ekphorie des Altgedächtnisses, ferner eine deutliche Konzentrationsschwäche, besonders beim Rechnen, und schließlich Wortfindungsstörungen, die sehr an amnestisch-aphasische Störungen erinnern. Durch die Reproduktionsstörungen manifestieren sich Kenntnislücken, die oftmals geradezu eine Debilität vortäuschen, die aber sicher nicht besteht. Eine primäre Bradyphrenie liegt nicht vor, dagegen eine gewisse sekundäre Verlangsamung durch Störung der Ekphorie. — Auch hier lassen sich die Befunde, wenigstens im Untersuchungsquerschnitt, durch das organische Psychosyndrom charakterisieren. Bezüglich der Wortfindungsstörungen kann die Frage einer amnestisch-aphasischen Komponente gestellt werden, liegt doch in kennzeichnender Weise eine Erschwerung in der Benennung mit Substantiven vor. Angesichts der deutlichen Alteration auf gesamtem mnestischem Gebiet liegt es jedoch näher, auch diese Wortfindungsstörungen als Teilerscheinung des organischen Psychosyndroms aufzufassen. Jedenfalls wäre beim sicheren Bestehen desselben eine klare Abgrenzung einer amnestischen Aphasie nicht möglich. — Im Gegensatz zum ersten Fall, der ganz im organischen Psychosyndrom aufgeht, zeigt der zweite aber ein wesensfremdes Element in Gestalt von Depressionszuständen in der ersten Phase der Tumorenentwicklung. Bevor körperliche Symptome auftraten, hatte die Patientin das Gefühl, verrückt zu werden, und wurde von Todesgedanken gequält. Es ist sicher zulässig, die Auslösung dieser psychischen Veränderungen auf den organischen Prozeß des sich entwickelnden Tumors zurückzuführen, jedoch nicht deren direkte, somit exogene Verursachung. Vielmehr ist zu vermuten, daß es sich hier um psychoreaktive Veränderungen auf noch unbestimmte, aber doch im Körperlichen wirkende Einflüsse der Geschwulst handelt, vielleicht im Sinne einer Herabsetzung der allgemeinen körperlichen und geistigen Vitalität, des Biotonus im Sinne von E w a l d. Derartige Beeinträchtigungen der Vitalgefühle finden sich ja oft im Prodromalstadium auch anderer schwerer körperlicher Krankheitsprozesse, oft schon lange vor Auftreten körperlicher Erscheinungen. Es sei nur an die Todesahnungen etwa von Krebskranken erinnert. Die Grundlage ist zweifellos in einer biologischen, somatischen Veränderung zu suchen, die im Einzelfall realisierte pathoplastische Ausgestaltung dagegen psychoreaktiv und damit von der gesamten prämorbiden Persönlichkeit, ihrer Konstitution und ihren Reaktionsbereitschaften abhängig. Wir sehen also in diesem Falle neben dem exogenen organischen Syndrom das Wirken endo- und psychogener Momente als Ausdruck der Persönlichkeit der vom Tumor befallenen Kranken.

Beim dritten Fall endlich ergibt die Untersuchung ebenfalls ein leichtes, organisches Psychosyndrom, in der Ausprägung so diskret, daß man vielleicht besser von psychoorganischen Spursymptomen spricht. Den Angehörigen fiel auf, daß er nach Dingen fragte, die ihm zuvor schon gesagt worden waren. Die Merkfähigkeit für Zahlen und Zahlenreihen ist leicht herabgesetzt, es findet sich wie im zweiten Fall eine gelegentliche Namenaphasie, die auch hier eher als allgemeine organische Wortfindungsstörung zu deuten ist.

Das diskrete organische Psychosyndrom tritt aber hier in den Hintergrund gegenüber einem auffallenden affektiven Verhalten, welches inadäquat wirkt. Die Mimik ist gespannt, die Grundstimmung beim ständigen deplazierten Lachen unter gleichzeitiger Äußerung von Mißtrauen und Unzufriedenheit absolut undurchsichtig, der gemütliche Rapport unecht. Zusammen mit dem väterlichen Alkoholismus, der prämorbiden Neigung zu Selbstunzufriedenheit, Grübeleien, Beeinträchtigungs- oder gar — unter der Tumorevolution — zu Beziehungs- und Beeinflussungsideen ergibt sich das Bild einer hochgradig schizoiden Persönlichkeit. Viel stärker als im zweiten Fall treten hier nicht nur psychoreaktive, durch das Tumorleiden manifestierte Persönlichkeitsfaktoren in den Vordergrund, sondern vom organischen Geschehen unabhängige autochthone Merkmale einer abnormen, psychopathischen prämorbiden Persönlichkeit, neben welchen die geringeren exogenen Symptome verblassen.

Betrachten wir die organische Grundlage dieser Fälle: Im ersten handelt es sich um ein mandarinengroßes, stark vaskularisiertes Meningeom an der Basis der linken mittleren Schädelgrube mit pflaumengroßem Fortsatz im Hirnstammgebiet, im zweiten um ein Akustikusneurinom rechts mit Ausdehnung bis zum Hinterhauptsloch, im dritten um eine Plexuscyste des 3. Ventrikels mit mäßigem Hydrocephalus der Seitenventrikel. In allen Fällen bestanden sichere Zeichen einer intrakraniellen Druckerhöhung, vor allem Stauungspapillen. Auf weiteres soll weiter unten eingegangen werden. Vorerst einige weitere Beobachtungen:

4. *Josef B.*, 44jähriger Landwirt (U.-Nr. 5).

Anamnestisch kam es bei diesem Patienten im Verlauf von 3 Jahren zu Poly-, Pollakis- und Nykturie und einer linksseitigen homonymen Hemianopsie. Schon vor Jahresfrist wurde ein pathologischer Verdünnungs- und Konzentrationsversuch (Grenzwerte des spezifischen Gewichtes 1014 bzw. 1006) und eine vertiefte, ballonartig erweiterte Sella festgestellt und zur Operation geraten. Eine zunehmende psychische Veränderung nebst ischiadischen Beschwerden der linken Körperseite geben nun Anlaß zu seiner Hospitalisierung.

Hier ergibt sich außer dem obgenannten Befund eine deutliche zentrale Facialisparese und eine leichte motorische Hemiparese links und ventrikulographisch ein beidseitiger Hydrocephalus und Kompression des 3. Ventrikels durch einen rechtsseitigen suprasellären Tumor. Nach der Ventrikulographie ist der Patient soporös. Bei einer anschließenden Punktion durch ein rechtsseitiges frontoparietales Bohrloch kann keine Cyste erreicht werden. Nach zweitägiger Pneumonie kommt der Patient ad exitum. Die Autopsie ergibt ein großes, weiches Hypophysenadenom, welches in suprasellärer Ausdehnung in die rechte Stirnhirnbasis hineingewachsen ist.

Im psychischen Bereich sind in hereditärer Hinsicht keine Besonderheiten zu erheben. Acht Geschwister und fünf Kinder befinden sich bei guter Gesund-

heit. Mit 25 Jahren übernahm der Patient den Landwirtschaftsbetrieb seines
Vaters und verheiratete sich. Das Familienleben war durchaus harmonisch. Laut
Auskunft der Ehefrau wurde der Patient seit 2¹/₂ Jahren gleichgültig, arbeitete
nicht mehr wie früher, wurde langsam, lag über Mittag 2 bis 3 Stunden ab.
Im letzten Sommer zeigte sich eine Gedächtnisabnahme. Er wußte nicht mehr,
wieviel Kühe er hatte, vergaß deren Namen, vergaß auch das Datum oder die
Mahlzeiten und kümmerte sich um Geldsachen überhaupt nicht mehr. Währenddem
er früher immer ein guter Mensch mit einem frohen Gemüt und liebevollem Wesen
war, wurde er seit der Erkrankung gleichgültiger und rücksichtsloser. Frühere
Erkrankungen oder ernstere Unfälle hatte er nie. In der Schule hatte er gute
Zeugnisse.

In der Untersuchung zeigt Patient ein klares Bewußtsein und ein freund-
liches, gemütliches Wesen. Die persönliche Orientierung ist ungestört, doch vermag er sich an die Namen seiner zwei jüngsten Kinder nicht zu erinnern. Er
glaubt sich in der Augenklinik und bezeichnet als Wochentag statt eines Diens-
tages den Samstag. Monat und Jahr weiß er indessen richtig anzugeben. Subjektiv
bestätigt er ferner Störungen seines Gedächtnisses und fügt bei, daß er das
Milchbüchlein nicht mehr ausrechnen konnte. Das Altgedächtnis ist intakt,
über die wichtigeren politischen Ereignisse der jüngeren Vergangenheit ist er im
wesentlichen orientiert. Die Merkfähgkeit für Zahlen, Zahlenreihen, Personennamen, vorgesprochene Sätze und dargebotene Bilder ist hochgradig gestört.
Er vermag keine derselben zu memorieren. Die optische Auffassung ist deutlich
verlangsamt und qualitativ beeinträchtigt. Eine Roßkastanie bezeichnet er als
„Raupe oder Eidechse", ein Eichhörnchen zunächst als „jemand mit Schnauz",
dann nach neuer Betrachtung als „Fuchs auf der Lauer" und schließlich als
„Panther". Ein Nashorn bezeichnet er als Elephant, ein Zebra als Nilpferd,
einen Elefanten als „feistes Schwein". Die szenischen Bilder von Binet-Bobertag
faßt er ebenfalls ungenau auf. Das Freierbild deutet er mit „die Tante kommt,
die Kinder springen davon". Die Konzentrationsfähigkeit ist sehr gehemmt. Er
macht beim Reihenrechnen zahlreiche Fehler, hält schließlich deprimiert inne
und äußert, einem Knaben würde man eine Ohrfeige geben, wenn er so langsam
rechnete. Die Affektlage ist aufgeräumt-euphorisch und labil, es besteht eine
deutliche Tendenz zu Spässen bei freilich augenfälliger Kritiklosigkeit. Als
Unterschied zwischen einem Kind und einem Zwerg erklärt er beispielsweise, das
Kind könne sich noch entwickeln, beim Zwerg sei Hopfen und Malz verloren;
zwischen Fluß und See, im Fluß gefalle es den Fischen besser wegen des
frischen Wassers.

Die Einsicht in die körperliche Krankheit ist vorhanden, gegenüber der
psychischen Veränderung zeigt Patient jedoch ungenügend Kritik. Irgendwelche
produktiven pathologischen Symptome sind nicht zu verzeichnen.

5. *Albert A.,* 50jähriger Landwirt (U.-Nr. 17).

Anamnestisch weist dieser Patient ein schweres Schädeltrauma vor 22 Jahren,
seit 20 Jahren Alkoholismus, seit 8 Jahren epileptische Anfälle, im vorletzten und
letzten Jahr je eine Commotio cerebri und in den letzten Jahren unter Häufung
der Anfälle und Absenzen schwere psychische Störungen auf.

Körperlich ergibt die Untersuchung eine Hyposmie links, eine totale Hemianopsie nach rechts, eine fragliche Hypästhesie am linken Gesicht mit Abschwächung des Cornealreflexes, eine Facialisparese links, eine leichte Hyperreflexie
der rechten Extremitäten, unsicheres Gehen und Stehen, Atrophie des Sellarückens und bei der Ventrikelpunktion auf der linken Seite eine zähe Resistenz
und gelblichen Liquor mit einem Gesamteiweiß von 88,0 mg%, währenddem der

Liquor des rechten Seitenventrikels wasserklar ist und ein Gesamteiweiß von 13,2 mg% ergibt.

Bei der Operation (Dr. *Weber*) findet sich ein in den linken Seitenventrikel einbrechendes Astrocytom der linken Stammganglien. Es wird lediglich Biopsiematerial entnommen und Patient in eine Pflegeanstalt entlassen.

Psychisch ist der Patient vor dem Eingriff bewußtseinsklar und autopsychisch sowie örtlich und zeitlich orientiert. Trotzdem weiß er über Vorgänge der jüngeren Vergangenheit nur ganz mangelhaft Bescheid. Wiewohl er bereits 8 Tage in der Klinik weilt, kennt er weder den Namen des Chefarztes, noch jenen der Abteilungs- und Assistenzärzte oder der Schwester und Mitpatienten. Über die neurologischen Untersuchungen, die an ihm vorgenommen wurden, kann er nichts mehr berichten. Der Waffenstillstand liegt 1¹/₂ Jahre zurück, doch meint er, der Krieg dauere noch an. Das Jahr des Kriegsausbruches weiß er nicht und ebensowenig den Namen des Schweizergenerals. Auch das Altgedächtnis zeigt wesentliche Lücken. Über seine Schuljahre und späteren Arbeitgeber, Militärdienste und militärische Kommandanten gibt er nur ganz dürftig Auskunft. Die Merkfähigkeit ist hochgradig gestört. Eingeprägte Zahlen, Personennamen und Bilder hat er nach wenigen Minuten vergessen. Die optische Auffassung ist ungenau, das Verständnis für kombinierte Zusammenhänge deutlich beeinträchtigt. Besonders schwer ist die Konzentrationsfähigkeit gestört, wie sich bei einfachsten Prüfungen, wie Aufzählung der Monatsnamen, fortgesetztem Subtrahieren oder Buchstabieren zeigt. Die Schulkenntnisse erweisen sich als fast vollständig erloschen. Patient kennt weder die Bedeutung von Wilhelm Tell noch jene von Napoleon oder Columbus, noch Hauptstädte benachbarter Länder. Die Grundstimmung ist eher euphorisch und die Affektivität deutlich klebrig. Vereinzelt zeigt sich Konfabulation und Perseveration.

Über die erblichen Verhältnisse ist nichts Besonderes zu erfahren. Bezüglich der prämorbiden Persönlichkeit haben wir den Alkoholismus bereits erwähnt. Es handelt sich offenbar um einen seit jeher primitiven Menschen, der in der Primarschule einmal sitzen blieb, einige Jahre als Knecht bei verschiedenen Bauern diente und dann einen eigenen Bauernbetrieb führte. Schon nach kurzer Zeit gab er diesen aber auf und war in der Folge als Klauenschneider tätig.

6. *Ida D.*, 46jährige Hausfrau (U.-Nr. 47).

Beim folgenden Krankheitsbild sind die psychischen Veränderungen vorherrschend. Anamnestisch machte die Patientin nach Aussage ihres Ehemannes seit 6 Jahren zur Zeit der früheren Menstruationstermine „Ohnmachtsanfälle" durch, bei denen sie stöhnte und öfters Schaum vor dem Munde zeigte. In den letzten zwei Jahren änderte sich die Natur dieser Anfälle in der Weise, daß die Kranke plötzlich während ungefähr einer Viertelstunde auf Anrede nicht reagierte und im Anschluß an ein derartiges Ereignis während einiger Tage mehr oder minder ausgesprochene Wortfindungsstörungen und Desorientierung aufwies.

Die neurologische Untersuchung ergibt eine fragliche Hyposmie links, eine rechtsseitige homonyme Gesichtsfeldeinschränkung, eine Visusabnahme auf beidseits 6/9 bis 6/12 ohne Stauungspapillen, eine zentrale Facialisparese rechts und ein Abweichen der herausgestreckten Zunge nach rechts und Hypalgesie der rechten Gesichtsseite. An den Extremitäten läßt sich eine motorische Schwäche rechts mit beginnender Streckspastizität am rechten Bein und leichter Hyperreflexie der rechten Seite, ferner ein hinkender Gang und eine fragliche Hypalgesie der rechten Seite feststellen. Im Röntgen tritt eine subtotale Destruktion des Dorsum Sellae und eine unregelmäßige Usur an der linken Frontoparietalgegend in Erscheinung. Der Blutdruck und die übrigen klinischen Allgemeinbefunde sind ohne Auffälligkeit.

Bei der psychiatrischen Untersuchung zeigt sich das Bewußtsein klar, das Denken jedoch verlangsamt und schwerbesinnlich. Auf den ersten Blick erscheint die Patientin wie eine Geisteskranke und trippelt unruhig, schwerverständliche Worte murmelnd und mit weinerlicher Stimmung, umher. Ihre Personalien kann sie auf Anrede nur ungenügend angeben, sie glaubt, 42jährig zu sein. Den Namen ihres Wohnorts nennt sie richtig, Straße und Hausnummer kommen ihr aber nicht in den Sinn, der Vorname ihres Gatten erst nach längerem Nachsinnen. Den Ort erfaßt sie richtig als Spital, kann ihn aber nicht näher präzisieren. Wochentag, Monat und Jahreszeit bezeichnet sie richtig, die Tageszeit annähernd, als Jahr nennt sie jedoch „...42", womit sie 1942 meint (recte 1946). Subjektive Gedächtnisstörungen werden von der Kranken negiert. Ohne daß der Visus dafür verantwortlich wäre, faßt sie optisch Wahrgenommenes sehr ungenau auf. Verschiedene Musikinstrumente bezeichnet sie in unbestimmter Verallgemeinerung als „alles dere Züg". Ein Klavier erkennt sie nicht, eine Guitarre nennt sie Violine, eine Violine dann aber Klavier, eine Flöte „so ein Stab", „ich habe kein Interesse an dem". Auf ein Krokodil reagiert sie mit „Jesses Gott, ein Fisch, das sehe ich nicht gerne ... ist das etwas Fischiges, ich tue halt die Fische nicht so viel benutzen". Ähnliche affektive Exklamationen löst eine Fledermaus aus: „Jesses Gott, eine Maus, ich sehe das halt nicht soviel, ich habe nicht so Interesse an dem Ware". Ein Zebra benennt sie mit „Roß", ein Nashorn mit Elefant usf. Das Bild eines Tauchers charakterisiert sie folgendermaßen: „Nichts Schönes, grusig, ist eine Art Elefant. Es ist nichts Schönes. So hat es eben viel derer Ware in diesen Bildern". Das Schneeballbild von Binet-Bobertag faßt sie ganz unscharf und kritiklos auf: „Das sind Kinder, der Bub hat wohl etwas stibizt und versteckt sich, ich glaube es". Bei der Fensterpromenade erklärt sie: „Sie gheien alle über den Haufen, ein Bub liegt am Boden". — (?) „Sie sind nicht zufrieden mit ihm ... wahrscheinlich... ich nehme gar nicht rechte Zeit zum Studieren". Beim Blindekuhspiel erkennt sie, daß einer Person dieser Szene die Augen verbunden sind „aber ich weiß nicht warum, vielleicht wissen sie es".

Das Frischgedächtnis zeigt schwere Lücken. Die Patientin weiß keinen einzigen Namen der Ärzte und Schwestern der Klinik und erinnert sich kaum an die Ereignisse seit ihrem Eintritt und ebensowenig an die historischen Vorgänge der letzten Jahre. Sie weiß weder vom Kriegsende noch vom Kriegsanfang noch von populären Persönlichkeiten der Gegenwart. Auch die Reproduktion alten Gedächtnisschatzes ist sehr spärlich, immerhin kann sie die Namen einiger Schullehrer nennen. Die Merkfähigkeit ist in hohem Maße gestört. Eine Zahl, den Namen des Untersuchers oder eines zur Einprägung auf optischem Wege vorgehaltenen Objektes vergißt sie nach wenigen Minuten. Von vorgesprochenen Sätzen vermag sie nur die ersten 2 bis 3 Worte nachzusprechen. „Sie studiere halt derartige Dinge nicht mehr so viel, seit sie verheiratet sei". Nachdem Patientin das Wort „Ameise" buchstabieren und sich nachher das Bild eines Tauchers mit Unterseeboot merken sollte, reproduziert sie letzteres mit: „War es nicht ein Führer, ... ein Ameisenführer ...". Das Nachsprechen von Zahlenreihen glückt der Patientin fehlerlos nur bis zu vier Zahlen. Die umgekehrte Enumeration der Monatsnamen oder Wochentage ist ihr unmöglich. Bei fortlaufendem Rechnen vergißt sie die Zwischenresultate ... „es tut einfach so streuen das Zeug ... es muß einfach wieder etwas hineinkommen, was es wieder schöpft, es kommt schon wieder". Buchstabieren mißlingt der Patientin vollständig. Den Salzesel erzählt sie nach zweifacher Lektüre mit den

lapidaren Sätzen: „Ein Esel der mit Salz beladen war. Da hat er halt leichter
ausgesehen als sonst. Es ist einfach etwa so". Maximal zeigt sich ihre Kritiklosigkeit und Perseveration bei wenigen Unterschiedsfragen: „Die Leiter geht man
hinauf und die Treppe hinab". „Ein Baum geht abwärts, oder ... und ein Strauch
aufwärts". Bei der Prüfung der Artikulation mit längeren Testworten tritt
schweres Silbenstolpern in Erscheinung, wie z. B. „Aterie-Aterie-Aterie" statt
„Artillerie". „Schellflischflosche" usw. statt „Schellfischflosse". Für weitere Prüfungen ist die Patientin nicht zugänglich, indem sie immer mürrischer wird und
in stures Schimpfen gerät, es sei alles „blödes Zeug". Anhaltspunkte für komplexe
Phänomene wie etwa halluzinatorische Erlebnisse oder Wahnideen und
Zwänge usf. lassen sich nicht feststellen. Die Affektlage ist stumpf-dysphorisch,
aber doch deutlich organisch-labil, bei der vollkommenen Demenz ist weder ein
intellektueller noch affektiver Rapport möglich.

Die Familienanamnese ergibt keine Besonderheiten, die prämorbide Persönlichkeit der Kranken war unauffällig.

Bei der Kraniotomie war der erwartete Befund eines linksseitigen Stirn-
hirnmeningeoms negativ, aber auf einen subkortikalen Tumor der linken Präfrontalregion verdächtig. Die Kranke verschied nach fünf Tagen. Die Sektion
und histologische Untersuchung ergab ein Glioblastoma multiforme in Ausdehnung der ganzen linken Hemisphäre. Die Hirnwindungen waren abgeflacht,
der linke Temporallappen basal in den Tentoriumschlitz eingepreßt.

Deutlicher als bei der ersten Gruppe zeigen die Fälle der zweiten
Gruppe als gemeinsames Merkmal ein organisches Psychosyndrom
durchwegs stärkeren Ausmaßes. Bezeichnenderweise machte sich
die Veränderung in den Augen der Angehörigen zunächst als Charakterveränderung geltend, indem Interesselosigkeit, Gleichgültigkeit oder Reizbarkeit gegenüber den mnestischen Störungen mehr
auffielen. In der Untersuchung fand sich durchwegs Störung der
Auffassung, der Merkfähigkeit, der Ekphorie besonders jüngeren
Gedächtnisbesitzes, der Konzentrationsfähigkeit, der Orientierung,
verlangsamtes, inhaltlich oft unbestimmtes, vollkommen diffuses,
unanschauliches Denken, im ersten Falle eine Neigung zu kritiklosen Spässen, in den zwei letzteren zu Konfabulationen und Perseverationen. Affektiv fand sich überall eine deutliche organische
Psycholabilität bei im übrigen euphorischer, stumpfer oder dys-
phorisch-gereizter Grundstimmung. Gesamthaft resultiert aus den
Störungen eine bis zu schwerster Demenz zunehmende Urteilsschwäche,

Als organische Grundlage lag im ersten Fall ein Hypophysenadenom, im zweiten ein Gliom der linken Stammganglien, im dritten
ein solches der ganzen linken Hemisphäre vor. Wiederum zeigten
alle Fälle Zeichen von Hirndruck. In den zwei letzten Fällen bestanden anamnestisch epileptiforme Anfälle, im zweiten zudem
noch wiederholte Schädeltraumen und chronischer Alkoholismus.
Da alle diese Faktoren in gleicher Weise zu einer psycho-organi-
schen Alteration führen können wie der Tumor, ist die patho-

genetische Bedeutung jedes einzelnen Faktors nur annähernd in der Analyse des Verlaufes im ganzen Längsschnitt zu bemessen.

Die nachfolgenden Beobachtungen zeigen gewisse Ähnlichkeiten mit den bisherigen, repräsentieren aber augenfällig oder erst bei näherer Betrachtung ganz andere Zustände.

7. *Verena L.*, 6jähriges Mädchen.

Körperlich zeigt dieses Kind seit drei Viertel Jahren morgendliches Erbrechen, seit 4 Monaten unsicheren Gang, seit einer Woche Schwanken beim Sitzen und Kopfschmerzen. Die Untersuchung ergibt wechselnde Nackensteifigkeit, Schättern bei Schädelperkussion, doppelseitige Stauungspapillen, ataktischen Fingernasenversuch rechts, Absinken des rechten Beines im Positionsversuch mit gleichzeitigem Babinski, Astasie und beim Gang unter fremder Hilfe hochgradige Ataxie. Die Röntgenaufnahme zeigt Nahtsprengung und vermehrte Impressionen.

Bei der Operation (Prof. *Krayenbühl*, vom 5. XII. 1946) zeigt sich ein mächtiges solides Medulloblastom des Kleinhirnwurmes und der linken Kleinhirntonsille. Es kann lediglich Biopsiematerial entnommen und eine Dekompression angelegt werden.

Die Untersuchung der psychischen Funktionen vor der Operation ergibt eine leichte Benommenheit mit schwankender Aufmerksamkeit und mangelhafter Fixierbarkeit. Die Fragen werden unscharf aufgefaßt, ohne daß eine eigentliche Verlangsamung des Gedankenganges in Erscheinung tritt. Im Vordergrund steht die Flüchtigkeit der psychischen Funktionen und die Zusammenhanglosigkeit des Gedankenmaterials, obschon die Bewußtseinstrübung keineswegs deliriösen Charakter zeigt. Über seine Eltern und Geschwister und seinen Wohnort kann das Kind Auskunft geben, zeitlich und örtlich ist es aber desorientiert. Immerhin fragt es wiederholt, wann es heimgehen könne, so daß ihm doch klar ist, daß es an einem fremden Ort ist. Vorgehaltene oder abgebildete Gegenstände erkennt das Kind meistens richtig, doch läßt es sich immer schnell ablenken und ungenügend für die Untersuchung interessieren.. Es zeigt daher öfters eine sehr unscharfe Erfassung der Objekte und bezeichnet beispielsweise eine Bürste als „Schoki", einen Rotkohl als „Käfer", einen Löwen als „WauWau", eine Himbeere wiederum als „Schoki"; natürlich ist die Stauungspapille und die infantile Deutungsart zu berücksichtigen.

Prämorbid war das Kind völlig unauffällig, in der Heredität lagen keine Besonderheiten vor.

Postoperativ starb das Kind und die Autopsie bestätigte den Operationsbefund.

8. *Jacques L.*, 38jähriger Bureauangestellter (U.-Nr. 42).

Anamnestisch machten sich bei diesem Patienten in erster Linie seit ungefähr 18 Monaten Charakterveränderungen bemerkbar, er wurde depressiv und apathisch. Seit Jahresfrist traten Kopfschmerzen hinzu, die aber zuerst auf eine Visusstörung bezogen wurden. Erst in den letzten 3 Monaten kam es zu einer Schwäche und Schwere in den Beinen und weiterer Abnahme der Sehkraft, so daß der Patient seine Arbeit einstellen mußte. Nach augenärztlicher Untersuchung und Zunahme der Kopfschmerzen wurde er in die Klinik eingewiesen, wo sich eine beidseitige Stauungspapille mit Blutungen, ein beidseitiger leichter Exophthalmus, eine beidseitige Abducensparese und linksseitige Facialisparese, eine Hemianopsie nach links mit Aussparung der Macula und röntgenologisch eine Vergrößerung und Entkalkung der Sella feststellen ließ. Ventrikulographisch ließ sich ein mächtiger cystischer Tumor der rechten Temporooccipitalregion nachweisen.

Bei der Operation (Dr. *Weber*, 9. XII. 1946) fand sich ein teils solides, teils cystisches, subkortikales, über 165 g schweres Astrocytom, welches radikal entfernt wurde.

Bei der Untersuchung des seelischen Zustandes ist Patient schläfrig und verlangsamt. Er negiert subjektiv empfundene Gedächtnisstörungen und zeigt in der Tat eine allseitig intakte Orientierung, eine gute akustische Auffassung, ein Fehlen irgendwie nennenswerter Lücken des älteren sowie des jüngeren Erinnerungsmaterials und eine ungestörte Merkfähigkeit für Namen und Zahlen. Freilich verblassen die Engramme etwas rascher als beim Gesunden, so daß er beispielsweise die Zahl 3745, die er nach Ablenkung von einer oder zwei Minuten richtig wiederholte, nach 15 Minuten als 1745 memoriert. Das Nachsprechen selbst längerer Sätze und von Zahlenreihen bis zu sechs Einzelzahlen erfolgt fehlerfrei. Dagegen erweist sich die Konzentrationsfähigkeit als erheblich geschwächt. Beim fortlaufenden Rechnen ist die Arbeitsweise nicht nur hochgradig verlangsamt, sondern unterlaufen dem Patienten auch mehrere Fehler; allerdings muß er, da er mehrmals im Rechnen innehält und einzuschlafen scheint, von neuem angeregt werden. Es muß denn auch mit der Untersuchung bald abgebrochen werden, weil der Kranke über unerträgliche Müdigkeit und Kopfschmerzen zu klagen beginnt. Bei Fortsetzung der Exploration am folgenden Tage erweist sich die Urteilsfähigkeit als ungestört. Die Affektlage erscheint im wesentlichen ruhig und ziemlich apathisch, mitunter freilich weinerlich-labil und etwas depressiv-dysphorisch. Der Patient antwortet nur ungern auf die gestellten Fragen und erscheint psychoreaktiv durch seine körperliche Hinfälligkeit hochgradig ergriffen.

Über die Heredität und prämorbide Persönlichkeit des Patienten ist seitens seiner Mutter folgendes zu erfahren: Der Vater wurde mit 56 Jahren anläßlich einer politischen Revolte durch einen Zufallstreffer getötet, sei aber selber ein ruhiger und unpolitischer Mann gewesen. Der Großvater väterlicherseits starb an Kehlkopf-Carcinom, die Großmutter an Altersschwäche. Der erste Bruder des Vaters, von Beruf Lehrer, soll während 7 Jahren hirnkrank gewesen sein. Näheres ist über ihn nicht zu erfahren. Der zweite Bruder des Vaters beging mit 20 Jahren Suizid, angeblich wegen Liebeskummers. Ein dritter Bruder starb 50jährig an unbekannter Ursache, während ein vierter Bruder an periodischen Depressionen litt und mehrfach der Anstaltspflege bedurfte. Die Nachfrage in der betreffenden Klinik ergab einen manisch-depressiven Mischzustand. Die Mutter des Patienten erklärt, selber nie ernstlich krank gewesen zu sein, macht indessen einen vergrämten, autistischen und schizoiden Eindruck. Ihr Vater, von Beruf Gefängnisdirektor, starb, wie wir nach Einsicht in die Krankengeschichte der betreffenden Heilanstalt erfahren, an progressiver Paralyse. Im weiteren zeigt sich in der mütterlichen Heredität eine Häufung von Tumorerkrankungen jedoch nicht endokranieller Lokalisation. Über die drei Geschwister des Patienten ist psychiatrisch nichts von Belang zu erfahren.

Der Patient selber wuchs in geordneten Familienverhältnissen auf, absolvierte die Schulen ohne Schwierigkeiten und war nach Beschäftigung bei einem Anwalt und einer Versicherung in einer städtischen Verwaltung tätig. Seit 11 Jahren ist er verheiratet, jedoch kinderlos und seit kurzem von seiner Ehefrau getrennt. Charakterlich soll er immer sehr ruhig und etwas wenig energisch gewesen sein. Im Verlauf der Entwicklung des jetzigen Leidens wurde eine depressive Veränderung wahrgenommen. Das Unglück in der Ehe, an dem die Ehefrau schuld sein soll, setzte ihm nach Meinung der Mutter sehr zu.

Nach der Operation zeigt sich der Patient sehr anhänglich und interessiert, aber deutlich organisch-labil und rührselig und überschwenglich vor Freundlichkeit und Dankbarkeit. Er äußert ein fortwährendes Staunen darüber, daß er noch am Leben sei und daß ein so schwerer Eingriff gewagt wurde. Er erkundigt sich immer wieder über technische Einzelheiten der Operation. Im Gespräch zeigt er sich ordentlich hergestellt, im Denken weitgehend frei und ohne Bradyphrenie. Die Konzentrationsfähigkeit ist bedeutend besser, die Merkfähigkeit für Zahlen, fremdsprachige Ausdrücke, Kurzgeschichten und Abbildungen durchaus gut. Er vermag auch Oberbegriffe ohne weiteres zu finden und aus dargebotenen Bestandteilen korrekte Sätze zu bilden. Über die vorgenommenen Untersuchungen und den Gang der Operation, die Persönlichkeiten der Klinik und die Vorgänge in seiner näheren Umgebung zeigt er sich gut unterrichtet.

9. Walter K., 39jähriger Modellmechaniker.

Das psychische Verhalten dieses Patienten ist nach Klinikaufnahme von vornherein auffällig. Trotz anscheinender Müdigkeit muß er wegen motorischer Unruhe im Gitterbett gehalten werden. Bei der Untersuchung scheint er zu dösen, reagiert aber auf Anrede, jedoch verlangsamt. Die örtliche Orientierung ist intakt, zeitlich ist er desorientiert. Er konfabuliert, er liege schon 10 Tage „in dieser Pritsche", er sei „eine Weile daheim gewesen", er habe „eine Pause gemacht". Die Auffassung ist deutlich erschwert, verlangsamt, schwerbesinnlich. Die Mehrzahl vorgehaltener Objekte oder Abbildungen erkennt er richtig, doch schließt er nach kurzer Zeit immer wieder die Augen, jammert oder schimpft, ist schwer zu fixieren, singt plötzlich „la-la-la" vor sich hin oder pfeift, ohne von seiner Umgebung Notiz zu nehmen. Die Merkfähigkeit ist hochgradig gestört, meist ist jedoch in erster Linie die Auffassung so flüchtig, daß eine Reproduktion schon dadurch erschwert ist. Versucht man den Patienten etwas aufzurütteln und an das Thema zu fixieren, so wechselt seine Haltung von gutmütigen Anläufen zum Lösen der gestellten Aufgaben bis zu hemmungslosem Schimpfen mit obszönen Redensarten. Die Konzentrationsfähigkeit ist hochgradig herabgesetzt, es besteht hochgradige geistige Ermüdbarkeit, das Denken wird nach jeweiligem Zusammenraffen schrittweise langsamer, verschwommener, die Pausen werden immer länger, schließlich versiegen alle Antworten, es erlischt jegliche Aufmerksamkeit und Patient versinkt in dumpfes Dösen.

Abends und nachts stellen sich Delirien ein, in denen der Kranke ein Summen hört und ganze Menschenmassen und Krokodile an der Decke sieht.

Es ist augenfällig, daß hier ein charakteristisches Zustandsbild vom exogenen Reaktionstypus subakuter Art vorliegt, nämlich eine in der Intensität von leichter Bnommenheit bis zu Delirien und subkomatösen Zuständen wechselnde Bewußtseinstrübung. Neben motorischer Unruhe zeigt sich eine deutliche psychische Enthemmung, die sich in obszönen Redensarten und wüstem Schimpfen kundtut. Zusammen mit der adäquaten Bewertung der Situation und gelegentlicher Clownerie erweckt das Bild mitunter den Eindruck einer Pseudodemenz oder eines Faxensyndroms.

Anamnestisch ergibt sich folgendes: Der Patient, in dessen Heredität und persönlicher Voranamnese nichts wesentliches zu verzeichnen ist, wurde während der letzten zwei Monate in seiner Arbeit so unzuverlässig, daß ihm die Stelle gekündigt wurde. Er nahm dies sehr tragisch, gab sich über sein Versagen jedoch nur mangelhaft Rechenschaft. Spontan beobachtete er zur selben Zeit Impotenz. Schwindelgefühle und Erbrechen führten ihn dann in die Ohrenklinik, wo Nackensteifigkeit, erhöhter Lumbaldruck, verwaschene Papillen und das psychische Verhalten Anlaß zur Verlegung auf die neurochirurgische Station gaben.

Die Ventrikulographie ergab einen leichten symmetrischen Hydrocephalus und normale Liquorverhältnisse. Da sich der Zustand des Patienten im Anschluß

daran erstaunlich rasch besserte und die Besserung nach einer weiteren Zisternen-
punktion anhielt, wurde diagnostisch eine durchgemachte Encephalitis unklarer
Genese angenommen und Patient entlassen. Alle kulturellen und serologischen
Untersuchungen von Blut und Liquor verliefen negativ.

Bei einer Nachkontrolle des Patienten nach 3 Wochen klagte derselbe über
Rückenschmerzen, fühlte sich daneben aber ausgezeichnet. Es fand sich jedoch
erneut Nackensteifigkeit, bei Zisternenpunktion stark gelber Liquor und leichte
Druckerhöhung. Eine nochmalige Ventrikulographie ergab im linken Seitenventrikel wasserklaren, im rechten gelben Liquor. In neuen Röntgenbildern
zeigten sich beide Vorderhörner etwas nach links verlagert. In einem rechtsseitigen Arteriogramm erschien die Arteria cerebri media stark nach hinten verdrängt. Daraufhin konnte operativ im basalen hinteren Abschnitt des rechten
Stirnhirns eine „abgekapselte alte Blutung" gefunden und mitsamt der Kapsel
exstirpiert werden; die histologische Untersuchung ergab einen unklassifizier-
baren Tumor der Astrocytomreihe. Der postoperative Verlauf war günstig, und
Patient konnte seine Arbeit wieder aufnehmen. Psychisch erwies er sich als
vollkommen normal.

Das psychische Bild dieser Gruppe zeigt bei aller Verschiedenartigkeit sehr deutlich ein gemeinsames, verbindendes Grundelement:
ein Syndrom der Bewußtseinstrübung. Im ersten Falle liegt eine einfache Benommenheit vor, im zweiten bestand anamnestisch lange
Zeit vor Auftreten von Körpersymptomen eine depressiv-apathische
Stimmungsveränderung, in der Untersuchung eine ausgesprochene
Somnolenz mit hochgradig eingeschränkter Aufmerksamkeit, Schwerbesinnlichkeit, stark erhöhter geistiger Ermüdbarkeit und Konzentrationsschwäche und allgemeine Verlangsamung aller psychischen
Akte. Ein organisches Psychosyndrom im Sinne eines Versagens
der intellektuellen und mnestischen Funktionen außerhalb der Bewußtseinstrübung ließ sich nicht nachweisen. Gerade in diesem Falle
täuschte der oberflächliche Eindruck indessen ein solches vor; es
fand sich in der neurologischen Krankengeschichte als erste, auf-
fälligste Beobachtung vermerkt. — Postoperativ waren bei diesem
Patienten kaum mnestische Störungen nachweisbar; dennoch
machte er im ganzen einen etwas organisch alterierten Eindruck,
da sich seine Affektivität deutlich als im Sinne einer organischen
Psycholabilität mit erhöhter Suggestibilität und gleichzeitiger
leichter Klebrigkeit verändert erwies. Bezüglich der prodromalen
depressiven Wesensveränderung vor Auftreten der Symptomatologie der Bewußtseinstrübung ist ähnlich wie in der Beobachtung 2
auf die Möglichkeit der Mitwirkung endogener, allenfalls auch
psychoreaktiver Faktoren in der Pathogenese hinzuweisen; es sei
an die Besonderheiten in der Heredität und in der prämorbiden
Persönlichkeit erinnert. Es handelte sich um einen weichen, wenig
sthenischen Charakter. In der Verwandtschaft fanden sich Melancholien und ein Fall von Suizid.

Im Gegensatz zu diesen zwei Fällen, bei denen sich das Syndrom der Bewußtseinstrübung als einfache Lähmung und Hemmung aller psychischen Vollzüge kundtat, treten im dritten Fall aktive Symptome in Form motorischer Unruhe, psychischer Enthemmung und nächtlichen Delirien hinzu, welche dem Zustandsbild ein psychotisches Gepräge verleihen. Im Prodromalstadium war ebenfalls eine Wesensveränderung zu verzeichnen, vor allem Interesselosigkeit und Unzuverlässigkeit, welche den Patienten die Stelle kosteten. Dann erst kam das typische Bild der Bewußtseinstrübung zur Entwicklung, erschöpfte sich aber nicht in einer einfachen Lähmung von der Benommenheit bis zum Koma, sondern nahm den Charakter einer deliriösen Bewußtseinsstörung an mit aktiven psychotischen Symptomen, die nicht als Lähmungs-, sondern als Reizerscheinungen imponieren. Auf die Bedeutung der verschiedenen Formen von Bewußtseinsstörung, insbesondere der qualitativen Unterschiedlichkeit der in diesem dritten Fall repräsentierten Form, soll in einem späteren Kapitel eingegangen werden.

Im folgenden drei Beobachtungen, die sich den vorangehenden anreihen:

10. *Luise K.*, 39jährige Hausfrau.

Anamnestisch bestehen Kopfschmerzen, Erbrechen, Schwindel, Gedächtnisschwäche, Langsamkeit, Antriebs- und Willensschwäche. Bei der Untersuchung finden sich Stauungspapillen, Meningismus, röntgenologische Zeichen chronisch gesteigerten Hirndrucks und paretische Symptome der linken Seite. Die Kraniotomie ergibt ein 160 g schweres, großes Mantelkantenastrocytom des rechten Stirnhirns, das radikal exstirpiert wird. Postoperativ erholt sich die Patientin gut und bietet bei einer Kontrolle nach einem Jahr ein gutes Befinden dar.

Das psychische Verhalten erscheint auf erste Begegnung deutlich verändert. Beim Betreten des Zimmers und Annäherung an ihr Bett nimmt die Patientin keine Notiz davon und liest in einer Zeitung. Man hat aber nicht den Eindruck, daß sie deren Inhalt mit wachem Interesse aufnimmt. Tatsächlich erweisen sich ihre Reaktionen auf Anrede als deutlich verlangsamt und insbesondere als außerordentlich kurz. Autopsychisch und örtlich ist die Patientin grob orientiert, doch weiß sie den Namen der Klinik nicht. Zeitlich ist sie desorientiert; sie nennt ein falsches Datum und ergänzt, man werde ihr zum morgigen Geburtstag singen. Eine Gedächtnisabnahme hat sie selber festgestellt, doch wurde sie mehr durch ihren Gatten darauf aufmerksam gemacht. Die optische Auffassung läßt sich nicht prüfen, weil der Visus herabgesetzt ist. Akustisch ist die Auffassung nicht wesentlich beeinträchtigt, solange die Aufmerksamkeit einigermaßen angespannt bleibt. Letztere muß freilich immer neu geweckt werden, weil die Patientin dauernd in apathisches, fast stuporöses Nichtreagieren gerät. Das Altgedächtnis ist in groben Zügen intakt, das Frischgedächtnis jedoch lückenhaft. Die Merkfähigkeit ist ziemlich herabgesetzt, die Kranke kann eine vierstellige Zahl und den Namen des Untersuchers nach 2 Minuten nicht richtig wiedergeben. Das Nachsprechen von Sätzen und Zahlenreihen gelingt ihr indessen recht gut, von letzteren sprach sie bis 6 Zahlen hintereinander fehlerfrei nach. Die Konzentrationsfähigkeit ist erheblich geschwächt. Sie versagt schon bei

Aufzählen der Monats- und Wochennamen in umgekehrter Folge und kapituliert schon nach einem halben Dutzend Subtraktionen im fortlaufenden Rechnen. Auch das Buchstabieren mißlingt ihr vollkommen. Die Urteilsfähigkeit erweist sich ebenfalls als geschwächt, indem die Patientin bei Definitions- und Unterschiedsfragen, hauptsächlich infolge Denkmüdigkeit, nicht das Wesentliche zu treffen vermag. Die Assoziationen sind immer kurz und versanden nach wenigen Worten. Die Affektlage hat den Charakter einer stumpfen Apathie mit gelegentlicher inadäquater Euphorie, ein eigentliches Krankheitsgefühl besteht nicht, sondern es wird nur ein außerordentliches Müdigkeitsgefühl geltend gemacht.

Bei einer Nachuntersuchung 6 Tage nach der Operation weiß die Patientin nichts mehr von der vorangegangenen Exploration und hat auch keine Erinnerung an den Untersucher. Sie erscheint psychisch aber bedeutend freier und beweglicher und gibt viel besser Auskunft als vor der Operation. Die zeitliche Orientierung ist freilich noch nicht genau. Über die Entwicklung ihrer Krankheit und über ihre Vorgeschichte berichtet sie viel klarer. Sie äußert jetzt entschieden, sich seit einem halben Jahr krank gefühlt zu haben, ohne jedoch ihre Krankheitserscheinungen näher kennzeichnen zu können. Sie weiß nur noch von starker Müdigkeit und Abnahme der Leistungsfähigkeit. Die Nachprüfung der psychischen Grundfunktionen ergibt eine allgemeine Besserung, insbesondere der Merkfähigkeit und Konzentrationsfähigkeit, doch besteht immer noch eine etwas langsame Reaktionsweise und ein etwas wurstiges, triviales Temperament. Freilich gibt sie sich selber die Charakteristik, sie sei immer eine Gemütliche gewesen.

Hinsichtlich der Heredität ergibt sich außer Alkoholismus beim Vater nichts besonderes. Prämorbid war die Patientin eine unauffällige Persönlichkeit, verbrachte ihre Jugend in einfachen Bauernverhältnissen, diente in Haushaltungen bis zu ihrer Verheiratung und lebt in einfachen Verhältnissen in äußerlich geordneter und innerlich ziemlich unkomplizierter Ehe mit fünf Kindern. Außer gynäkologischen Leiden war sie weder körperlich noch psychisch je ernstlich krank.

11. *Albert M.*, 64jähriger Briefträger. (U.-Nr. 18).

Seit einem Jahr leidet dieser Patient an einer Anästhesie mit Spontanschmerz der rechten Gesichtshälfte, wozu sich später eine Abducensparese gesellt. Die Untersuchung ergibt leichte Stauungspapillen beiderseits, leichte Aniskorie mit größerer Pupille links bei rechtsseitiger Abducenslähmung und Fehlen des Cornealreflexes und Hypästhesie im oberen und mittleren Trigeminusast rechts. Der Gang ist ataktisch, Romberg schwankend, jedoch ohne bestimmte Falltendenz, die Diadochokinese und die Bewegungskoordination links etwas schlechter als rechts, die Bauchdeckenreflexe sind links abgeschwächt. Im Liquor ergeben sich leicht pathologische Kurven bei Vermehrung der Globuline und Erhöhung der Zellzahlen auf 20/3. Das Encephalogramm zeigt einen mäßigen Hydrocephalus beidseits. Die Arteriographie ist negativ.

Bei der Operation (Prof. *Krayenbühl*, vom 11. XI. 1946) findet sich ein nußgroßes, solides, teilweise nekrotisches Meningeom im rechten Cavum Meckel. Es wird radikal entfernt.

Psychiatrisch ergibt sich folgendes: Erbleiden werden in der Familie negiert. Allerdings habe der Vater des Patienten gerne getrunken. Der Patient verbrachte seine Jugend unter zehn Geschwistern im väterlichen Bauerngewerbe. Als Briefträger heiratete er und führte mit vier Kindern ein glückliches Familienleben. Charakterlich sei er ein ruhiger, außerordentlich fleißiger und umsichtiger

Mann gewesen, der auch in seiner Freizeit viel gearbeitet und nebenberuflich eine kleine Landwirtschaft betrieben habe. Er habe solid gelebt und sei ein geselliger und fröhlicher Mann gewesen.

Seit 3 Jahren beobachteten die Angehörigen eine zunehmende Reizbarkeit. Erst in den letzten Monaten trat eine Vergeßlichkeit hinzu. Bei der Untersuchung ist der Patient besonnen, aber hochgradig psychoorganisch alteriert und im weiteren Verlauf gelegentlich doch deutlich benommen. Die Orientierung ist schwer gestört. Er glaubt sich im Spital einer anderen Stadt, bezeichnet das laufende Jahr mit 86 (1886), verlegt das Kriegsende auf 1936 und nennt als General der jüngsten Mobilisation General „Willi". Dreistellige Zahlen behält er einige Minuten, vierstellige nicht mehr. Beim Buchstabieren, Rechnen, Aufzählen, Deuten von Bildern und Definieren von Begriffen zeigt er sich schwerfällig und öfters unfähig, die gestellte Aufgabe zu lösen. Kritiklos unterscheidet er ein Kind von einem Zwerg damit, daß ersteres von normalen Leuten abstamme, Zwerge aber „von den unehelichen ... von den Affen". Die Hauptstädte von Italien und Frankreich kommen ihm nicht in den Sinn. Bei der Salzeselgeschichte spricht er von Zucker. Die Affektlage ist unauffällig, komplexe Phänomene lassen sich nicht nachweisen. In sein psychisches Versagen zeigt der Patient mangelhafte Einsicht. Reizbarkeit tritt in der Klinik nicht in Erscheinung.

Nach der Operation macht der Patient eine Lungenembolie durch, von welcher er sich freilich erholt. Psychisch bleibt er schwer gestört, die Desorientiertheit nimmt zu, und er verkennt seine ganze Umgebung. Dazu herrscht vollständige Apathie, und spontan spricht der Kranke überhaupt nicht mehr. Ohne wesentliche Änderung des Bildes stirbt er nach 6 Wochen in einem auswärtigen Spital.

12. *Hans E.,* 44jähriger Schlosser (U.-Nr. 22).

Auf ersten Eindruck ist der Patient psychisch schwer verändert. Er ist verwirrt, desorientiert, seine Umgebung verkennend, mürrisch, negativistisch, grob und anzüglich schimpfend. Zuerst vergräbt er seinen Kopf im Kissen, schließlich wehrt er ab und gebietet, man solle ihm Kaffee bringen. Dann lehnt er diesen unflätig ab und verlangt Wasser. Man muß ihn mit Gewalt daran hindern, in eine Ecke des Zimmers zu urinieren.

Das Sensorium ist deutlich benommen. Als ein Gespräch doch einigermaßen zustandekommt, ist Patient schwerbesinnlich und desorientiert. Er wähnt sich in seinem Heimatdorf und fühlt sich nicht krank, nur etwas müde. Auch zeitlich ist er völlig desorientiert. Er hat für die an ihn gerichteten Fragen wenig Interesse, verlangt aber dafür andauernd und in zudringlichem Ton nach Zigaretten. Dazwischen witzelt er und nennt z. B. General Guisan den „Heiri". Neben kritiklosen Urteilen („Der Polizist hat grüne Kleider, der Soldat blaue") löst er mehrere Kombinationsaufgaben erstaunlich gut. Die Auffassung ist jedoch deutlich beeinträchtigt, die Merkfähigkeit noch deutlicher, es besteht Tendenz zu ungehemmten Konfabulationen (Entdecker Amerikas war Eden, der Salzesel fiel von der Brücke in den Fluß hinunter, so daß das Wasser salzig wurde usf.). Wiederholt kommt es auch zu Perseverationen.

Die Affektlage ist vorwiegend dysphorisch-negativistisch, schlägt aber mitunter plötzlich in weinerliche Stimmung um. Zufolge des Gemisches von Negativismus mit ausgesprochener Witzelsucht und Konfabulation ist affektiv nur ein Pseudorapport möglich. Auffallend ist die Enthemmung mit dem andauernden Schimpfen und anzüglichen Fluchen bei gleichzeitiger Verlangsamung des Denkens, welches oft unzusammenhängend wird und wiederholt über zunehmende Benommenheit in eigentliche Schlafsucht übergleitet.

In der Anamnese steht letztere denn auch im Vordergrund, zunächst als übermäßige Ermüdbarkeit während über eines Jahres. Später kam es zu Kopfschmerzen und Erbrechen und zu einer schweren psychischen Veränderung. Der Patient wurde reizbar, überempfindlich, affektinkontinent wie ein Kind, oberflächlich, interesse- und teilnahmslos. Das Frischgedächtnis wurde immer schlechter, er erinnerte sich immer weniger an soeben Gesprochenes. Körperlich kam es zu einer Gewichtsabnahme um zirka 20 kg und zu einem Diabetes insipidus, indem Patient im Tag an die 6 Liter Flüssigkeit einnahm und ausschied und viel über Durst klagte. Patient kam zuerst in eine psychiatrische Klinik. In der neurochirurgischen Klinik fand sich körperlich ein um 87% erhöhter Grundumsatz, auffallende Magerkeit und trockene Haut, im Liquor Eiweiß- und Zellvermehrung und im Encephalogramm ein Befund, der für Tumor im vorderen Abschnitt des 3. Ventrikels sprach. Die Beurteilung lautete auf suprasellären Tumor, wahrscheinlich Kraniopharyngeom. Eine Operation kam nicht zustande. Der Kranke starb nach zwei Monaten in einer auswärtigen Anstalt. Die Autopsie bestätigte die Diagnose eines Kraniopharyngeoms, das in den 3. Ventrikel eingedrungen war und diesen stark ausgeweitet hatte. (Pathologisch-anatomische Anstalt Basel.)

Im ersten Falle steht zweifellos wieder eine Bewußtseinstrübung im Vordergrund. Wiewohl die Patientin keineswegs schläft, sondern scheinbar in einer Zeitung liest, ist die geistige Regsamkeit, die Aufmerksamkeit, die Merkfähigkeit, die Konzentrationsfähgkeit erheblich herabgesetzt, die Kranke nimmt aktiv von ihrer Umgebung kaum Notiz und registriert auch passiv die Vorgänge mangelhaft, so daß sie desorientiert ist. Im Gespräch fällt eine hochgradige Verlangsamung und Ermüdbarkeit auf. Die Assoziationen sind kurz und versanden, wenn nicht von außen angetrieben wird. Gemütlich erscheint die Kranke apathisch, teilnahmslos, stumpf, mitunter unpassend euphorisch. Die Benommenheit ist jedoch nicht so schwer, daß eigentliche Somnolenz oder gar Sopor auftritt, so daß der Zustand auf den ersten Eindruck eher einem organischen Psychosyndrom ähnelt. Eine allfällige Komponente eines solchen läßt sich zustandsbildlich nicht ausschließen und ist sogar — bei der monatelangen Dauer der organisch-psychischen Veränderungen — wahrscheinlich. Im Untersuchungsquerschnitt ist auf Grund der genannten Symptomatologie jedoch in erster Linie auf eine chronische, leichte Bewußtseinstrübung zu schließen.

Im zweiten Fall ist umgekehrt in erster Linie ein chronisches organisches Psychosyndrom festzustellen, zu welchem eine leichte, gelegentlich deutlicher werdende Benommenheit hinzutritt. Dementsprechend wird in der Anamnese neben Reizbarkeit die zunehmende Vergeßlichkeit an erster Stelle erwähnt.

Im dritten Fall ist wieder die Bewußtseinsstörung vorherrschend, läßt aber in Remissionen doch sichere Erscheinungen eines chronischen organischen Psychosyndroms erkennen. Interessanterweise führt die Bewußtseinstrübung hier nicht zu einer einfachen Lähmung, sondern außerdem zu ausgesprochenen Enthemmungsphänomenen und triebhaftem Verhalten mit Distanzlosigkeit und Moria, wozu sich paradoxerweise noch wechselnder Negativismus gesellt. Man muß sich fragen, ob diese psychischen Veränderungen zur Bewußtseinstrübung gehören oder ein heterogenes Element darstellen. Mit den produktiven Symptomen der fortgeschrittenen Bewußtseinsstörung, wie sie im Fall 9 beobachtet wurden (Halluzinationen, Delir), haben sie jedenfalls nichts gemein. Dasselbe gilt für die Neigung dieses Patienten, zu allen Tages- und Nachtstunden in Schlaf zu verfallen, aus welchem er meist ohne weiteres erweckbar ist. Diese Schlafsucht ist mit der wechselnden Benommenheit nicht identisch und hat wohl eine andere Genese, worauf weiter unten einzugehen sein wird.

Die Fälle dieser Gruppe stellen also Kombinationen von chronischem organischem Psychosyndrom und Bewußtseinstrübung dar, wie sie bei Hirntumoren von uns außerordentlich häufig festgestellt wurden. In einem Fall kommt eine Schlafsucht und Enthemmung hinzu, die ebenfalls zu unterscheiden ist. Die Abgrenzung der Symptomenkomplexe ist oft schwierig oder unmöglich. Dennoch muß die Differenzierung nach Möglichkeit gemacht werden. Besonders müssen reine Fälle eindeutig dem einen oder anderen Syndrom zugeordnet werden. Die Kriterien sind daher möglichst scharf zu formulieren.

Die nachfolgenden Fälle leiten über zu wesensverschiedenen Formen psychischer Folgeerscheinungen von Hirngeschwülsten:

13. *Jakob H.,* 31jähriger Konditor (U.-Nr. 4).

Anamnestisch weist dieser Patient seit 4 Jahren Sehstörungen und Kopfschmerzen, seit 3 Jahren gelegentliches Erbrechen und seit ³/₄ Jahren epileptische Anfälle auf. Die Untersuchung ergibt rechts einen normalen, links einen unkorrigierbaren, auf 0,3 herabgesetzten Visus, rechts ein normales Gesichtsfeld, links eine leichte temporale Einschränkung und Vergrößerung des blinden Flecks. Vor 3 Jahren bestand eine rechtsseitige temporale Heminanopsie, die heute nicht mehr nachweisbar ist. Im weiteren finden sich einige Reflexdifferenzen, Gynäkomastie und verminderter Haarwuchs. Der Grundumsatz ist normal. Im Röntgen und encephalographisch ist eine Atrophie des Dorsum Sellae und sichere Arrosion der linken Pyramidenspitze und eine Verdrängung des 3. Ventrikels nach rechts sowie des linken Seitenventrikels nach oben medial nachzuweisen. Der zisternale Liquor zeigt eine Erhöhung des Gesamteiweißes auf 286 mg% mit Kolloidreaktionen vom Parenchymtyp, jedoch keine Erhöhung der Zellzahl. Anläßlich einer Hirnpunktion läßt sich keine Cyste nachweisen.

Psychisch ist Patient recht auffällig. Jede Begrüßung erfolgt mit großer Überschwänglichkeit, laut erhobener Stimme und fast unersättlichem Händedruck. Bei durchaus klarem Sensorium und ungestörter Orientierung zeigt er eine deutlich erschwerte Auffassung und verschiedene, wenn auch nicht erhebliche Lücken innerhalb des Frischgedächtnisses, insbesondere aber eine hochgradige Verlangsamung und Umständlichkeit des Denkens und in affektiver Hinsicht eine ausgesprochene Inkontinenz mit stürmischem Lachen einerseits und hemmungslosen Tränenausbrüchen anderseits und einer gesamthaft in Erscheinung tretenden Distanzlosigkeit des ganzen Benehmens. Die Merkfähigkeit ist bei eingehender Prüfung ungestört. Auch die Konzentrationsfähigkeit ist intakt und die Intelligenz, wie an Hand verschiedener Aufgaben ersichtlich, durchaus nicht unterdurchschnittlich. Bei der Prüfung der Auffassung tritt nicht nur eine Verlangsamung und eine allgemeine Erschwerung in Erscheinung, sondern auch eine deutliche Störung der Wortfindung. So nennt er beispielsweise einen Elefanten „ein Tier mit großen Zähnen", ohne den Namen zu finden. Die Bezeichnung „Eichhörnchen" findet er absolut nicht. Eine Spargel benennt er erst nach langer Anstrengung und ebenfalls einen Walfisch. Auch der Name einer Schildkröte will ihm absolut nicht einfallen.

Bezüglich der Heredität ergibt sich folgendes: Der Vater, von Beruf Fabrikarbeiter, ist, wovon sich der Untersucher selber überzeugen kann, ein heruntergekommener Alkoholiker, welcher seine Frau im betrunkenen Zustande schon mit einem Revolver bedrohte, in den letzten Jahren aber anscheinend etwas solider lebt. Auch der Großvater väterlicherseits soll übermäßig getrunken haben. Ein Bruder des Vaters soll dreimal geheiratet und alle seine Frauen schlecht behandelt haben. Im übrigen ist die Verwandtschaft unauffällig.

Prämorbid entwickelte sich der Patient in seiner Jugend und in der Schule normal, doch litt er, besonders als einziges Kind, unter der Trunksucht des Vaters. Er machte nie nennenswerte körperliche oder psychische Erkrankungen durch und verhielt sich in der Berufslehre und späteren beruflichen Tätigkeit unauffällig. Subjektiv klagte er seit Einsetzen der körperlichen Krankheitssymptome in psychischer Hinsicht über Müdigkeit, Gedächtnisstörung und Reizbarkeit. Über die objektiv in Erscheinung tretenden Auffälligkeiten, sein infantiles Benehmen, seine Sehstörung und die Notwendigkeit einer operativen Behandlung besitzt er keine richtige Kritik. Eine Operation wird vom Patienten verweigert. Nach etwas über einem Jahr wird er von einer Lokomotive überfahren. Die Sektion und histologische Untersuchung ergibt neben zertrümmerten Massen Reste eines Craniopharyngeoms.

14. *Berta K.*, 25jährige Haustochter (U.-Nr. 25).

Vor 7 Jahren wurde bei dieser Patientin ein 70 g schweres rechtsseitiges, parietooccipitales Neuroepitheliom makroskopisch radikal exstirpiert. Seitdem war die Patientin außer kurz dauernden Absenzen beschwerdefrei. Seit 2 Jahren traten indessen epileptische Anfälle auf.

Subjektiv äußert die Patientin ein Nachlassen der Kraft der linken Extremitäten mit Verlust des Lagegefühls daselbst, Kopfschmerzen, Erbrechen und den zeitweiligen Eindruck eines „glühenden Gitters" im linken Auge. Objektiv ist eine unscharfe Begrenzung beider Papillen, ein mittelschlägiger Nystagmus nach rechts, eine aufgehobene Bewegungsempfindung in Fingern und Zehen mit Astereognose der linken Hand, eine Ataxie der linken Extremitäten mit Verminderung der rohen Kraft speziell im linken Bein, im Encephalogramm eine Kompression des rechten Seitenventrikels und Verlagerung des 3. Ventrikels nach links festzustellen. Im Liquor leichter Parenchymtyp. Bei der Operation (Prof. *Krayenbühl*) wird ein 135 g schweres Rezidiv eines Neuroepithelioms im rechten Occipitallappen gefunden und radikal exstirpiert.

Bei der psychischen Untersuchung ist die Patientin klar und allseits richtig orientiert. Gedächtnisstörungen lassen sich in keiner Hinsicht aufzeigen. Dagegen ist die Merkfähigkeit in leichtem Grade gestört, speziell für Zahlen, währenddem Namen gut behalten und Sätze richtig nachgesprochen wurden. Die Konzentrationsfähigkeit zeigt keine nennenswerte Störung. Auffallend sind Störungen im Rechnen, wie folgende Beispiele zeigen:

$$48 + 15 = \underline{62}$$
$$99 : 2 = \text{zwischen } 50 \text{ und } 51 \ldots 49^{1}/_{2}$$
$$3 : 2 = 1^{1}/_{2}$$
$$^{1}/_{3} \text{ größer als } ^{1}/_{4}$$
$$^{1}/_{2} + ^{1}/_{4} = {}^{5}/_{4}$$
$$6 \times 6 \times 6 = \underline{116}$$

$$42 - 13 = 49 \text{ bzw.} = 29 \quad (2 \text{ Minuten})$$
$$1^{1}/_{2} : 2 = \underline{1{,}2}$$
$$^{1}/_{3} + ^{1}/_{4} = \overline{{}^{7}/_{4}}$$
$$3\% \text{ von } 400 = \underline{7}$$
$$12 \times 15 = \overline{180}$$

Bei der Prüfung des Wissens, des Differenzierungsvermögens und der Kombinationsfähigkeit zeigt die Patientin eine leichte Unbestimmtheit und Kritiklosigkeit. Aus den Worten: „Seemann/Meer/Tod" bildet sie den Satz: „Der Seemann geht in den Seemannstod". Aus „Jäger/Sonne/nichts getroffen": „Der Jäger hat beim schönsten... in der schönsten Sonnenwärme nichts getroffen". Mit den Worten „Regen/Kälte/zerbrochener Krug": „Das Mädchen trägt den Krug durch die Straße und der Krug fällt ihm von der Hand... (Kälte?) ... trotz der Kälte... und der Regen peitscht auf sie nieder, während sie vergißt, den Krug festzuhalten, so daß er bricht... das ist zwar fast ein Blödsinn, soll ich einen anderen Satz machen, oder geht er gleich?" Ähnlich geht es bei anderen Versuchen. Wilhelm Tell nennt sie gefühlsbetont „unseren vaterländischen Held, der den Vogt erschossen hat durch seinen Pfeil bei Küßnacht bei der Tellskapelle. Er hat auch mitgeschworen anno 1291". Nach richtiger Einleitung der Geschichte des Apfelschusses erzählt sie, Tell habe seinen Sohn mitten auf die Stirn getroffen. Auf den Einwand, ob dies dem Kinde nicht geschadet habe, entgegnet sie: „Nein, es hat ihm jedenfalls nichts gemacht". Eine primäre Debilität ist aber weder zu objektivieren noch anamnestisch wahrscheinlich zu machen.

Affektiv macht die Patientin einen süßlich-euphorischen und außerordentlich sanftmütigen, lieben und freundlich-zugänglichen, vertrauenden und dankbaren Eindruck, doch besteht keine Affektlabilität und keinerlei depressive Färbung. Anhaltspunkte für produktive Phänomene außer den genannten Lichterscheinungen im linken Auge, die als Reizsymptome im Bereich der rechten Sehstrahlung zu deuten sind, sind nicht zu erheben.

Prämorbid wuchs die Patientin in harmonischen Familienverhältnissen als einziges Mädchen unter sechs Brüdern auf, hatte eine schöne Jugend und war immer fröhlich und sorglos. In der Schule kam sie gut vorwärts, und sie arbeitete bis zum Auftreten der ersten Krankheitserscheinungen immer daheim in Haus und Feld. Depressive Reaktionen oder anderweitige psychische Veränderung im Stadium der Tumorentwicklung wurden von der Patientin nicht erlebt und auch von der Umgebung nicht namhaft gemacht.

In hereditärer Hinsicht wird eine fragliche Epilepsie bei einer Schwester des Vaters erwähnt. Letzterer wird als etwas reizbarer, im übrigen aber fleißiger, solider und gesunder Landwirt bezeichnet. Ein Bruder der Mutter trinkt etwas übermäßig.

Die zwei Fälle haben in erster Linie ein äußeres Merkmal gemeinsam, nämlich epileptische Anfälle und relative Jugendlichkeit. Trotz der frappanten Unterschiede im ganzen Erscheinungsbild weisen aber auch innere Merkmale Berührungspunkte auf. Im ersten Fall mußte das ganze psychische Verhalten, welches unverkennbar und charakteristisch in Erscheinung trat, in Form von Bradyphrenie, Umständlichkeit, Überschwenglichkeit, Distanzlosigkeit, Klebrigkeit und Affektinkontinenz, als epileptische Wesensveränderung bezeichnet werden, auch wenn in der Anamnese epileptische Anfälle vermißt worden wären. Daneben bestehen augenfällige infantile Züge, wie Naivität, Zutraulichkeit und Psycholabilität. Letztere ist für Epileptiker im allgemeinen nicht sehr typisch oder im Vergleich zum gewöhnlichen organischen Psychosyndrom inkonstant, so daß sie in unserem Fall wohl eher zum Infantilismus gehört. Körperlich bot dieser Patient denn auch eine mittelstarke Dystrophia adiposogenitalis dar. Die Kritik war deutlich beeinträchtigt, wiewohl von einem nennenswerten organischen Psychosyndrom in intellektueller Hinsicht nicht die Rede sein kann. Die Merkfähigkeit und altes und jüngeres Gedächtnis sowie das allgemeine Wissen waren intakt. Es wurden einzig Wortfindungsstörungen festgestellt, die wahrscheinlich nicht als amnestische Aphasie aufgefaßt werden können, sondern eher mit der allgemeinen psychischen Verlangsamung und Erschwerung der Denk- und Vorstellungsabläufe in Beziehung stehen. Die Kritiklosigkeit erstreckt sich vor allem auf die eigene geistige Insuffizienz und affektive Unangepaßtheit, weniger auf objektive Sachverhalte.

Wir haben mehrmals in der Anamnese von Hirntumorkranken epileptische Anfälle vermerkt. Chronische, durchaus jener der Epilepsie entsprechende Wesensveränderungen trafen wir jedoch nur ausnahmsweise wie in diesem Fall. Aus der Literatur ist aber bekannt, daß nicht nur epileptische Anfälle ein häufiges Symptom von Hirntumoren darstellen, sondern auch Wesensveränderungen und Demenzen auf dem Boden einer „Tumorepilepsie" zustandekommen können, die sich von jenen der genuinen Epilepsie erscheinungsbildlich nicht unterscheiden lassen. Nicht selten segeln denn auch Tumorträger mit epileptischen Symptomen jahrelang unter der Flagge einer genuinen Epilepsie, bis neurologische Ausfallserscheinungen Aufklärung bringen. Diese Erfahrung ist heute soweit Gemeingut geworden, daß die Diagnose genuine Epilepsie kaum mehr gestellt wird, bevor ein hirnlokaler Prozeß mit allen Untersuchungsmethoden ausgeschlossen werden kann. Die Diagnose wird immer mehr per exclusionem gestellt. Darüber hinaus wird ihr immer noch eine provisorische Note anhaften, indem ein eine Epilepsie auslösender lokaler Hirnprozeß auch gegenüber allen neurologischen und neurochirurgischen Untersuchungsmethoden längere Zeit latent verlaufen kann. Mitunter wird die Diagnose erst auf dem Sektionstisch möglich.

Warum bei den einen Hirntumoren epileptische Anfälle auftreten, bei anderen ausbleiben, war Gegenstand zahlreicher Untersuchungen und kann noch nicht abgeklärt werden. Bei allen Geschwulstarten und Lokalisationen wurden solche beschrieben. Die Häufigkeit scheint — sehr summarisch formuliert — bei Sitz an der Hirnkonvexität größer zu sein als bei Sitz an der Hirnbasis, am größten bei parietaler Lokalisation. Die Frage soll uns hier nicht näher beschäftigen.

Von größerem Interesse scheint uns die Frage, warum im einen Falle neben den akuten epileptischen Paroxysmen chronische epileptische Veränderungen zur Entwicklung gelangen, im anderen nicht. Wir werden darauf später eingehen. Der beschriebene Fall zeigt vorderhand, daß es sich um einen relativ jugendlichen Patienten und um einen langsam wachsenden Tumor handelte, daß kein organisches Psychosyndrom im gewöhnlichen Sinne und keine Bewußtseinstrübung bestand und daß schließlich in der väterlichen Verwandtschaft sich psychopathische Persönlichkeiten zu häufen scheinen.

Auch im zweiten Fall kann von klassischen psychoorganischen Ausfallserscheinungen nicht die Rede sein. Einzig das Merkvermögen für Zahlen ist leicht eingeschränkt, nicht aber für andere Abstrakta. Da trotz guter Intelligenz und Konzentration im Kopfrechnen auffallende Fehler gemacht werden, scheint die Merkstörung für Zahlen nicht einer allgemeinen Merkschwäche und keinesfalls einem amnestischen Psychosyndrom zu entsprechen. Eine Verlangsamung des Denkens liegt ebenfalls nicht vor. Um so auffallender ist die Störung der Kritik und die Unklarheit und Verschwommenheit des Denkens. Mitunter scheint die Kranke das Ungenügen ihrer Antworten zu merken, frägt aber in zutraulicher Naivität, ob die Antwort doch gehe. Die Formulierungen der Patientin haben etwas Affektbetontes, Rührseliges. Stimmungsmäßig liegt eine sanftmütig-süßliche Euphorie mit zutraulichem, aber eben etwas kritiklosem Optimismus vor. Die Affektivität wirkt deutlich epileptoid. Im Zusammenhang damit erscheint auch die Beeinträchtigung des Urteilsvermögens mit einer epileptoiden Wesensveränderung zusammenzuhängen und nicht Ausdruck eines organischen Psychosyndroms im Sinne der bisherigen Definition zu sein. Die Fehlurteile haben deutlich gefühlsbetonte Wurzeln wie bei der Epilepsie. Wenn Tell seinen Knaben „mitten in die Stirn“ traf, so taucht im Ausdruck „mitten in die Stirn“ ein gefühlsbetonter Vorstellungskomplex auf, dessen Affektbesetzung im Verein mit dem „unser vaterländischer Held“ so stark ist, daß der darin ausgedrückte Unsinn nicht einmal auf die Frage erkannt wird, ob dieser Treffer dem Knaben nichts geschadet habe.

Die psychischen Veränderungen dieses Falles lassen sich somit auch als epileptoide kennzeichnen. Nicht dazu gehörig sind möglicherweise die Versager im Operieren mit Zahlen.

Es sei auch in diesem Falle die Jugendlichkeit der Patientin, die Langsamkeit des Geschwulstwachstums und die Angabe einer fraglichen Epilepsie bei einer Schwester und einer gewissen Reizbarkeit beim Vater festgehalten.

Recht häufig treten im Verlaufe von Hirntumoren *aphasische, agnostische* und *apraktische* Symptome in allen Spielarten auf. Sie können nicht zu den eigentlichen psychischen Folgeerscheinungen gezählt werden, sondern gehören mehr ins Gebiet der Neurologie. Im folgenden sei nur über eine amnestische Aphasie berichtet, die ins Psychiatrische übergreift, sowie über psychische Befunde im Zusammenhang mit einer motorischen Aphasie.

15. *Hedwig F.,* 26jährige Hausfrau (U.-Nr. 35).

Im Laufe von 3 Monaten treten bei dieser Patientin Müdigkeit, wechselnde Kopfschmerzen, mehrmaliges Erbrechen und eine eigenartige Mühe, gewisse Namen oder Bezeichnungen zu finden, auf. In der Klinik wird eine doppelseitige Stauungspapille festgestellt, ferner eine hochgradige Einschränkung des Gesichtsfeldes besonders rechts, wo eine leichte rechtsseitige obere homonyme Quadrantenhemianopsie besteht. Die rechte Pupille ist etwas weiter als die linke. Es besteht geringfügiger horizontaler Nystagmus, besonders nach links. Der Tonus aller Extremitäten ist herabgesetzt. Die Ventrikulographie ergibt einwandfrei einen raumfordernden Prozeß im Bereich des linken Schläfenlappens. Bei der Operation (Prof. *Krayenbühl,* vom 10. XII. 1946) wird ein 25 g schwerer, subkortikal und paraventrikulär im linken Schläfenlappen gelegener kleinmandarinengroßer metastatischer Tumor gefunden und radikal exstirpiert. Die histologischen Schnellpräparate deuten auf ein Carcinom.

Bei der psychiatrischen Untersuchung ist die Kranke besonnen und allseits richtig orientiert. Sie gibt sehr bereitwillig Auskunft und bestätigt, sie habe oft Mühe, gewisse Worte zu finden. Tatsächlich ergibt die Untersuchung, bei welcher im übrigen eine andere Gedächtnisstörung nicht nachweisbar ist, eine auffallende Störung der Wortfindung:

Eichhörnchen: „Ein Tier im Wald, springt auf die Bäume, ich finde den Namen nicht".

Magnet: „Ich habe auch eines, man kann damit Nadeln auflesen." Findet das Wort nicht.

Anker und Kompaß: ??? (unbekannt) (plötzlich kommt ihr in den Sinn): „Sagt man dem Magnet".

Mohnblume: Findet den Ausdruck nicht.

Maus und Fledermaus: „Maus und ... fast gleich wie eine Maus."

Igel: ?

Strauße: „Nicht Hühner, ich finde den Namen nicht."

Zebra, Nashorn, Affe: „Ein Affe, davor zwei Tiere, ein Löwe? ... ein wildes Tierli."

Zebra: „Ist das nicht ein Löwe? — ist zwar fast wie ein Roß."

Nashorn: ???

Elefant: „Wenn ich wüßte, wie man diesen sagt."

Kamel: „Ich kenne beide, doch weiß ich den Namen nicht ... man sagt doch nicht Elefant, ich weiß nicht, ob ich recht sage."

Kamel: „Ich finde es nicht, wie sagt man jetzt dem ... Giraffe ... nein."

Armbrust: „Mit dem hat doch der „Ding" geschossen, der Name kommt mir auch nicht in den Sinn." (Wilhelm Tell.)

Luftballon: „Fliegt in der Luft, aber wie soll ich dem sagen?"

Walfisch: „Ein Fisch ... ?"

Krokodil: „Auch etwas Wildes."

Die Beispiele zeigen, daß das Nichtbenennenkönnen weder an der Visusstörung noch an einem Nichterkennen liegt, sondern an der Wortfindungsstörung.

Merkwürdigerweise versagt die Patientin auch, obschon sicher keine Debilität besteht, bei der Deutung szenischer Bilder. Sie erkennt im Schneeballbild von Binet-Bobertag den richtigen Zusammenhang nicht und meint, der Junge habe es verdient, wenn er vom Vater bestraft werde. Bei der Fensterpromenade ist ihr unerfindlich, warum das Kind am Boden liegt. Beim Blindekuhspiel denkt sie unsicher an ein Spiel, findet es aber merkwürdig, daß der Mann die Sachen herunterreißt.

Die Merkfähigkeit ist leicht herabgesetzt. Den Namen des Untersuchers kann sie nach 10 Minuten nicht mehr nennen. Zahlenreihen spricht sie nur bis zu 5 Einzelzahlen fehlerlos nach, von vorgesprochenen Sätzen nur kurze. Die Salzeselgeschichte, die sie flüssig liest, kann sie in keiner Weise nacherzählen. Zweifelnd fragt sie, ob der Esel habe Salz im Wasser herumtragen müssen. Auf wiederholte Lektüre: „Ein Esel mußte Salz herübertragen, dann fiel er um und verlor einen Teil, da hatte er viel leichter. Ein anderes Mal wollte er es wieder so machen." Weiteres vermag sie nicht auszusagen. Im Rechnen macht die Patientin nicht viele Fehler, hat aber ausgesprochen Mühe. Das Buchstabieren längerer Worte, sowie Reihensprechen gelingt mühelos. Das Denken ist, abgesehen von den gelegentlichen Wortfindungsstörungen, die sich in einem einfachen Gespräch kaum kundgeben, nicht verlangsamt. In ihrer Stimmungslage bietet die Patientin leicht depressive Züge dar, die sie mit ihren körperlichen Beschwerden, namentlich mit ihrem Erbrechen, erklärt. Ferner ist eine deutliche Labilität festzustellen, wobei die Patientin aber erklärt, immer etwas „empfindlich" gewesen zu sein.

Das Familienbild bietet nichts besonderes. Prämorbid war die Patientin eine unauffällige Persönlichkeit, sie kam in der Schule mühelos vorwärts, wurde Damenschneiderin und ist seit zwei Jahren verheiratet und Mutter eines Kindes.

Für die Patientin selbst und bei objektiver Prüfung besteht hier in erster Linie eine Störung der Wortfindung, insbesondere für Namen und Substantiva, wie dies für die amnestische Aphasie charakteristisch ist. Daneben findet sich der Befund eines leichten organischen Psychosyndroms mit gestörter Auffassung, Merkschwäche und Affektlabilität. Die Wortfindungsstörungen gehen aber über das Maß dessen hinaus, was bei organischen Psychosyndromen etwa noch angetroffen werden kann. Sie müssen hier als Ausdruck einer amnestischen Aphasie angesprochen werden, womit eine allfällige Mitwirkung der allgemeinen psychoorganischen Alteration freilich nicht negiert, aber praktisch vernachlässigt werden kann. Eine allseits anerkannte Lokalisation der Schädigung, die zum Auftreten der amnestischen Aphasie führt, gibt es nicht, doch überwiegen Herde im Temporal- und seltener im Parietalgebiet der linken Seite, so daß dem Symptom eine gewisse lokaldiagnostische Bedeutung zukommt. Dies trifft auch in unserem Fall zu.

Ob die Störungen außerhalb der amnestischen Aphasie, z. B. das Versagen beim Deuten szenischer Bilder, mit ersterer in genetischem Zusammenhang steht, wie in Anlehnung an die Arbeiten von G o l d - s t e i n und seiner Schule erwogen werden könnte, soll in einem kurzen Kapitel über amnestische Aphasie und Wortfindungsstörungen erörtert werden.

16. *Rosa G.,* 37jährige Haustochter (U.-Nr. 59).

Vor 9 Jahren erlitt die Patientin ein Schädeltrauma, dem Jackson-Anfälle und eine motorische Aphasie folgten. 5 Jahre später wurde aber ein Astrocytom im lateralen Abschnitt des Fußes von F 3, unmittelbar vor der Brocaschen Region und im Anfangsteil der linken Fossa Sylvii gefunden und makroskopisch radikal exstirpiert. Der Operation wurde eine Röntgenbestrahlung angeschlossen. Seit 2 Jahren kam es aber wieder zu einer allmählichen Verschlechterung, besonders der Sprache, und seit einem halben Jahr zu häufigen Jackson-Anfällen ohne Bewußtlosigkeit. Alle heute feststellbaren Symptome sprechen für ein Rezidiv, welches durch die Reexploration bestätigt wird. Es findet sich ein zirka mandarinengroßer Tumor in F 2 und F 3 unmittelbar frontal der Brocaschen Region, der wiederum makroskopisch total extirpiert wird.

Bei der Untersuchung der psychischen Funktionen tritt, obzwar die Patientin banale Sätze richtig aussprechen kann, eine deutliche motorische Teilaphasie in Erscheinung. Einfache Worte spricht die Patientin fehlerfrei nach, bei schwierigeren stößt sie aber regelmäßig an und kann sich trotz mehrfachem Bemühen von ihren Paraphasien nicht befreien. Von 1 bis 20 und rückwärts zählt sie ohne nennenswerte Schwierigkeiten, und auch die Monatsnamen kann sie vorwärts und rückwärts ordentlich sprechen. Das Benennen vorgehaltener Objekte oder Bilder gelingt anstandslos bis auf eine gelegentlich erschwerte Wortfindung oder gestörte Aussprache bei nicht alltäglichen Ausdrücken. Sie findet den Oberbegriff „Raubtiere" für Löwe, Tiger, Wolf usw. nicht, versteht aber die Frage durchaus und sucht richtig nach dem Namen. Auch den Oberbegriff „Bäume" für Buche, Eiche und Tanne findet sie nicht. Hammer, Zange und Säge vereinigt sie nach langem Suchen im Begriff „Werkzeugkasten". Der Ausdruck „Möbel" für Stuhl, Tisch, Kommode usw. will ihr aber wiederum nicht einfallen.

Das Assoziieren von Mädchennamen, Hauptstädten, Dichternamen usw. erfolgt anstandslos.

Beim Lesen stößt die Patientin häufig an. Trotzdem erzählt sie eine gelesene Fabel in groben Zügen richtig nach. Beim spontanen Schreiben sowie beim Schreiben nach Diktat hat sie sehr große Mühe und macht zahlreiche Fehler. Besser geht es in lateinischen Majuskeln. Das Wortverständnis und alle übrigen sensorischen Funktionen sind erhalten. Die Sterognose durch Betasten ist intakt. Ferner ist die Praxie in Ordnung.

Die einzelnen psychischen Funktionen wie Auffassung, Merkfähigkeit, Orientierung usw. sind alle intakt. Einzig beim Operieren mit Zahlen treten entsprechend den Paraphasien beim Nachsprechen längerer Worte Schwierigkeiten auf, wobei von Interesse ist, daß dadurch der Umgang mit Zahlen erheblich gestört wird, wie folgende Beispiele zeigen:

Nachsprechen:

$$20694 -\!\!- 206045$$
$$\text{rep.} = 20564$$
$$\text{rep.} = 20596$$
$$4915 = 4197$$
$$\text{rep.} = 4197$$
$$\text{rep.} = 4195$$
$$\text{rep.} = 41 .. +$$
$$12374 = 12347$$
$$\text{rep.} = 12347$$
$$\text{rep.} = +$$

Diktatschreiben:

$$465 = 4676 \qquad 64 = +$$
$$73 = + \qquad 28 = +$$
$$95 = + \qquad 33 = +$$
$$843 = 8390 \qquad 253 = +$$
$$251 = 2391 \qquad 841 = +$$
$$37 = \quad 34 \qquad 2324 = 2342$$

Die Patientin schreibt immer zuerst die Einer, dann die Zehner und schließlich die Hunderter oder Tausender. Wenn sie eine diktierte Zahl falsch geschrieben hat, liest sie in lauter Sprache jeweils richtig, was sie geschrieben hat.

Das einfachste Reihenrechnen 100—3, —3 usw. bereitet der Patientin größte Mühe, sie kann die Zahlen kaum finden und ist sehr unsicher. Sie muß den Versuch nach kurzem erfolglos abbrechen. Weiter rechnet sie:

$$4 + 5 + 6 = 4 + 5 + 9 \ldots \text{(das weitere vergessen)}.$$
$$5 + 6 + 7 = 11 + 7 = 18.$$
$$7 + 8 + 9 = 15 + 9 + 24.$$

Nach diesen richtigen Lösungen rechnet sie aber:

$$6 \times 6 \times 6 = 6 \times 6 = 36, \text{ das macht } 64.$$

Bei Wiederholung der Aufgabe: 72.

$$4 \times 4 \times 4 = 48 \ (?) \ 4 \times 4 = 24, \text{ und nochmals 4 dazu} = 58 \ (?) \ \text{Ja.}$$
$$3 \times 3 \times 3 = 30 \ (?) \ 3 \times 3 = 15, \text{ und 15 dazu gibt 30! } 50 + 24 = ?$$

Trotz mehrfachen Ansätzen ist der Patientin die Lösung der letztgenannten Aufgaben vollkommen unmöglich. Unter Demonstration mit Geldmünzen kann sie jedoch richtig 50 + 24 Rappen zusammenaddieren und die Zahl 74 finden. Vorgelegte Geldsummen kann sie aber nur mit große Mühe und nach langer Anstrengung und unter nicht seltenen Fehlern benennen.

Eine deutliche Beeinträchtigung des Differenzierungsvermögens ergibt sich bei folgenden Unterschiedsfragen:

Kind/Zwerg: ein Zwerg ist viel kleiner.

Baum/Strauch: der Baum ist doch viel größer.

Fluß/See: der See ist ja viel größer als der Fluß.

Leiter/Treppe: eine Leiter ist ja viel ... Treppe ist ja viel größer; die Leiter ist viel größer also als die Treppe.

Irrtum/Lüge: der Lug ist doch gelogen.

Auf den Unsinn ihrer Definition hingewiesen, behilft sie sich bei den Zwergen mit den Bärten, erklärt kurzerhand die Bäume als kleiner und die Sträucher als größer usf.

In affektiver Hinsicht macht die Patientin einen sehr scheuen, empfindlichen und leicht beleidigten und im großen ganzen abweisenden Eindruck bei Anlaß der Exploration und zeigt auch während des übrigen Klinikaufenthaltes eine vorwiegend depressive und dysphorische Grundstimmung.

Über die Heredität ergibt die Befragung von Angehörigen folgendes: Der Vater hat einen ruhigen, eher verschlossenen Charakter. Er sorgt gut für die Familie und steht in geordneten Verhältnissen. Er war nie ernstlich krank. Auch die Mutter besitzt eine gesunde Konstitution, war früher immer fröhlich, machte sich aber in der Folge Sorgen wegen ihrer Kinder. Ein Vetter des Vaters nahm sich aus „Schwermut" das Leben durch Erhängen. Die Patientin ist das zweite von fünf Kindern. Die ältere Schwester soll zu Beeinträchtigungsideen und leicht hysterischen Reaktionen neigen, war sehr scheu und verwöhnt und wurde, allerdings angeblich zufolge Verschuldens des untreuen Mannes, in ihrer Ehe geschieden. Während die zweite Schwester unauffällig und tüchtig ist, bereiten die zwei jüngeren Brüder der Familie große Sorgen. Der eine ist diebisch veranlagt, führte einen liederlichen Lebenswandel und wanderte nach Argentinien aus, wo aber auch nichts besseres aus ihm wurde. Der andere beging 21jährig Suizid durch Erhängen, als ihm durch einen Krankenwärter gesagt wurde, seine Knochentuberkulose sei unheilbar.

Prämorbid war die Patientin ein unauffälliges, kräftiges und arbeitssames Mädchen, wurde aber seit der ersten Operation ausgesprochen menschenscheu und zog sich in ihren Minderwertigkeitsgefühlen und Hemmungen zurück.

Eine postoperative Nachuntersuchung ergibt keine neuen psychischen Befunde. Die Sprachstörung ist unverändert, mnestische Ausfälle treten nicht in Erscheinung. Die Affektlage ist weiterhin mürrisch. Körperlich geht es der Patientin bei der Entlassung besser.

Auf die Aphasie wollen wir nicht näher eingehen; es handelt sich um eine kortikale motorische Teilaphasie, zu welcher eine Komponente einer amnestisch-aphasischen Störung hinzutritt.

Bemerkenswert ist auf psychischem Gebiet eine auffallende Erschwerung des Operierens mit Zahlen, wobei nicht nur deren Vokalisation gestört ist, sondern die Evokation der dazugehörigen Vorstellungen. Bei Additionen, Multiplikationen usw. auch einfachster Art kommt die Patientin nicht vom Fleck oder produziert Simplifikationen, deren Absurdität sie selber nicht realisiert. Ebenso auffallend ist die erhebliche Beeinträchtigung und Stereotypisierung des Urteilsvermögens, die offenbar weitgehend auf Wort- und Assoziationsdefizit beruht. Die Beobachtung bestätigt die Auffassung, daß auch bei intakter „innerer Sprache" die Vokalisation der Begriffe und Vorstellungen im Sinne des ständigen Übens für die Disponibilität und Liquidität ebenderselben Begriffe und Vorstellungen von Bedeutung ist. Daß sich die Patientin mit unsinnigen Lösungen der gestellten Aufgaben zufrieden gibt, beweist, daß sie die richtigen Vorstellungen nicht etwa besitzt, aber nicht aussprechen kann; sie besitzt sie nicht, sie tauchen gar nicht auf, es kommt keine sinngemäße Antwort zustande, sondern eine rein verbalmaschinelle, fast wie bei der Papageiensprache. Als sie alle Unterschiedsfragen stereotyp mit dem Gegensatzpaar „größer-kleiner" gelöst hatte und Einwände dagegen erhoben wurden, kehrte sie einfach alles um, es wurde jenes als größer bezeichnet, was vorher kleiner war, und umgekehrt. Man hat den Eindruck, daß die Patientin mit rudimentärem Wortschatz wurstelt, um ihr Defizit zu verdecken und ja keine Antwort schuldig zu bleiben.

Bezüglich der Rechenstörung ist man geneigt, an die Akalkulie zu denken: Diese wird von K l e i s t auf parieto-occipitale oder temporale Herde beider Seiten bezogen, von B e r g e r auf temporale und occipitale Herde der linken Seite, von H e n s c h e n in die Gegend des Gyrus angularis. P o p p e l r e u t e r fand Rechenstörungen indessen bei allen Sprachgestörten, auch wenn eine eigentliche Aphasie nicht vorlag. Unser Fall bestätigt diese Beobachtungen.

Das affektive Verhalten der Patientin ist scheu, empfindlich, abweisend, leicht beleidigt und imponiert als Gemisch einer einfühlbaren reaktiven Verstimmung mit einem gekränkten Geltungsbedürfnis. So begreiflich eine gewisse Depression bei einem von einem Hirntumor befallenen jungen Mädchen ist, so wird doch bei der Manifestation dieser Veränderungen den hereditären Belastungsmomenten Beachtung geschenkt werden müssen.

Der folgende Fall stellt einen Prototyp für eine psychische Symptomatologie dar, welcher anerkanntermaßen lokalisatorische Bewertung zukommt:

17. *Emilia F.*, 44jährige Hausfrau (U.-Nr. 33).

Über die Entwicklung der Krankheit teilte der Ehemann auf Ersuchen folgende Beobachtungen mit:

„Seit zirka 2 Jahren treten bei meiner Frau ab und zu Ausnahmezustände ein, anfänglich selten, in letzter Zeit immer häufiger. Ich wußte zuerst nur von Aussagen meiner Frau, die irgendwo und irgendwann plötzlich zu mir sagte: „Jetzt ist die Frau wieder da, oh, es ist mir furchtbar, ich fühle, ich bin nicht hier (zu mir gewandt), ich sehe dich, aber es ist nicht dich, ich höre deine Stimme, aber es ist nicht deine Stimme."

Bald einmal konnte ich den Eintritt eines solchen Zustandes selbst an meiner Frau feststellen, indem ich plötzlich entdeckte, wie ihre Augen „groß" wurden; die Pupillen weiteten sich, und der Blick war für kurze Zeit, vielleicht 10 bis 20 Sekunden, nicht der einer Anwesenden. Mit dem Eintritt dieser Veränderung in den Augen faßte sie mich auch sofort bei der Hand oder am Arm (wenn es möglich war), und auch schon war die Erklärung da: „Halte mich, sie ist da, ich bin nicht hier, usw." Geschah dies in Gesellschaft, so kämpfte meine Frau mit aller Energie gegen das Auftreten dieses Gefühls, wobei ich immer feststellen konnte, daß die Muskulatur unter dem Kinn, gegen den Hals hin, Bewegungen ausführte, als ob sie schlucke. Meine Frau mag sich an ein Schlucken nicht erinnern, aber ich bin sicher, daß sie in diesen Momenten immer mehrere Male geschluckt hat. Diese Zustände, die immer gleich lang dauerten, traten tags und nachts ein, wann und wo man gerade war.

Aus den Äußerungen meiner Frau geht ferner hervor, daß sie neben diesen akuten Erscheinungen seit langer Zeit eigentlich beständig so etwas wie eine Beengung, einen Nebel um sich herum fühlte. Wenn sie z. B. nach der Stadt ging, so sah sie wohl die Stadt, die Gassen usw., aber sie fühlte sich nicht mitten drin; der Verkehr und alles, was sie sah, war ihr nicht so recht gegenwärtig.

Ab und zu verabfolgte der Arzt meiner Frau Hormoneinspritzungen, die anfänglich eine kurz dauernde Befreiung herbeiführten, später aber kaum mehr irgendwelchen Einfluß ausübten.

Von einer wirklichen Abnahme des Gedächtnisses kann nicht die Rede sein. Sie hat ab und zu etwas vergessen, vielleicht häufiger als früher, doch kann von einer eigentlichen Veränderung des Gedächtnisses nicht gesprochen werden. Es ist z. B. nicht zu verzeichnen, daß sie sich an irgend etwas von Bedeutung nicht erinnern könnte. Es kann nur von einer gewissen Vergeßlichkeit (bei Kommissionen z. B.) gesprochen werden.

Eine eigentliche Charakterveränderung habe ich nicht ausdrücklich festgestellt. Das Bemerkenswerteste scheint mir die Teilnahmslosigkeit, Freudlosigkeit, Arbeitsunlust und Distanzierung von Menschen, mit denen sie früher gern verkehrt hat. Während sie früher für jedermann ein Herz hatte, konnte sie z. B. in letzter Zeit beim Tod oder schwerer Krankheit einer älteren Frau oder eines Menschen aus ihrem Bekanntenkreis ganz kühl erklären: „Sie (oder er) ist alt, einmal muß das Ende kommen." Materielle Not in irgendeinem Bekanntenkreis machte ihr absolut keinen Eindruck mehr; es gebe viel Schlimmeres als Geldsorgen. Wenn auch in bezug auf uns selbst von ihr früher ab und zu bemerkt wurde, diese oder jene Ausgabe wäre zu umgehen gewesen, so war ihr das in letzter Zeit gänzlich gleichgültig, obschon mit dem Rappen gerechnet werden muß. Anderseits ist aber kein Hang zum Geldausgeben zu verzeichnen.

Skifahren war ihr alles. Sie kann es auch. Der letzte Winteraufenthalt (14 Tage) in M. hat ihr absolut nichts mehr gesagt. Geschenke sind bei uns nicht üblich. Doch hat sie sich oft geäußert, daß selbst ein Biberpelz oder ein goldener Ring wenig und nicht viel bedeuten würden. Meine Frau hat nur ein mäßiges Interesse an der Natur. Sie ist ein Stadtmensch. Auch dieses mäßige Interesse ist in den letzten 2 Jahren gänzlich eingeschlafen. Wir haben kürzlich noch eine wundervolle Wanderung gemacht. Sie ging mit, aber ohne jede Begeisterung.

Eine Arbeitsunlust ist vorhanden, auch im Haushalt. Früher strickte sie Abende, ja Tage und Wochen. In letzter Zeit keine Nadel mehr. In den Dezembermonaten hat sie regelmäßig beim früheren Arbeitgeber gearbeitet. Dieses Jahr hat man sie bereits anfangs November geholt. Früher „Feuer und Flamme". Jetzt war es ihr ein Müssen.

Sie hatte es mit der Jugend, war eifrige Turnerin und gern in Gesellschaft von Backfischen. Diese sind ihr seit einem Jahr völlig verleidet. Sie kann sich nicht mehr mit ihnen freuen. Auch ist sie äußerst kritisch eingestellt. Sie hat keinen Sinn mehr für ein übermütiges Geplapper junger Freundinnen. Geistig über ihr stehende Personen sind jetzt eher ihr Ziel, Leute, von denen sie etwas lernen kann.

Tränen kennt meine Frau seit langem nicht mehr. Wenn sie früher den Wunsch hatte, Kinder zu besitzen, so scheint dies heute nicht mehr der Fall zu sein.

Ihr einziger Wunsch während der letzten 12 Monate war, befreit zu werden von diesen Erscheinungen und beängstigenden Gefühlen."

In der Verwandtschaft der Patientin fanden sich keine Geisteskrankheiten. Eine Tante mütterlicherseits war wegen Schwachsinns anstaltsversorgt. Der Vater war bis zu seinem Tode mit 71 Jahren durch Unglücksfall sehr vital und nie krank, aber außerordentlich brutal, so daß Patientin keine schöne Jugend hatte. Sie wurde von ihm oft mit Fußtritten mißhandelt. In der Schule fühlte sie sich wohl und geborgen und war immer eine der besten und eine beliebte Schülerin und Kameradin. Während 12 Jahren arbeitete sie bis zu ihrer Verheiratung als Verkäuferin. Sie war nie ernstlich krank, erlitt nie ein Schädeltrauma, ist große Skifahrerin. Sie schlief immer viel, 10 bis 12 Stunden täglich, hatte immer tiefen Schlaf. Anzeichen von Narkolepsie sind aber nicht vorhanden. Seit 15 Jahren ist Patientin mit einem gediegenen, begabten Mann verheiratet, aber doch in unglücklicher, weil völlig asexueller Ehe. Der Mann habe nie geschlechtlich mit ihr verkehrt, habe aber nie eine Behandlung gesucht. In gelegentlichen Depressionen dachte die Patientin an Scheidung, jedoch nie ernsthaft, weil sie den Gatten menschlich doch achtet. Sie konnte sich mit einer Freundin aussprechen, was ihr gut tat, so daß sie sich nach außen nichts anmerken ließ, immer fröhlich auftrat und selbst der Mutter ihr Unglück verheimlichte. Vor 4 Jahren kam es aber doch zu intimen Beziehungen mit einem Jugendfreund, dem sie ihre Not anvertraute und zu dem sie in heißer Liebe entflammte. Nachher plagte sie mitunter ein schlechtes Gewissen, weil ihr ihr Gatte doch leid tat; eine Zeitlang meinte sie wegen Ausflusses geschlechtskrank zu sein. Sie hatte dann die Vision vom Garten Eden. Sie hätte überaus gern Kinder gehabt. Sie träumte in der Klinik von einem Fluß voller prächtiger badender nackter Negerbabies.

Der zuweisende Arzt berichtet, daß Patientin vor 3 Jahren mit Klagen über eigentümliche Anfälle von plötzlichem „Wegsein" zu ihm kam. Da Patientin damals über die Impotenz ihres Mannes klagte und tatsächlich noch Virgo intacta war, ferner abgesehen von arteriellem Hochdruck keinerlei objektive Befunde, namentlich auch am Nervensystem, darbot, wurde eine neurotische Affektion angenommen. Sie wurde dann von einem Frauenarzt und einem Nervenarzt verschiedentlich mit Perandren und Beruhigungsmitteln behandelt. Beiläufig erfuhr der Arzt einmal, daß den eigenartigen Anfällen von „Wegsein" jeweils eine Geruchshalluzination vorausging. Später teilte ihm die Patientin auch Gesichtshalluzinationen mit, sie sah mehrfach eine Frau auf sich zukommen.

Heftige Kopfschmerzen und plötzliches Gallenbrechen, Nackenstarre und Kernig sowie Schmerzhaftigkeit der Augenbewegungen, besonders nach rechts, bei Afebrilität und schließlich der Nachweis einer rechts-, geringer auch linksseitigen Stauungspapille führten zur Hospitalisierung der Patientin in der neurochirurgischen Klinik. Hier findet sich außerdem eine angedeutete Fazialisparese und Hypodiadochokinese links und röntgenologisch eine haselnußgroße Verkalkung in der mittleren rechten Schädelgrube.

Über die subjektiven psychischen Symptome berichtet die Patientin folgendes: Vor zirka 3 Jahren hatte sie erstmals die Vision vom Garten Eden. Sie befand sich auf einer Velofahrt, als ihr plötzlich, aber nur sekundenlang dauernd, alles wunderbar grün und prächtig, einfach anders, viel leuchtender, aber fremdartig, vorkam, so daß sie sich unwillkürlich ins Paradies entrückt wähnte. Ihr Bewußtsein blieb jedoch dabei völlig klar, sie realisierte die Straße und die Hindernisse durchaus richtig und machte auf ihrer Fahrt keinerlei ungeschickte Bewegungen, hatte aber den Eindruck eines überirdischen Erlebnisses. Ein zweitesmal wiederholte sich eine ähnliche Illusion, als sie sich in der Badeanstalt befand. Sie rief der Aufseherin zu, es sei ihr komisch. Mehrmals erschien ihr ein überaus schönes Gesicht, das an einen holländischen Maler erinnerte. Die Vision tauchte in allen Situationen auf, z. B. auch im Traum, dauerte aber immer nur

Sekunden. Zusammen mit diesen Phänomenen, oft ihnen vorangehend, traten auch Halluzinationen eines ganz uncharakteristischen, weder angenehmen, noch unangenehmen Geruchs während kurzer Sekunden auf. Kürzlich hörte die Patientin Musik im Nebenzimmer, ohne daß effektiv solche daselbst tönte. Unabhängig davon empfindet Patientin sehr oft ein Rauschen in den Ohren. In letzter Zeit geriet Patientin oft in unmotivierte Angst- und Unruhezustände, in denen sie Menschen sehen mußte, fort möchte, aber doch nicht allein gehen kann. Bei allen diesen anfallsweisen Erscheinungen hat Patientin das Gefühl einer Veränderung, vor allem Erweiterung des Raumes, der ihr unendlich groß erscheint. Das Zimmer wird zum Saal, im Freien wird alles unendlich weit. Die Objekte des Raumes werden nicht größer, auch die Menschen nicht, treten aber in größere Distanz. Die Stimme kommt von weit her und hallt so unheimlich. Auch die eigene Stimme der Patientin erscheint ihr lauter als sonst. Das Gefühl der räumlichen Ausweitung ins Unendliche verursacht ihr Unruhe und Angst, es packt sie ein Drang zum Fortgehen, sie hat das Gefühl, als warte jemand auf sie, es ist ihr, als rufe sie jemand, wiewohl sie nichts Ungewöhnliches hört. Sie hat dann das Bedürfnis, nach Menschen zu rufen und Umschau zu halten, sie muß sich nachts, wenn sie in einer solchen Anwandlung erwacht, am Gatten halten, sie muß irgendwo Halt suchen. Wenn sie tagsüber, wo sie allein ist, von einem solchen Anfall befallen wird, weiß sie sich nicht anders zu helfen, als sich im Bett zu verkriechen.

Die Geruchshalluzinationen, die sich bisweilen zu den optischen Phänomenen gesellten oder ihnen vorangingen, werden von der Patientin als fremdartig, absolut uncharakteristisch, nichts ihr Bekanntem gleichend, empfunden. Sie sind nicht eigentlich unangenehm, aber auch nicht angenehm. Das Erlebnis des Gartens Eden und des Frauenangesichtes empfand sie als schön, die Veränderungen des Raumerlebens als unheimlich. Sie besitzt über diese Erlebnisse absolut sachliche Kritik, sie erscheinen ihr unnatürlich und abnormal, ihrer Persönlichkeit fremdartig. Auch sonst ist sich die Patientin einer gewissen Veränderung ihres Wesens bewußt, sie erklärt selber, einerseits reizbar und mitunter bös, anderseits sehr kritisch geworden zu sein.

Objektiv ist die Psyche der Patientin nicht auffällig. Das Sensorium ist vollkommen klar, die Orientierung, Auffassung, die Konzentrationsfähigkeit intakt, das Denken geordnet, zusammenhängend und anschaulich, die Affektivität lebhaft, sprudelnd, sehr mitteilsam und rapportfähig, die Stimmungslage eher heiter und zuversichtlich. Insbesondere sind auch alle mnestischen Funktionen und die aktive und passive Aufmerksamkeit voll erhalten. Die Intelligenz entspricht einem guten Durchschnitt.

Bei der Operation (Prof. *Krayenbühl*) findet sich ein 25 g schweres, mandarinengroßes, rechtsseitiges Keilbeinflügelmeningeom, das sich zwischen Temporallappenpol und angrenzender Stirnhirnbasis eingebettet hat. Es wird radikal exstirpiert. Die Nachkontrolle der Patientin nach einem Jahr ergibt gutes Befinden und Verschwinden der Anfälle. Patientin äußert nur noch eine leichte Mühe im Finden von Namen, fühlt sich aber vollkommen gesund.

Folgender Fall vereinigt eine komplexe psychische Symptomatologie, wie sie teilweise in Einzelsymptomen bei den bisherigen vorlag:

18. *Karl H.*, 46jähriger Färber (U.-Nr. 14).

Vor 10 Monaten erlitt Patient einen Unfall, bei welchem er mit dem Kopf an einen Pfeiler anschlug, ohne aber weitere Verletzungen als eine Beule davon-

zutragen. Nach 14 Tagen traten indessen Kopfschmerzen, Erbrechen, Schluck-
beschwerden, Speichelfluß, Herabhängen des linken Mundwinkels, Nachlassen
des Sehvermögens und beim Gehen eine Falltendenz nach hinten und rechts auf.
Dazu wurde er stuhl- und urininkontinent und bot eine schwere psychische Veränderung dar mit Vergeßlichkeit und Argwohn. Die Untersuchung ergibt eine
beidseitige Stauungspapille, eine rechtsseitige Hyposmie, eine erweiterte linke
Augenspalte, ein Herabhängen des rechten Mundwinkels mit ständigem Speichelfluß, Fehlen des Gaumenreflexes links, Tremor beim Positionsversuch, rigiden
Tonus mit Zahnradphänomen in Ellbogen- und Handgelenk der linken oberen
Extremität mit Parese der Fingerspreizung und Steigerung des Trizeps- und
Radiusreflexes. An der unteren Extremität besteht linksseitige Hyperreflexie und
beiderseits positive Babinskigruppe. Das linke Bein wird beim Gehen nach-
geschleift. Die Röntgenaufnahmen ergeben eine Strukturaufhellung des rechten
Keilbeinflügels und eine Osteoporose im Bereich der rechten vorderen Frontal-
schuppe, ferner eine fleckförmige Knochenverdickung über dem Sinus spheno-
parietalis rechts frontal. Ferner zeigt sich Atrophie des Dorsum sellae. Die
Symptomatologie läßt in erster Linie ein laterales Keilbeinflügelmeningeom
annehmen.

Bei der Operation (Prof. *Krayenbühl*) wird ein 140 g schweres mannsfaustgroßes Meningeom im Anfangsdrittel der rechten Fossa Sylvii und in der Inselgegend gefunden und radikal exstirpiert.

Psychisch erscheint Patient vor der Operation auf den ersten Blick deutlich
verändert. Er sitzt dumpf vor sich hinbrütend mit starrem Blick in einem Lehn-
stuhl und reagiert hochgradig verlangsamt auf Anrede. Seine Antworten sind
sehr kurz und ungenau. Auf die Frage nach seinem Geburtsdatum antwortet
er mit „Null". Auf Rückfrage ob er 1900 meine, antwortet er „Ja". „Im Dienst sagt
man auch nur Null." Die Frage nach seiner beruflichen Tätigkeit beantwortet er
mit der Umschreibung „tüend a chli färbe". Ob er sich krank fühle und weshalb
er in der Klinik ist, kann er nicht sagen. „Jetzt bin ich i dem Zuestand, wie ich
jetzt bin." Er sei wohl da „wegen dem Zustand". Während er den Wochentag,
den Monat und das Monatsdatum und ebenfalls die Tageszeit ohne groben
Fehler zu nennen vermag, bezeichnet er den Jahrgang mit 1934 (Recte 1946).
Die örtliche Orientierung ist sehr ungenau; immerhin ist ihm bewußt, irgendwo
im Kantonspital zu sein. Bei der Frage nach den Himmelsrichtungen versucht er
nicht etwa, durch einen Blick zum Fenster hinaus sich zu orientieren, sondern
erhebt den benetzten Zeigefinger einer Hand und erklärt (bei geschlossenem
Raum): „Wo es kalt wird, ist Nord." Auf die Frage nach seinem Gedächtnis bestätigt er, „seit dem Zustand" etwas schwach im Kopfe zu sein. Das Frischgedächtnis zeigt grobe Lücken. Über die jüngsten Vorgänge in der Klinik ist er
ganz mangelhaft unterrichtet, ebenso über politische Geschehnisse und die
großen Züge des letzten Krieges. Auch über längst verstrichene Erlebnisse gibt
er nur ungenauen Bescheid. Die Merkfähigkeit ist hochgradig gestört. Eine Zahl,
einen Namen und ein Bild hat er nach kurzer Ablenkung komplett vergessen.
Interessanterweise spricht er aber Zahlenreihen bis zu sechs nacheinander gesprochenen Zahlen fehlerfrei nach. Die optische Auffassung ist nicht nur durch
Visusschwäche, sondern auch psychisch beeinträchtigt. Währenddem er beim
Testbild der bestraften Unschuld die eingeschlagene Scheibe erkennt und lediglich den Sinnzusammenhang übersieht, spricht er bei der Fensterpromenade von
Theaterszene, von der auf das gestürzte Kind zueilenden Frau als Tänzerin.
Beim Blindekuhbild perseveriert er auf der Theaterszene und fügt die Erklärung
bei „Da tun sie etwas tanzen". Die Salzeselgeschichte faßt er auch höchst un-
genau auf, so daß kein Sinn daraus abgeleitet werden kann. Für die Aufzählung

der Monatsnamen in umgekehrter Reihenfolge benötigt er ganze 4 Minuten. Beim Kopfrechnen macht er zahlreiche Fehler und zeigt sich insbesondere bei der fortgesetzten Subtraktion konzentrationsunfähig. Um von 100 unter fortwährendem Abzug von 3 bei zahlreichen Fehlern bis 41 zu gelangen, braucht er über 6 Minuten. Das Buchstabieren eines Wortes ist vollständig unmöglich. Die Differenzierung einfacher Begriffe bereitet ihm große Schwierigkeiten und ergibt eine deutliche organische Urteilsschwäche. Der Baum sei fest, der Strauch einfach ein Strauch, ein Kind und ein Zwerg seien gleich groß, ein Fluß schmal und ein See breit, ein Polizist und ein Soldat „schier" das gleiche. Die Bildung von Sätzen aus dargebotenen Satzbestandteilen ist zufolge völliger Gedankenarmut mit stuporöser Reaktion ganz unmöglich. Die Prüfung einfachster Kenntnisse ergibt grobe Ungenauigkeiten wie etwa jene, Tell habe in der Hohlen Gasse seinem Knaben einen Apfel vom Kopf schießen müssen. In der Befragung nach subjektiven Erlebnissen erklärt der Kranke, Bruder Klaus sei ihm erschienen. Er habe ihn angerufen, daheim in der Wohnung. Er habe ihn in Lebensgröße gesehen, gleich wie er etwa auf Bildern dargestellt sei. Seit dieser Erscheinung glaube er, daß man Heilige anrufen könne. Früher habe er nie Übernatürliches erlebt, aber jetzt sei der Heilige auf Anruf immer erschienen. Der Patient beharrt auf seiner Vision, die er im wachen Zustand erlebt habe, und negiert entschieden, daß es sich um Traumgebilde hätte handeln können. Im weiteren äußert der Patient auf Befragen, daß er von Nachbarsleuten geplagt und verfolgt werde. Sie hätten ihn schon manchmal hinten herum ausgelacht oder „hinterrücks" schlecht gemacht.

Die Affektlage des Patienten ist stumpf-dysphorisch, die Färbung geht eher ins Depressive und auch eine angedeutete Labilität nur in dieser Richtung. Das bewegungslose, versonnene, brütende, bei äußerer Anregung schwer verlangsamte, wenn auch in keiner Weise schläfrig wirkende Verhalten, imponiert einerseits als Antriebsstörung, anderseits als leichte Bewußtseinstrübung. Spontan redet der Patient kaum und muß immer wieder neu angegangen werden.

Zur Anamnese ergänzt die Ehefrau folgendes: Es fiel ihr auf, daß ihr Gatte schon zu Beginn des Jahres, also längere Zeit vor Auftreten der alarmierenden Gedächtnisstörungen, ganz im Gegensatz zu seinem früheren Wesen unordentlich wurde und keine Sorge mehr zu den Kleidern trug, z. B. in den Sonntagskleidern auf dem Kanapee lag oder Hose, Hemd und andere Unterwäsche am Boden oder die Socken auf dem Tisch liegen ließ. Bei Kritisierung dieses Verhaltens schimpfte er. Er wurde auch nörglerisch und beklagte sich häufig über das Essen. Er behauptete beispielsweise, es sei Mehl im Quittengelee. Bei jeder Mahlzeit übte er Kritik und erklärte, es sei Rauch im Zimmer und es stinke nach Mist und Jauche. Wenn fremde Leute mit irgend etwas Eßbarem aufwarteten, z. B. einem Kuchen, schnupperte er zuerst daran und genoß erst davon, wenn er sich überzeugt hatte, daß kein „Formalin" daran sei. Wenn die Frau erklärte, sie rieche nichts, lachte er sie aus. Bei seiner Arbeit versagte er immer mehr. Er wurde immer eigentümlicher und zog sich von den Menschen zurück, weil er in deutlichen Minderwertigkeitsgefühlen und Beeinträchtigungsideen glaubte, man halte ihn für einen „Tschumpel". Die Gedächtnisstörung trat erst lange nach der Wesensveränderung auf. Im Verlauf der letzteren war der Kranke häufig depressiv und äußerte, er sterbe. Andere Male verhielt er sich weinerlich wie ein Kind. Freude bekundete er an nichts mehr, er wurde interesselos und stumpf. In den letzten 2 Wochen vor der Hospitalisation wurde er zunehmend kritikloser. Er wollte trotz schwerer Parese seines linken Beines an der Einweihung einer Berghütte teilnehmen und zeigte überhaupt einen Drang zum Fortlaufen. Er wollte alle Tage fortgehen und begab sich auf die Straße, ohne mehr auf den Straßenverkehr

zu achten, so daß man ihn geradezu beaufsichtigen mußte. Unmittelbar vor der
Spitalseinweisung meinte er noch, er müsse in den Tessin, und nach erfolgter
Hospitalisierung glaubte er zuerst in einem Frauenspital zu sein.

Über die prämorbide Persönlichkeit des Patienten erklärt die Gattin, er sei
immer ein besorgter und guter Mann gewesen, aber ausgesprochen einzelgängerisch, etwas verschlossen und nörglerisch. Er ging seine eigenen Wege und
verkehrte höchstens mit Kollegen aus dem Alpenklub. Er hatte seine Launen
und kam nicht mit allen Leuten aus. Bezüglich seiner Verwandtschaft äußerte der
Patient selber, er habe keine Beziehungen zu ihr; mit 11 Jahren sei er in eine
Erziehungsanstalt gekommen, weil er zuhause nicht gut getan habe. In dieser
Anstalt habe es ihm gut gefallen, besser als zuhause. Der Vater sei „doppelt so
alt wie die Mutter" gewesen, Nachteiliges war über beide nicht bekannt. Auch
über die drei Geschwister des Patienten war nichts besonderes zu erfahren, als
daß der Bruder ebenfalls etwas launisch und „eigen" sei. — Im Schulunterricht
kam Patient gut mit, doch erlernte er keinen Beruf, sondern war in der Folge
bis zur Erkrankung als Hilfsarbeiter in einer Färberei tätig.

Ein halbes Jahr nach dem Klinikaufenthalt habe ich den Patienten zu Hause
nachuntersucht. Nennenswerte mnestische Störungen waren nicht festzustellen.
Patient erkannte mich sofort, hatte lediglich Mühe, den Namen zu finden. Wie
die Ehefrau aussagte, veränderte er sich aber weiterhin ungünstig. Er sei noch
eigener, launischer, unverträglicher und reizbar geworden und dulde keinen
Widerspruch. Vielerlei lege er falsch aus, lasse sich aber um keinen Preis belehren, sondern werde wütend, wenn man ihn aufzuklären versuche. Wenn alte
Bekannte ihn auf der Straße begrüßten und sich nach seinem Befinden erkundigten, gehe er wortlos an ihnen vorbei und lasse sie stehen. Wenn Besuche kämen
und sich um sein Ergehen interessierten, werde er ärgerlich und erkläre, es gehe
sie nichts an. Als dann aber längere Zeit niemand mehr kam, beklagte er sich
darüber und schimpfte über die Bosheit und Unaufrichtigkeit der Leute. Er
nehme sich vor, allen Leuten die „Wahrheit zu sagen" und sei tatsächlich öfters
grob, auch ihr gegenüber. Alles, was sie sage, sei in seinen Augen „Weiberklatsch" und interessiere ihn nicht. Er halte steckköpfig an seinen Meinungen
fest und könne mit niemand diskutieren, ohne grob und ausfällig zu werden.
Dazu sei er fürchterlich wehleidig geworden. Die Frau mußte ihn zu einer
längeren Zahnbehandlung jedesmal begleiten, weil er allein nicht gegangen wäre,
trotz ständigem Klagen über seine Schmerzen. Der Zahnarzt mußte über seine
Empfindlichkeit unterrichtet werden, und ähnlich muß man es anderen Leuten
gegenüber tun, um den oft peinlichen Eindruck zu verwischen, den der Patient
durch seine ungehemmten Grobheiten da und dort erregt. Auch zum Arzt muß
er begleitet werden. Verabfolgte Einspritzungen machen ihn wütend, und tatsächlich erklärt der Patient selber, er lasse sich nie mehr solche machen. Wenn
die Frau etwa eine Weile abliegt und Müdigkeit äußert, erkläre der Patient ungehobelt, sie sei ein faules Luder und simuliere. Wenn sie einmal über Kopfschmerzen klagt, poltert er mit ihr und äußert, sie solle hingehen und sich den
Schädel aufsägen lassen, dann wisse sie, was Kopfschmerzen seien. Mit solchen
und ähnlichen Bemerkungen schreckt er alle Bekannten ab, die ihn tatsächlich
meiden, und für sie selber ist es schwer und bemühend, ihn so verändert zu sehen.

Der Patient selber läßt im Prinzip gelten, daß er noch nicht ganz auf der
Höhe ist, nicht aber, daß er sich mit seinen „Wahrheiten", die nichts anderes
sind als Grobheiten, bei seinen Bekannten und Nachbarn unmöglich macht. Auch
für sein ungebührliches Verhalten der Ehefrau gegenüber bleibt er uneinsichtig.
Er deutet die Einbuße an freundnachbarlichen Beziehungen als Ausdruck einer
üblen Gesinnung ihm gegenüber. An Stelle derselben wünscht er sich belustigende

Ablenkung, „Marionettentheater und ähnliches". Denn er hätte es nötig, meint er selber, wieder etwas lachen zu lernen. Die halluzinatorischen Erlebnisse haben sich nicht wiederholt.

Ein Jahr nach der Operation klagt die Frau des Patienten, dieser führe sich daheim unglaublich auf. Er äußere öfters Mordabsichten und habe mehrmals versucht, die Frau zu schlagen. Er sei ständig verstimmt und gefährde auf diese Weise die Ehe.

Zwei Jahre nach der Operation sehe ich den Patienten und seine Frau in einer internistischen Konsultation, welche eine Hyperazidität ergibt. Psychisch sind keine weiteren Veränderungen zu verzeichnen. Der Patient erkennt mich sofort und verhält sich freudig und zugänglich. Wegen seiner charakterlichen Eigenheiten, welche weiterbestehen, aber zu keinen ernsten Zusammenstößen mit der Umgebung geführt haben, muß er weiter von seiner Frau bemuttert werden. Er kann seiner Tätigkeit als Fabrikarbeiter ohne allzu große Schwierigkeiten nachgehen.

Trotz außerordentlicher Verschiedenheit im psychischen Gesamtbild zeigen die beiden mitgeteilten Fälle ein auffallendes Merkmal gemeinsam, nämlich halluzinatorische Erlebnisse. Im einzelnen finden sich folgende psychische Symptome:

Die Patientin *Emilie F.* zeigte periodisch auftretende kurzdauernde Ausnahmezustände mit eigenartiger Unruhe, Unsicherheit und illusionären und halluzinatorischen Erlebnissen. In ersteren erschien ihr der Raum fremdartig verändert, ausgeweitet, übernatürlich; sie empfand einmal alles als wunderbar, als müsse sie im Garten Eden sein; andere Male packte sie ein Drang zum Fortlaufen und eine Angst vor dem Unheimlichen dieser Ausweitung des optischen und akustischen Raumes. Mitunter verkroch sie sich im Bett, um nichts sehen und hören zu müssen. Es ist unzweifelhaft, daß es sich bei diesen paroxysmalen Depersonalisationszuständen um die schon 1876 von J a c k s o n beschriebenen „Traumzustände" („dreamy states") handelt. Daneben traten bei der Patientin vereinzelt richtige optische Halluzinationen auf, vor allem ein Frauengesicht. Besonders beängstigt war die Patientin jedoch von fremdartigen, uncharakteristischen Geruchs- und Geschmackshalluzinationen, wie sie den ebenfalls von J a c k s o n beschriebenen „Uncinatusanfällen" („uncinate fits", „uncinate seizures") entsprechen. Schon J a c k s o n brachte diese paroxysmal auftretenden und den Charakter einer epileptischen Aura aufweisenden Symptome mit der Epilepsie bzw. mit epileptischen Anfällen und Absenzen in Zusammenhang und sprach ihnen eine lokaldiagnostische Bedeutung für den Schläfenlappen zu. Im Gegensatz zur Mannigfaltigkeit und Szenenhaftigkeit, zum Realitätswert und zur wahnhaften Interpretationstendenz der nichtorganisch-psychotischen, aber auch der diffus-organischen und psychogenen Halluzinationen haben die hier beschriebenen Phänomene neutralen, organischen und mitunter sogar „lokalen", man könnte sagen neurologischen Charakter. Sie treten paroxysmal auf wie die epileptischen Ausnahmezustände, sie sind elementar und fremdartig, die Qualität besonders der Geruchs- und Geschmackshalluzinationen nicht definierbar, mitunter deutlich einseitig perzipiert und dann homonym zum Herd. Sie werden vom Patienten als abnorm empfunden und kritisch bewertet. Eine wahnhafte Deutung fehlt in der Regel, selbst bei den „dreamy states", die eine transitorische Bewußtseinsstörung mit ekstatischem Erleben darstellen. Die Zustände wiederholen sich, ähnlich epileptischen, in monotoner Gleichförmigkeit.

Trotz diesen organischen Kriterien wurde das Leiden der Patientin drei Jahre lang als neurotisch aufgefaßt und behandelt, weil offensichtliche eheliche Schwierigkeiten bestanden. Erst die stürmischen cerebralen Erscheinungen im Zusammenhang mit endokranieller Drucksteigerung führten zur Diagnose und operativen Behandlung des Hirntumors.

Im Falle des Patienten *Karl H.* bestanden im Evolutionsstadium des Tumors ebenfalls optische und olfaktorische Halluzinationen. Patient sah nach Anrufung des Heiligen die Erscheinung des Bruders Klaus. Die Gestalt tauchte nie von selbst und unerwartet vor seinen Augen auf, sondern immer dann, wenn er sie „anrief". Patient ließ nicht gelten, daß es sich um ein Traum- oder Truggebilde handelte oder um eine bloße Vorstellung auf Grund anschaulicher Einbildungskraft. Die Vision hatte absolut reale Qualität und war dem Kranken dafür beweisend, daß Heilige auf Anrufung wirklich erscheinen können. Von einem paroxysmalen Auftreten der Erscheinung ist keine Rede, sie kam auf „Anrufung".

Der Unterschied gegenüber den „dreamy states" und den Visionen des Frauengesichtes bei der Patientin *Emilia F.* ist evident. Bei *Karl H.* liegen zweifellos nicht organische, sondern psychogene Visionen vor. Als Bedingungen zu ihrer Entstehung kommen in Frage die prämorbide Psychopathie und eine organisch-psychische Alteration durch den Tumor. Wie aus den groben mnestisch-intellektuellen Ausfällen hervorgeht, lag beim Patienten die Kombination eines mittelschweren organischen Psychosyndroms und einer Benommenheit vor. Es ist denkbar, daß insbesondere die letztere einen günstigen Boden für die Entstehung solcher Wunschvisionen darstellte.

Ähnliches ist von den Geruchs- und Geschmackshalluzinationen von *Karl H.* zu sagen. Er roch Rauch im Zimmer und schmeckte „Formalin" im Essen (es ist ungewiß, ob Patient Geruch und Geschmack des Formalins überhaupt kannte) und war wiederum von der Realität dieser Perzeptionen überzeugt. Er schimpfte mit der

Frau, wenn diese erklärte, sie merke nichts von Rauch und Formalin. Er wurde mißtrauisch und war zweifellos von leichten Vergiftungsideen beherrscht, wenn er von einem geschenkten Kuchen nicht aß, ohne vorher daran zu schnuppern, ob kein „Formalin" darin sei. Ob diese Geruchs- und Geschmackshalluzinationen anfallsweise und kurzdauernd wie die Uncinatusanfälle auftraten, konnte bei den schweren mnestischen Störungen des Patienten nicht herausgebracht werden. Die Beurteilung dieser Phänomene ist daher schwierig. Beim primären Bestehen von Vergiftungsideen wäre eine gleichsam psychogene Entstehung möglich, schwerlich aber ohne solche Voraussetzungen. Es ist daher naheliegender, an eine organische Genese der Halluzinationen mit sekundärer paranoider bzw. katathym-wahnhafter Interpretation zu denken, um so mehr, als Patient ganz allgemein unter Beeinträchtigungsgefühlen litt. Trotz der fehlenden Kritik, der Interpretationstendenz und der Ungewißheit über die zeitliche Form des Auftretens erscheint es möglich, daß es sich somit auch bei diesem Kranken um Uncinatusanfälle handelte. Diese Deutung ist aber keineswegs sicher und es gelten die geäußerten Einwände. Eine lokalisatorische Bedeutung ist in diesem Falle also höchstens denkbar, bezüglich der Vision des Bruders Klaus völlig unwahrscheinlich, hinsichtlich der Geruchsund Geschmackshalluzinationen ziemlich willkürlich.

Anatomisch fand sich im ersten Fall ein mandarinengroßes Meningeom zwischen Temporallappenpol und angrenzender Stirnhirnbasis, im zweiten ein mannsfaustgroßes Meningeom im Anfangsdrittel der Fossa Sylvii und in der Inselgegend, in beiden Fällen der rechten Seite. Eine lokalisatorische Bedeutung ist bei *Emilie F.* sicher, bei *Karl H.* retrospektiv doch ziemlich wahrscheinlich. Die Geruchs- und Geschmackshalluzinationen im Verlauf von Hirntumoren werden von den meisten Autoren als Reizerscheinungen der Riechrinde in basalen Teilen des Temporallappens aufgefaßt. In beiden wiedergegebenen Fällen war diese Region direkten Einflüssen des wachsenden Tumors ausgesetzt.

Im ersten Fall beherrschen diese Auraäquivalente das Bild der psychopathologischen Symptome. Abjektiv ist die Patientin vollkommen unauffällig, die psychische Tätigkeit regsam. Im zweiten Fall beherrschen schwere objektive Veränderungen das Bild, ein stumpfes Brüten, eine verminderte Aufmerksamkeit, hochgradige Verlangsamung, kurze Assoziationen, mangelhafte Orientierung, grobe Erinnerungslücken, gestörte Auffassung, schlechte Merkfähigkeit, ausgesprochene Kritiklosigkeit, dazu deutliche Minderwertigkeits- und Beeinträchtigungsideen mit leicht paranoider Färbung. Die halluzinatorischen Erlebnisse sind nur beiläufig von der Ehefrau des

Patienten und von diesem in mühsamer Exploration zu erfahren. Es ist offensichtlich, daß in diesem zweiten Fall die Symptome einer organischen Hirnleistungsschwäche überwiegen, wie sie aus der erwähnten Kombination eines mittelschweren organischen Psychosyndroms mit einer leichten Benommenheit resultiert und offenbar Ausdruck einer diffusen Hirnschädigung ist. Die Lokalsymptomatik des Archipalliums ist hier präoperativ durchaus unsicher und erst rückblickend denkbar. Zu den diffus-organischen und allfälligen umschrieben-organischen Symptomen der Krankheit kombinieren sich schließlich Reaktionsweisen einer prämorbid psychopathischen Persönlichkeit.

Zwei Fälle unserer Beobachtung und eine kleine Zahl des statistisch verarbeiteten Materials fallen erscheinungsbildlich aus den bisher beschriebenen psychischen Syndromen heraus. Da sie entweder rein oder vermengt mit Syndromen, wie wir sie bisher antrafen und die wir als organisch ansprechen können, schizophrene, manisch-depressive und hysteriforme Zustände darboten und da es sich hiebei teilweise um Angehörige dieser Krankheitsgruppen handelte, kann man von einer Gruppe heterogener Fälle reden.

19. *Elise A.*

Mit 60 Jahren kam die Patientin mit dem Bild einer Apoplexie in die neurochirurgische Klinik. Psychisch wurde eine „deutlich schizophrene Veränderung" festgestellt mit optischen und akustischen Halluzinationen, besonders des Herrgottes, der ihr erschien und Anweisungen erteilte. Die Operation ergab ein Astrozytom der rechten Temporooccipitalregion. Wie aus der Anamnese hervorgeht, war die Patientin seit Jahren zurückgezogen-autistisch, litt unter Depressionen und faßte Träume als Wirklichkeit auf; Halluzinationen gehen auf viele Jahre zurück. Zwei Brüder litten sicher an Schizophrenie, wie aus beigezogenen Krankengeschichten auswärtiger Heilanstalten hervorgeht.

20. *Anton F.*

Bei diesem Patienten wurde anläßlich einer Begutachtung wegen Abfassung von Drohbriefen im Alter von 46 Jahren eine paranoide Schizophrenie diagnostiziert. Ferner wurde auf Grund körperlicher Befunde angenommen, er leide an Folgen einer Apoplexie. Nach vier Jahren wieder interniert, imponierte er als blühendes Paranoid. Ein Jahr darauf bekam er epileptische Anfälle, und vier Jahre später gab eine zunehmende Visusstörung Anlaß zur Verlegung auf die neurochirurgische Klinik, wo Patient nach Operation eines 120 g schweren rechtsseitigen Olfactorius- und Keilbeinflügelmeningeoms starb. Aus der Familienanamnese wurde berichtet, die Mutter sei gemütskrank gewesen und habe sich mehrmals umbringen wollen.

21. *Marie L.*

Dieser Fall ist von E. B o r e r veröffentlicht worden und sei hier auch nur summarisch wiedergegeben. Die — abgesehen von einem Schädeltrauma in der Jugend und einer Appendizitis — früher immer gesunde Patientin erkrankte mit

45 Jahren an Kopfschmerzen, Schwindel, Erbrechen, wurde psychisch labil und erbrach häufig. Unter der Diagnose „Neurasthenie mit hysterischen Reaktionen" weilte sie zunächst in einer Nervenheilanstalt, wurde dann aber in die neurochirurgische Klinik transferiert, wo ein 24 g schweres Tuberkulom der linken Kleinhirnhemisphäre exstirpiert werden konnte. Danach war sie psychisch nach vorübergehenden Verwirrtheitszuständen mit Halluzinationen meist etwas weinerlich und in den folgenden Monaten ihrer Privatpflegerin gegenüber, die sie daheim betreute, immer argwöhnischer, fühlte sich schließlich von ihrer Umgebung verfolgt und wurde auch verschwenderisch, so daß sie in eine psychiatrische Klinik gebracht werden mußte. In dieser weilt sie seit 7 Jahren und bietet das Bild einer zerfahrenen, erethischen Hebephrenen mit organischer Färbung dar.

22. *Theodor H.*

Im Alter von 27 Jahren mußte dieser Patient wegen eines hebephrenen Schubes in einer psychiatrischen Klinik hospitalisiert werden. Es hinterblieb ein leichter schizophrener Defekt. 15 Jahre später wurde er wegen eines Meningeoms des linken Pterions kraniotomiert; die Geschwulst war mannsfaustgroß und wog 140 g. Nach zwei Tagen verschied der Patient an Kreislaufschwäche. Psychisch zeigte er bei Klinikaufnahme außer einer Gedächtnisabnahme und amnestischer Aphasie nichts Besonderes.

23. *Margherita C.*

Mit 58 Jahren wurde diese Patientin in die psychiatrische Klinik eingewiesen wegen Ausprägung eines Verfolgungswahnes bei einem schon früher eifersüchtigen, sonst aber verträglichen Charakter. Zufolge gleichzeitiger neurologischer Symptome erfolgte die Verlegung in die neurochirurgische Klinik, wo die Patientin vor Ausführung einer Operation starb. Die Obduktion ergab ein mandarinengroßes, nekrotisierendes, malignes, in die linke Nasenhöhle durchgebrochenes Hypophysenadenom.

24. *Luise B.*

Diese Patientin wurde wegen eigenartiger Starreanfälle, Erbrechen und rezidivierender Verwirrtheitszustände in der neurochirurgischen Klinik aufgenommen, imponierte aber daselbst mit ihrem steten blöden Lächeln und ihrer oberflächlichen Affektivität, der spielerischen Note und dem raschen Wechsel ihrer Schwerbesinnlichkeit und einer erotischen Enthemmtheit als beginnende Schizophrenie und wurde in ein Nervensanatorium transferiert. Erst dort entwickelte sich, nachdem epileptiforme Anfälle zur Beobachtung gelangten, ein deutlich organisches Bild, das rasch zu Demenz führte. Sie wurde nach dreimonatigem Intervall in die neurochirurgische Klinik zurückverlegt, wo sie nach 3 Wochen ad exitum kam. Die Autopsie ergab ein Glioblastom des linken Stirnhirns.

Die sechs referierten Fälle gehören zum Kapitel „Hirntumor und Schizophrenie" und repräsentieren eine Reihe von Kombinationen. In Fall 19 wird eine langjährige Schizophrene von einem Hirntumor befallen; die schizophrene Symptomatik neben den Tumorsymptomen bietet bei Kenntnis der Anamnese keine Schwierigkeiten. Fall 20 ist jahrelang mit dem Bild eines blühenden Paranoids neben stationären hemiparetischen Symptomen interniert, bis es wegen Visusstörung zur Operation eines Meningeoms kommt. Die hemiparetischen Symptome lassen sich durch die Geschwulst und deren langsames Wachstum erklären und entsprechen der Lokalisation der letzteren. Bezüglich der Psychose kann man sich fragen, ob es sich um eine echte, vom Tumorgeschehen unabhängige Schizophrenie handelt oder um eine symptomatische, schizophrenieartige Psychose bei Hirntumor. Die langjährigen klinischen Beobachtungen sprechen für eine echte, endogene Schizophrenie. Mithin kann man sich höchstens fragen, ob der evoluierende Tumor für die Manifestation der Schizophrenie gleichgültig war und die beiden Krankheiten zufällig nebeneinander verliefen oder ob ihm eine auslösende Wirkung für letztere zugesprochen werden muß. (An eine ätiologische Bedeutung wird man bei Annahme einer endogenen Schizophrenie natürlich nicht denken.) Nach meinen Erfahrungen dürfte das zufällige Nebeneinanderlaufen des organischen und des schizophrenen Prozesses die Regel, eine Auslösung des letzteren durch ersteren die Ausnahme sein, die in seltenen Fällen glaubhaft gemacht, aber wohl nie sicher bewiesen werden kann. Währenddem mir ein direkter Einfluß des Tumors oder eines anderen organischen Geschehens im Gehirn als schizophrenieauslösender Faktor sehr unwahrscheinlich erscheint, halte ich eine indirekte Wirkung, vor allem im Sinne einer psychoreaktiven Verarbeitung der unmittelbaren körperlichen und seelischen Folgen des Geschwulstwachstums, für die Begünstigung eines schizophrenen Prozesses für immerhin möglich. Bezüglich des Falles 21 hat B o r e r eine Auslösung der Schizophrenie durch das Tuberkulom der linken Kleinhirnhemisphäre mit der gleichzeitigen starken Hirnschwellung und profusen doppelseitigen Rindenblutungen angenommen. Der Fall scheint überzeugend und der Deutung wird nicht leicht widersprochen werden können. An diesem Fall und zwei weiteren Fällen hat er die Bedeutung von Hirntumoren auf die Schizophrenie untersucht. Während in seinem dritten Fall nur insofern eine Bedeutung des Tumors für die Psychose bejaht wird, als ersterer eine organische Färbung der letzteren erzeugte, nimmt B o r e r im erwähnten und in einem weiteren Falle eine Auslösung der Schizophrenie durch den Tumor, im letzteren sogar eine weitgehende organische Verursachung (durch den Tumor) von sicher schizophrenen Symptomen an. Es handelt sich um einen in der Schule flegelhaften, erwachsen sexuell enthemmten, in der Ehe groben und perversen Patienten, der mit 36 Jahren an einer Schizophrenie erkrankte mit Erregungen, massenhaften Halluzinationen und Wahnideen sowie läppischem Verhalten und ständiger Fluchtgefahr. Nach 20jähriger Internierung, in welcher sich die Psychose nur graduell und inhaltlich, nicht aber wesensmäßig veränderte (er war am Schluß ein „drolliges

Original"), stellten sich Jackson-Anfälle, Aphasie, Stumpfheit und eine organische Demenz ein bis zum Exitus nach einem weiteren Jahr. Autoptisch fand sich ein Falxmeningeom links parietal nebst Umgebungsblutungen und kollateraler Erweichung des Centrum semiovale. Auf den ganzen, langjährigen Verlauf zurückblickend, sucht B o r e r die schizophrenen von psychoorganischen nebst somatischen Symptomen abzugrenzen, rechnet aber eine Menge von Symptomen der präpsychotischen und psychotischen Zeit zu den psychoorganischen des Tumors, die meines Erachtens der prämorbiden Psychopathie und der Schizophrenie angehören, wie das grobe, sexuell perverse und gereizte Verhalten, die rasche Ermüdbarkeit und intellektuelle Niveausenkung, phantastische Gesichtshalluzinationen u. a. Daß die Unreinlichkeit z. B. (vor dem Hinzutreten organischer Veränderungen) wahnhaft oder halluzinatorisch bedingt war, die subjektiv geäußerte Gedächtnisschwäche einem schizophrenen Gedankenentzug entsprach, geht aus der Beschreibung des Falles direkt hervor. Diese Veränderungen, vor allem aber auch charakterologische Züge der Adoleszenz und des jungen Mannesalters als organisch und bereits als Folge des erst im Alter von 56 Jahren manifest gewordenen Meningeoms zu deuten, erscheint mir, ungeachtet der Möglichkeit eines sich auf 20 bis 30 Jahre erstreckenden Wachstums eines Meningeoms, mehr als gewagt.

Bei unserem Fall 22 ist höchstens bemerkenswert und in diesem Zusammenhang hervorzuheben, daß nach in der Jugend sicher durchgemachtem hebephrenem Schub anläßlich der klinischen Manifestierung eines mannsfaustgroßen Keilbeinflügelmeningeoms in psychischer Hinsicht nur organische, nicht aber schizophrene Symptome auftraten, wobei das Intervall nur 15 Jahre betrug. Auch bei Fall 23 möchten wir eine Schizophrenie neben einem Hirntumor ohne Bedeutung des letzteren für die Auslösung der ersteren annehmen. Fall 24 ist ein Beispiel dafür, wie eine sicher durch einen Hirntumor bedingte Psychose im uncharakteristischen Anfangsstadium selbst von sehr erfahrenen Kennern verkannt und beispielsweise — wie hier — als beginnender schizophrener Prozeß aufgefaßt werden kann.

25. *Hermann K.*

Bei diesem Patienten entwickelte sich mit der Ausbildung eines Hämangioblastoms im linken Kleinhirnbrückenwinkel im Alter von 33 Jahren ein typisches manisches Syndrom mit Ideenflucht, Euphorie, Rede- und Bewegungs- und Tatendrang. Bei einer postoperativen Kontrolle nach 3 Jahren erschien er unauffällig. Im Anschluß an eine Nachfrage durch Dr. *O. Wanner,* der am Material meiner Untersuchungen die Heredität studiert hat, entwickelte er aber sehr auffällige paranoide Ideen gegen den erwähnten Kollegen und meinte, dieser wolle sein Geschäft zugrunde richten. Er mußte mit ausführlichen Erklärungen beruhigt werden.

26. *Helene M.*

Auf dem Boden eines Astrozytoms der linken Mantelkante war bei dieser Patientin beim Klinikaufenthalt im Alter von 26 Jahren ein hypomanisches Syndrom zu beobachten mit Euphorie, Witzelsucht, Schwatzhaftigkeit und Enthemmung. Sie machte über alles treffende, aber auch unangebrachte Bemerkungen und erschien in Anbetracht ihres Zustandes weitgehend kritiklos. Zeichen eines amnestischen Syndroms bestanden nicht.

27. *Henri L.*

Mit 41 Jahren in einer psychiatrischen Klinik hospitalisiert, bot dieser Patient das Bild einer klassischen, expansiven Paralyse dar mit Größenideen, Konfabulationen, Euphorie, schmieriger Sprache, hochgradiger Suggestibilität und Merk-, Gedächtnis- und Rechenstörungen. Dazu kamen Schreibstörungen, Pupillenstörungen, Hyperreflexie und ein Liquorsyndrom, so daß unverzüglich mit Malaria geimpft wurde. Der negative Ausfall der Luesreaktionen und eine genaue neurologische Untersuchung lenkten dann den Verdacht auf einen Hirntumor, der encephalographisch mit Sitz im Gebiet der rechten Stammganglien bestärkt wurde. Autoptisch ergab sich dann eine Carcinom-Metastase daselbst.

28. *Rudolf R.*

Mit 35 Jahren wurde dieser Patient erstmals wegen eines malignen, undifferenzierten Tumors im Mark des rechten Occipitallappens operiert. Anschließend mußte er wegen einer ausgesprochenen Depression in einem Nervensanatorium gepflegt werden. Er war meist depressiv oder apathisch und erfüllt von Minderwertigkeitsgefühlen und Beziehungsideen. Organisch-psychische Störungen wurden vermißt; es bestand lediglich eine auf die occipitale Lobektomie zu beziehende Erschwerung der räumlichen Orientierung, also eine sensorische Störung der visuellen Sphäre. Unter Psycho- und Arbeitstherapie trat in zwei Monaten eine Besserung der Depression ein, so daß der Patient von der Frau heimgenommen werden konnte. Anläßlich eines Umzuges 4 Jahre später reagierte er wiederum mit einer Depression. Psychoreaktive Momente spielten eine wesentliche Rolle wie das Versagen und schließlich das Pensioniertwerden als Lehrer, die Angst, sich am neuen Ort nicht zurechtzufinden. Körperlich waren diese Gefühle durch Rezidivieren der Geschwulst sowie erfolglose Reexploration und Bestrahlung und zunehmende Hilflosigkeit adäquat begründet. Dennoch ist bemerkenswert, daß dieser Patient eine erhebliche hereditäre Belastung mit schweren psychotischen Depressionen, vor allem Katatonien, in der mütterlichen Aszendenz aufweist.

Zirkulär-psychotische Bilder sind in unserem Material selten. Nur zweimal, bei den Fällen 25 und 26, kann von einem typischen manischen Syndrom auf dem Boden eines Hirntumors gesprochen werden. Fall 27 hatte organisch-psychischen Charakter, war aber durch Hinzutreten expansiver Wahnideen und euphorischer Verstimmung ausgezeichnet, so daß er völlig einer klassischen Paralyse entsprach. Im Fall 28 schließlich traten anschließend an die Operation eines Hirntumors und im Verlaufe von dessen Weiterentwicklung mittelschwere melancholische Zustände auf.

In unserem Material sind noch zwei Fälle zu erwähnen, die unter
Entwicklung eines Hirntumors hysterische Bilder zeigten. Die eine
Patientin war schon prämorbid stets sensitiv und suggestibel, die
andere psychopathisch und aus psychopathischer Familie.
Die Beobachtung einer Häufung psychiatrischer Hereditätsbefunde in der ganzen „heterogenen Gruppe" mit schizophrenen,
manisch-depressiven und hysterischen Zuständen ließ von vornherein bezüglich der Pathogenese des psychischen Bildes, welches
im Gegensatz zu den bisherigen, vorwiegend „organischen" Bildern
viel farbiger ist, eine hervorragende Rolle des konstitutionellen Faktors annehmen. Die dieser Frage gewidmeten Untersuchungen von
O. W a n n e r haben die Richtigkeit dieses Eindruckes statistisch erwiesen. Auf die wesentlichen Ergebnisse seiner Arbeit soll bei allgemeiner Erörterung der Pathogenese der psychischen Störungen bei
Hirntumoren eingegangen werden.

Die hiemit gegebenen Beschreibungen stellen eine gezielte Auswahl des gesamten Untersuchungsgutes dar. Die Gruppierung ist
willkürlich und nimmt ein pathogenetisches Gesamtkonzept als
Ordnungsprinzip voraus, welches erst nachträglich begründet werden kann. Es entspricht dies der von Anfang an gehegten Absicht,
im bunten Durcheinander psychiatrischer Bilder, wie sie in kasuistischen Beschreibungen von Hirntumorkranken in der Literatur angetroffen werden können, Ordnung zu schaffen. Für lokalisatorische Rückschlüsse ist dies eine erste Voraussetzung. Wohl sind in
den meisten zusammenfassenden Darstellungen die Gesichtspunkte
der Pathogenese und lokaldiagnostischen Bedeutung der einzelnen
psychiatrischen Bilder herausgearbeitet — ich erwähne insbesondere
die Arbeiten von B. P f e i f f e r, R e d l i c h, B a r u k, v. S t o c k e r t,
G o l d s t e i n, B e r i n g e r und B e r g e r und die sich um die
Lokalisationsfrage gruppierenden Arbeiten —, doch kann man sich
beim Heer der vorwiegend kasuistischen Beschreibungen sehr oft
des Eindruckes voreiliger lokalisatorischer Schlüsse nicht erwehren;
ich erwähne als einzeln herausgegriffene Beispiele Arbeiten von
B e n e d e k und J u b a, H a l p e r n, B e r g e r, d e M o r s i e r;
auf die entschieden lokalisatorischen Standpunkte von G a m p e r,
R e i c h a r d t, K l e i s t, K ü p p e r s, K l e i n und K r a l und die
besonderen Anschauungen von S t e r t z, E w a l d, G o l d s t e i n
und G r ü n t h a l über die Frage der Bedeutung umschriebener
Hirnprozesse für die Psychopathologie wird im einzelnen einzugehen sein.

III. Die psychopathologischen Syndrome bei Hirntumoren

Auf Grund der Beobachtungen, von denen eine Auswahl irgendwie typischer Fälle mitgeteilt wurde, soll im folgenden versucht werden, wesentliche psychopathologische Syndrome herauszuschälen, wie sie im Verlauf von Hirntumoren zur Entwicklung gelangen können. Gleichzeitig soll eine pathophysiologische und pathogenetische Fundierung angestrebt werden. Deshalb und aus Gründen der Klarstellung häufig, aber nicht immer gleichsinnig verwendeter Ausdrücke sollen einander ähnliche oder verwandte, ihrer Eigenständigkeit halber aber doch auseinanderzuhaltende Phänomene und Begriffe in einfacher Gegenüberstellung abgehandelt werden.

1. Organisches Psychosyndrom und Bewußtseinstrübung

Die weitaus häufigste psychische Veränderung, die bei Hirntumorkranken anzutreffen ist, ist die klassische „organische Psychose" mit dem Korsakowschen oder amnestischen Symptomenkomplex. An Stelle der letztgenannten Bezeichnungen halte ich mich an den von E. Bleuler geprägten Begriff des *„organischen Psychosyndroms"*, da er am neutralsten der charakteristischen Trias von Gedächtnisstörung, Störung der Assoziationstätigkeit und Veränderung der Affektivität gerecht wird, während mit der „Korsakowschen Psychose" ursprünglich ausschließlich das Krankheitsbild der toxischen Polyneuritis gemeint war und der Ausdruck „amnestischer Symptomenkomplex" oder „zeitamnestisches Syndrom" (Kleist) einseitig die Gedächtnisstörung herausgreift. Demgegenüber betont der Begriff von E. Bleuler das Wesentliche am Syndrom, nämlich die gemeinsame und zwar organische Pathogenese.

Mit der Feststellung, daß die häufigste psychische Störung bei Hirntumoren im organischen Psychosyndrom bestehe, erhebt sich eine gewisse Gefahr der Präjudizierung. Es soll daher an Hand der einzelnen Merkmale des Syndroms untersucht werden, ob sein Auftreten bei Hirntumoren durch Besonderheiten oder Abweichungen gekennzeichnet ist.

Bezüglich der Methodik habe ich bewußt darauf verzichtet, umfangreiche und kompliziertere Methoden anzuwenden, wie etwa den

*Kraepelin*schen Rechenversuch, den *Rorschach*schen Formdeut-
versuch, den *Jung-Bleuler*schen Assoziationsversuch, Arbeitsver-
suche u. ä., da die Mehrzahl der Tumorkranken im Stadium der
Hospitalisierung, in dem sie untersucht wurden, zur Bestehung
solcher Prüfungen gar nicht fähig gewesen wäre. Ich habe möglichst
einfache klinisch-psychiatrische Befunde angestrebt und psychologi-
sierende oder spekulative Persönlichkeitsgemälde zu vermeiden gesucht. Entsprechend dem Vorgehen in der Klinik basieren die Untersuchungen mithin auf einer an Auskunftspersonen und am Kranken
erhobenen Anamnese mit Bestimmung der Heredität und der prämorbiden Persönlichkeit und Vorgeschichte, sodann der objektiv
beobachteten und subjektiv erlebten psychischen Krankheitserscheinungen, im weiteren auf einem psychopathologischen Status mit
Gliederung nach Funktionen.

Unter den Merkmalen des organischen Psychosyndroms steht
nach alter Auffassung die *Gedächtnisstörung* im Vordergrund. Sie
betrifft vorzugsweise das Jüngstvergangene und erstreckt sich erst in
fortgeschrittenen Stadien und immer erst sekundär auf alten Ge-
dächtnisbesitz. Bei den Hirntumorkranken fanden sich diesbezüglich keine Besonderheiten. Dagegen ist in der Genese der Störung des
Frischgedächtnisses bei Hirntumorkranken wohl zu unterscheiden
zwischen jener des chronischen organischen Psychosyndroms und
jener einer allfälligen *Bewußtseinstrübung*. Eine solche findet sich
bei Hirntumoren ebenso häufig wie das organische Psychosyndrom;
nicht selten besteht Kombination beider Syndrome. Beim chronischen organischen Psychosyndrom scheint mir die Störung des
Frischgedächtnisses in erster Linie mit der mangelhaften Engraphie,
bei der Bewußtseinstrübung mit einer Aufmerksamkeitsstörung zusammenzuhängen, die beim ersten Syndrom auch bestehen, aber oft
fehlen kann.

Die quantitative Ausprägung der Gedächtnisstörung ist sehr verschieden. In leichten Fällen tritt sie im Verhalten und im gewöhnlichen Gespräch oft gar nicht in Erscheinung und läßt sich nur in
Untersuchungstests nachweisen. Von den diagnostischen Kriterien
des organischen Psychosyndroms scheint mir jener experimentell
herausgreifbare Bestandteil des Gedächtnisses am empfindlichsten,
der als *Merkfähigkeit* bezeichnet wird, wobei zu betonen ist, daß
es sich hiebei nicht um eine nachgewiesene Normalfunktion handelt, sondern um eine theoretische Konstruktion; noch lieber rede
ich überhaupt nicht von der angenommenen „Normalfunktion
Merkfähigkeit", sondern nur von der *Merkstörung* als experimen-
telles Produkt, als empfindliches Reagens einer organischen Gedächtnisstörung, die sonst vollkommen latent sein kann.

Bei im Gespräch und äußeren Verhalten noch ganz unauffälligen Kranken läßt sich somit oft eine leichte Herabsetzung der Merkfähigkeit nachweisen. Unter der großen Auswahl von Vorstellungskomplexen, die man zur Engraphie auftragen kann, werden konkrete, dem Patienten geläufige und vertraute Dinge leichter gemerkt bzw. behalten als fremd wirkendes oder fernliegendes Material, für welches — wie man annehmen kann — noch keine „Bahnung" existiert. Optisch Eingeprägtes haftet bei den meisten Menschen besser als Akustisches, konkret Vorstellbares leichter als Abstraktes. Von hinreichender „Schwierigkeit" zur Erfassung leichter Merkausfälle ist im allgemeinen eine vierstellige Zahl, ferner etwa eine sinnlose Silbenkombination. Häufig lassen sich mnestische Spurversager durch unmittelbares Nachsprechenlassen von Zahlenreihen gut aufzeigen. Für nicht debile Kranke kann dabei die Fähigkeit vorausgesetzt werden, normalerweise mindestens sechs nacheinander vorgesagte Einzelzahlen als Serie richtig nachzusprechen. Versagten Tumorkranke dabei, so schloß ich bei guter und aufmerksamer Kooperation auf amnestisches Psychosyndrom. Anderseits beobachtete ich Kranke mit schwerer Verlangsamung des Denkens, Konfabulation und Desorientiertheit, bei denen in der Klinik ein „deutliches" oder „schweres" organisches Psychosyndrom eingetragen wurde, die aber fähig waren, sechs Zahlen fehlerfrei nachzusprechen. Bei diesen Kranken handelte es sich ausnahmslos um Zustände von Bewußtseinstrübung, die sich in der Untersuchung jeweils kurze Zeit fixieren ließen und unter Anstrengung nicht psychoorganisch versagten.

Wie bei anderen organischen Psychosen kommt es bei ausgeprägterer Störung auch ohne Bewußtseinstrübung zu Verlangsamung, Ungenauigkeit der Auffassung, Konfabulation oder Perseveration und *Störung der Orientierung.* Bei letzterer leidet zuerst meist die Kategorie der Zeit, es kommt zu Fehldatierungen entweder der Wochen- oder Monatstage oder des Jahres; bei gröberem Ausfall zerfällt auch die Ordnung des einzelnen Tages und der Tagesstunden, so daß jegliche zeitliche Verwurzelung des Erlebens verloren geht. Die räumliche Orientierung wird in der Regel erst dann als gestört angetroffen, wenn schon zeitliche Desorientiertheit besteht. Bei fehlender Krankheitseinsicht ist der persönliche Zusammenhang mit der Umgebung und damit die Orientierung in der Situation immer mehr oder weniger beeinträchtigt.

Die Orientierungsstörungen springen meistens schon vor spezieller Untersuchung in die Augen. Bei der Komplexheit des Merkmals des Orientiertseins ist es aber falsch, die Desorientiertheit unbesehen als Beweis für ein chronisches organisches Psychosyndrom zu werten.

Gerade bei Kranken mit intrakraniellen Tumoren ist sie häufig Ausdruck einer Bewußtseinstrübung. Bei dieser leidet in erster Linie die Aufmerksamkeit, insbesondere die passive und damit die „unbewußte" Registrierung der Umweltvorgänge, währenddem durch fremden Antrieb eine Bezugnahme des Patienten mit seiner Umgebung durch Mobilisierung einer aktiven und maximalen Aufmerksamkeitsspannung häufig noch hergestellt werden kann. Bei auch nur leichter Bewußtseinstrübung, die noch nicht als Somnolenz augenfällig zu sein braucht, sinkt aber die habituelle Aufmerksamkeit, so daß die unwillkürliche Notierung durch unseren mnestischen Apparat, das unbewußte Erleben und Miterleben gerade jener Kategorien und Vorgänge in der Umwelt unterbleibt, an denen das Merkmal der Orientierung normalerweise zustande kommt. Die Desorientiertheit der Bewußtseinstrübung ist demnach vielmehr Folge mangelhafter Aufmerksamkeit und Notiznahme der Umgebung als eines unscharfen Auffassungsvermögens und einer geschädigten Merkfähigkeit. Letztgenannte Funktionen können — freilich immer erst nach Erweckung einer aktiven Aufmerksamkeitsspannung — bei vielen Benommenen als intakt oder nur wenig gestört angetroffen werden. Beim chronischen organischen Psychosyndrom liegen die Verhältnisse umgekehrt. Die Aufmerksamkeit wird hier nicht als erste betroffen, ja sie kann selbst bei deutlicher Merkschwäche noch gut erhalten sein oder, wie man bei schuldbewußten Alkoholikern etwa beobachten kann, sogar eine übertriebene Steigerung erfahren, die zu überschüssigen oder voreiligen Reaktionen Anlaß gibt, und zwar nicht nur die aktiv-bewußte Form, sondern auch die passiv-habituelle, so daß eine erhöhte Beachtung der Umgebungsvorgänge und gesteigerte Ablenkbarkeit besteht; wohl hängt eine solche Hypervigilität nicht kausal mit dem organischen Psychosyndrom zusammen, sondern mit der Affektivität — speziell des Alkoholikers —, doch zeigt dieser Hinweis, daß beim chronischen organischen Psychosyndrom, im Gegensatz zur Bewußtseinstrübung, die Aufmerksamkeit nicht primär herabgesetzt ist, sondern erst in fortgeschrittenen Stadien, die sich einer Demenz nähern. Die Betonung dieses Unterschiedes scheint mir wesentlich auf Grund der Beobachtung, daß leichte Grade von Bewußtseinstrübung nicht selten übersehen werden und oft auch bei spezieller Beachtung nicht so leicht zu fassen sind. Ich komme darauf noch zurück.

Die Orientierungsstörung des organischen Psychosyndroms ist somit ein ähnlich komplexes Symptom wie etwa die organische Urteilsschwäche und nicht Ausdruck einer einzeln herausgreifbaren Komponente, sondern mehrerer oder aller Teilstörungen. Ich kann mich der Deutung P f e i f e r s nicht anschließen, wenn er schreibt, die

Desorientierung sei das Hauptsymptom der Korsakowschen Psychose und komme bei klarem Bewußtsein und guter Auffassung und Aufmerksamkeit vor; daraus wäre zu folgern, sie trete primär oder als Folge ausschließlich der Merkstörung auf. Richtig ist, wie aus den vorangehenden Ausführungen hervorgeht, daß das Bewußtsein und die Aufmerksamkeit nicht gestört zu sein brauchen; die Störung des ersteren gehört ihrem Wesen nach überhaupt nicht zum chronischen organischen Psychosyndrom. Die Aufmerksamkeitsstörung aber, die beiden Syndromen eigen ist, wiegt beiderorts nicht gleich schwer. In der Bewußtseinstrübung ist sie, ich möchte sagen, obligates Kernsymptom, im chronischen organischen Psychosyndrom aber fakultatives Randsymptom, das erst in ausgeprägteren Fällen auftritt. Es braucht demnach nicht weiters zu verwundern, daß Bewußtseins- und Aufmerksamkeitsstörungen in vielen Fällen von Desorientiertheit vermißt werden. Daß aber auch die Auffassung intakt sei, wie P f e i f e r betont, möchte ich bezweifeln. Dies läßt sich gerade am Beispiel P f e i f e r s zeigen, mit welchem er die Ungestörtheit der Auffassung dartun will: Der hospitalisierte Kranke wähnt sich zu Hause; dem kritischen Hinweis auf die vergitterten Fenster begegnet er mit der Konfabulation, man habe diese Gitter soeben hingemacht. Das richtige Erkennen der Gitter wertet P f e i f e r als intakte Auffassung. Ich würde diesem Kranken eine ungestörte *Wahrnehmung* der Gitter und übrigen Objekte und Personen des Raumes zubilligen, aber nicht von erhaltener Auffassung reden, wenn er bloß die Bedeutung der Einzelheiten, nicht aber des Zusammenhanges zu erkennen vermag. Tatsächlich verkannte gerade der genannte Kranke nicht nur seine räumliche Umgebung, sondern auch die Personen, sogar seine eigenen Angehörigen. Er erkannte also die Bedeutung des Wahrgenommenen nicht. Unter *Auffassung* meinen wir aber gerade jenen integrierenden, verstehenden Akt. So ist z. B. mit dem richtigen Erkennen jedes einzelnen Wortes der Sinn eines lateinischen Spruches noch lange nicht aufgefaßt und ebensowenig mit der Wahrnehmung der einzelnen Figuren die Bedeutung eines Gemäldes. Mit dem isolierten Herausgreifen von Einzelheiten und Loslösen derselben vom Hintergrund ihres Sinnzusammenhanges, welches für die Organiker so charakteristisch ist, kommt es gerade zu den mit einfachsten Mitteln nachweisbaren Störungen der Auffassung. Statt der logischen kommt es zur konfabulatorischen Kombination. Die Desorientiertheit des von P f e i f e r angeführten Tumorkranken scheint mir somit gerade Ausdruck seiner gestörten Auffassung zu sein; natürlich wirken Merkstörung und Konfabulation, die B u m k e als alleinige Ursache der zeitlichen und örtlichen Desorientierung anspricht, im gleichen

Sinne. Während P f e i f e r diese Ansicht B u m k e s nur bezüglich der zeitlichen Desorientierung gelten läßt, würde ich, dieser Einschränkung grundsätzlich beipflichtend, lieber umgekehrt formulieren, daß am Aufbau der räumlichen und persönlichen Orientierung im Gegensatz zur zeitlichen mehr andere Faktoren beteiligt sind als ungestörte Merkfähigkeit und „Fehlen von Konfabulationen". Wie die Untersuchungen von P. M a r i e, K r a m e r, G o l d s t e i n, v. B o g a e r t, P o l l a k u. a. an Stirnhirngeschädigten gezeigt haben, bedarf es für das Zustandekommen einer richtigen räum-lichen Orientierung — abgesehen von unversehrter Gnosie — einer Reihe hochdifferenzierter, die Bezugnahme des Ich mit der Umwelt regelnder Funktionen, welche nach diesen Autoren der Dignität des Stirnhirns unterstehen. Ich will in der Besprechung der beim organischen Psychosyndrom als Ausdruck einer Allgemeinschädigung auftretenden Orientierungsstörungen nicht auf das Stirnhirn und die Beziehungen zum Raumproblem eingehen, sondern lediglich mit diesem Hinweis unterstreichen, daß ich die Desorientierung im Gegensatz zu P f e i f e r nicht als Hauptsymptom der „Korsakow-schen Psychose" bzw. des organischen Psychosyndroms bewerte und sie nicht nur nicht als primären Ausdruck dieses Syndroms auf-fasse, sondern auch davon absehe, sie auf eine isolierte Primär-störung, etwa nur der Merkfähigkeit, zu beziehen. Sicher erscheint mir, daß die Störungen der verschiedenen Kategorien der Orientierung untereinander differieren, unterschiedlichen Gesetzmäßig-keiten folgen und in ihrer Bedeutung nicht gleichwertig sind; sicher erscheint mir ferner, daß alle diese Orientierungsstörungen komplexer Natur sind.

Die Verständigung hinsichtlich der Beschreibung psychischer und psychopathologischer Sachverhalte ist nicht leicht und es ist viel darüber geklagt worden, daß verschiedene Autoren mit den gleichen Ausdrücken häufig etwas anderes meinen. Gerade in der Literatur über psychische Folgeerscheinungen von Hirntumoren und anderen lokalen Hirnprozessen ist besonders häufig von Veränderungen die Rede, wie „Störung der intellektuellen Leistungen", „Unfähigkeit, das Wesentliche eines Vorganges zu erfassen", „Unfähigkeit, neue Urteile zu bilden und den Verhältnissen entsprechende Schlüsse zu ziehen", „fehlende Krankheitseinsicht", „unsinnige Äußerungen und Handlungen", „Nichtgewahrwerden handgreiflicher Widersprüche", „Erhaltenbleiben erworbener Kenntnisse und Fähigkeiten" usf. Solche Formulierungen entbehren der Klarheit, könnten aber noch verstanden werden, solange sie nicht als Symptome oder Syndrome von selbständiger Existenz und, was noch schlimmer ist, von lokaldiagnostischer Bedeutung, postuliert

würden. Letzteres ist aber häufig der Fall. Gerade diese aus der
Literatur herausgegriffenen Beispiele von Formulierungen, die nie
etwas Primäres, sondern immer nur etwas sehr Komplexes umschreiben können, betreffen zweifellos in der Mehrzahl der Fälle
Zustände, die zur Hauptsache in das chronische organische Psychosyndrom, im weiteren vielleicht in das Syndrom der Bewußtseinstrübung gehören. Ebenso gehören sicher manche in der Literatur
beschriebenen „Charakterveränderungen" hieher, besonders wenn
es sich dabei um „erhöhte Beeinflußbarkeit", „Interesselosigkeit und
Vergeßlichkeit", „Gleichgültigkeit und Unbekümmertheit" u. ä. handelt. Diese Hinweise zeigen, daß selbst im Bereich des so bekannten
und häufigen psychopathologischen Syndroms, wie es das organische Psychosyndrom darstellt, noch oft Unklarheiten herrschen.
Um auf die Desorientierung zurückzukommen, meine ich, daß eine
der wesentlichsten Quellen der Mißverständnisse und Irrtümer in
der mangelhaften Abgrenzung und mitunter in der der Natur der
Sache anhaftenden ungenügenden Abgrenzbarkeit zwischen chronischem organischem Psychosyndrom und dem Syndrom der Bewußtseinstrübung liegt, wenigstens auf dem Gebiete der Hirntumoren. So erscheint mir die Unterscheidung S t e r l i n g s in eine
unproduktive und in eine produktive Desorientierung z. B. durchaus
entbehrlich trotz der Unbestreitbarkeit seiner Beobachtung von
Fällen von Desorientierung bei Tumorkranken ohne Korsakow. Bei
diesen war die Desorientierung sicher Ausdruck einer Bewußtseinstrübung, vielleicht auch eines Antriebsmangels; S t e r l i n g zählte
demnach nur die „produktive Desorientierung", d. h. jene mit Konfabulationen, zum Korsakowschen Syndrom. Richtig ist daran
sicher, daß das Konfabulieren nicht primär zur Bewußtseinstrübung
gehört, wenigstens nicht zur einfachen Benommenheit; auch die
produktive Symptomatologie der deliriösen Bewußtseinstrübung
wird in der Regel anderen Charakter aufweisen als die Konfabulation. Demgegenüber muß aber betont werden, daß lange nicht jeder
Fall von chronischem organischem Psychosyndrom konfabuliert.
Die Voraussetzungen zum Auftreten dieses Symptoms liegen nicht
nur in einer organischen Allgemeinschädigung, sondern darüber
hinaus in der Psychologie und insbesondere in der Affektivität der
organisch alterierten Persönlichkeit. Vor allem gehört dazu ein Bedürfnis nach Kontakt, nach Mitteilung, ein gütiges Bestreben, dem
Fragenden keine Antwort schuldig zu bleiben und nicht unhöflich
zu erscheinen, schließlich wahrscheinlich auch eine eher euphorische
Grundstimmung. Dysphorisch gestimmte und abweisende Organiker
konfabulieren höchst selten. Auf diese Verhältnisse ist unter anderem vor allem von K l a e s i wiederholt hingewiesen worden. Die

Auffassung S t e r l i n g s teile ich demnach nur soweit, als sie die grundsätzliche Zugehörigkeit der Konfabulationen zum chronischen organischen Psychosyndrom hervorhebt. Es gibt jedoch, im Gegensatz zu S t e r l i n g, sicher Fälle mit „unproduktiver Desorientierung" nach seiner Terminologie, die doch ein organisches Psychosyndrom haben, weil das Konfabulieren nicht obligat ist.

Im Hinblick auf die kardinale Bedeutung des organischen Psychosyndroms für die ganze Psychiatrie erscheint es mir angesichts der dargelegten Schwierigkeiten notwendig, auf die einzelnen Merkmale des Syndroms etwas näher einzugehen und insbesondere die Unterschiede und Gemeinsamkeiten gegenüber der Bewußtseinstrübung zusammenzustellen.

Eines der geläufigsten Symptome ist die *Merkstörung*. Als positiver Ausdruck derselben wird die „Merkfähigkeit" angesprochen. Wieweit es eine solche außerhalb des Experimentes gibt und wieweit sie ein Kriterium des mnestischen Neuerwerbes darstellt, ist nicht eindeutig geklärt. Letzterer scheint indessen eine der differenziertesten Leistungen des menschlichen Gehirns und damit auch besonders verletzbar zu sein. In der Untersuchungssituation treten dann jene Ausfälle in Erscheinung, welche eine Merkstörung ausmachen.

Eine der unmittelbarsten Folgen der gestörten Einprägung ist das gestörte *Frischgedächtnis*. Dieses weist vom zeitlichen Einsetzen der Merkstörung an Lücken auf, die Kontinuität des Erlebens geht in die Brüche.

Störungen des Altgedächtnisses treten erst bei schwererer Schädigung auf. P f e i f e r bezeichnet solche als „retrograde Amnesie"; analog könnte die Frischgedächtnisstörung als „anterograde Amnesie" bezeichnet werden. Es scheint mir indessen besser, diese Ausdrücke für die kommotionelle Hirnschädigung zu reservieren und nicht auf jedes organische Psychosyndrom anderer Genese auszuweiten, da es sich bei letzteren nicht um eigentliche Amnesien handelt wie bei der Kommotionspsychose.

Die Störungen des Gedächtnisses stellen vermutlich sekundäre Symptome innerhalb des chronischen organischen Psychosyndroms dar. Die Störung des Frischgedächtnisses erscheint vorwiegend abhängig von der Merkstörung, dann aber auch von Störungen der Auffassung und der Aufmerksamkeit. Demgegenüber ist die Störung des Altgedächtnisses wohl in erster Linie auf Verarmung und Einengung der Assoziationen zurückzuführen bzw. auf die Störung der „Einstellung" im Sinne von G r ü n t h a l.

Störungen der Auffassung sind im organischen Psychosyndrom sehr häufig, vielleicht sogar konstant. Sie lassen sich indessen nach meinen Erfahrungen in Fällen von leichtestem organischem Psychosyndrom nicht so sicher nachweisen wie die Merkstörung. Wenn unter Auffassung aber in erster Linie die Simultanerfassung verschiedener Gegebenheiten in ihrem inneren Zusammenhang verstanden wird, so wird man viel häufiger Auffassungsstörungen aufzeigen können, wie am Beispiel des P f e i f e r schen Falles dargelegt wurde.

Charakteristisch sind die *Störungen des Denkens,* die in erster Linie in Einengung und Verarmung der Assoziationen bestehen, ferner in einer Abnahme der Begriffs- und Vorstellungsschärfe und in einer gewissen Verlagerung des Zuwendungsakzentes vom Inhalt auf die Form. Der Sinngehalt wird unanschaulicher, vergleichbar einem verschwommenen Abbildungsvorgang bei einer Refraktionsanomalie. Bei leichten amnestischen Zuständen sind solche Denkstörungen untersuchungstechnisch aber oft nicht oder aber schwerer zu fassen als die Merkstörung, wiewohl sie vielleicht nie ganz fehlen.

Störungen der Aufmerksamkeit treten bei chronischem organischem Psychosyndrom häufig auf, gehören aber schwerlich zu den leichteren Formen, ganz im Gegensatz zur Bewußtseinstrübung. Wie bei letzterer ist vor allem die habituelle Aufmerksamkeit gestört, woraus unter anderem Desorientiertheit resultieren kann, währenddem die maximale Aufmerksamkeit weniger leidet, wie schon E. B l e u l e r betont hat.

Die charakteristische *Störung der Affektivität,* die Labilität mit zu leichtem und überschüssigem Ansprechen der Affekte, gehört zweifellos zu den kardinalen Merkmalen des organischen Psychosyndroms. Sein Auftreten scheint aber, wie ich meine, nicht nur der Voraussetzung der diffusen organischen Hirnschädigung zu unterliegen, sondern auch von der Eigenart der Persönlichkeit abzuhängen. Beim durch Hirntumor bedingten organischen Psychosyndrom fand ich die Affektlabilität häufig, aber nicht immer; in leichteren Fällen fehlte sie oft. Umgekehrt hatte ich in einzelnen Fällen den Eindruck einer organisch veränderten Affektivität (z. B. Affektlabilität), auch wenn mnestische oder anderweitige Störungen des organischen Psychosyndroms vermißt wurden. Manchmal fanden sich an Stelle einer Affektlabilität Verstimmungen. Trotz gewissen Einschränkungen ist die Affektlabilität sicher recht kennzeichnend für das organische Psychosyndrom. Demgegenüber ist sie bei Bewußtseinstrübung nicht typisch; hier finden sich oft euphorische, dysphorische oder depressive Verstimmungen, aber selten Labilität.

Ein weiteres Merkmal des organischen Psychosyndroms ist auf emotionalem Gebiet die *Verstumpfung,* die freilich schwere Grade anzeigt und zur Demenz hinführt.

Gegenüber den bisherigen Symptomen gibt es solche, welche von Anfang an nicht primär, sondern sekundär erscheinen und vieldeutig sind. Es wäre z. B. nicht angängig, aus einer bloßen Desorientierung, einer Konzentrationsschwäche, einer „Charakterveränderung" u. ä. auf ein chronisches organisches Psychosyndrom zu schließen; diese Symptome können ebensogut bei einer Bewußtseinstrübung auftreten, gegebenenfalls auch bei anderen Syndromen. Bei nachgewiesenen Störungen der Merkfähigkeit, der Auffassung, der Affektivität usf. stellen die erwähnten Symptome weitere Stützen oder Zeichen eines besonderen Schweregrades des organischen Psychosyndroms dar, doch sind sie einzeln nicht beweisend; so habe ich mich bereits gegen die Auffassung P f e i f e r s ausgesprochen, die Desorientierung sei das Hauptmerkmal der Korsakowschen Psychose.

Es zeigt sich, daß die verschiedenen Einzelsymptome des organischen Psychosyndroms nicht gleichwertig sind. Es gibt solche, die für die Diagnose unentbehrlich sind, andere, die nur fakultative Bedeutung haben. Zu letzteren gehören insbesondere die Desorientiertheit, die Konzentrationsschwäche, Bradyphrenie, Perseveration, Konfabulation und „Charakterveränderungen". Von ersteren stehen in erster Linie die Merkstörung, die Auffassungsstörung, die Denkstörung und in zweiter Linie die Affektlabilität und die Aufmerksamkeitsstörung.

Bei dieser Unterscheidung, wie sie für einen diagnostischen Untersuchungsquerschnitt gemacht werden kann, muß man sich klar sein, daß die Herausstellung solcher einzelner Störungstypen nach Funktionen etwas Künstliches an sich hat, genau gleich wie dies ja bezüglich der Analysen von Normalfunktionen auch der Fall ist. So ist z. B. die „Aufmerksamkeit" ohne affektive Faktoren nicht denkbar, die „Auffassung" nicht ohne mehr oder minder weit gehendes „Denken" (die „Apperzeption" als Endergebnis und Krönung der „Perzeption" mittels assoziativer Verknüpfung mit früheren Erfahrungen, Begriffs- und Urteilsbildungen), die „Denkstörung" nicht ohne die überschüssige, die ganze Persönlichkeit im jeweiligen „ganzen", wenn auch labil vergänglichen Augenblick interessierende und erfassende „Affektbesetzung" usf. Auch hinsichtlich der Störung der Merkfähigkeit, für deren führende Rolle im organischen Psychosyndrom ich trotz den kritischen Einwänden von B ü r g e r - P r i n z und K a i l a und anderen Autoren einstehen möchte, gebe ich mir der einschränkenden Bedeutung Rechenschaft, die ihr als experimentellem Kriterium eines psychischen Tatbestandes zukommt. Wir können mit der Prüfung der Merkfähigkeit sicher nicht naturgetreu den normalpsychologischen mnestischen Neuerwerb untersuchen, der noch anderen Bedingungen untersteht als unsere Prüfungssituation, namentlich affektiven Einflüssen, wie Vitalität, Interesse, Erlebniswert. Nichtsdestoweniger erscheint mir die Merkstörung ganz allgemein und nicht weniger auf Grund unserer Untersuchungsergebnisse an Patienten mit Hirn- tumoren als empfindliches Reagens im Nachweis psychoorganischer Schädigung, wie ja mit wenigen Ausnahmen seit jeher anerkannt wurde. Der vieldiskutierte Leuchtgasvergiftete, dessen Verhalten von G r ü n t h a l und S t ö r r i n g als isolierter völliger Ausfall der Merkfähigkeit beschrieben worden ist, spricht durchaus für eine privilegierte Rolle der Merkstörung. Bezüglich der Interpretation würde ich aber diesem Fall trotz seiner anerkannten Außergewöhnlichkeit keine selbständige Stellung innerhalb der „psychopathologischen Möglichkeiten" einräumen, sondern gerade unter Hinweis auf die Würdigung der Merkstörung innerhalb des organischen Psychosyndroms annehmen, er sei auch diesem zuzuordnen, wenn auch zuzugeben ist, daß eine derart hochgradige und daher als „rein" imponierende Merkstörung ohne mitbestehende schwerere Störungen sekundärer oder komplexer Natur zu den größten Seltenheiten gehören dürfte. Wohl läßt sich die Mehrzahl der Befunde, wie die in diesem Falle reine „anterograde Amnesie", das völlige Fehlen mnestischen Neuerwerbes, die Orientierungsstörung und Ratlosigkeit auf die primäre Merkunfähigkeit zurückführen, ebenso die Unfähigkeit zu irgendwie komplizierteren Denkoperationen, doch scheint mir, obschon die Auffassung einfacher Dinge ungestört war, daß doch eine Störung der Auffassung in unserer weiteren Begriffsfassung bestand, indem dem Patienten die Fähigkeit zur Simultanerfassung mehrerer Einzelheiten, zu deren Verschmelzung zu einem Gesamtbild und damit zur richtigen Erkennung und Deutung als szenischer Einheit abging und der Patient damit doch jene Auffassungsstörung darbot, die für Organiker so charakteristisch ist und die von K l a e s i als Asynergie der Wahrnehmungsfunktionen bezeichnet worden ist. Ich meine hier ausdrücklich die Apperzeption, wie sie sich durch Simultanerfassung von Einzelheiten ergibt. Ihre Störung ließe sich nicht durch Merkunfähigkeit erklären im Gegensatz zur anderen Auffassungsform, die aus einem zeitlichen Nacheinander von Detailerfassungen zustande kommt. Wie ich aber erwähnt habe und von vielen Autoren ausgeführt wurde, z. B. von G o l d s t e i n in seiner Lehre von Figur und Hintergrund, ist bei Organikern in erster Linie die Simultanerfassung und die aus ihr hervorgehende Synthese betroffen. G r ü n t h a l rechnet seinen Fall nicht zum organischen Psychosyndrom und wollte als anatomisches Substrat jedenfalls nicht eine diffuse Hirnschädigung annehmen.

Wenn seine Auffassung auch nicht widerlegt werden kann, so ist sie bis jetzt doch unbewiesen; die Verifikation wäre jedenfalls von größtem Interesse [1].

Zum Verständnis des organischen Psychosyndroms bedarf es sicher einer *ganzheitlicheren Erfassung* als der Analyse einzelner Funktionen. Es ist zuzugeben, daß der Begriff der Merkfähigkeit nicht immer klar ist und im Grunde eine etwas künstliche Umschreibung eines Sachverhaltes gibt, der nicht schlechthin die Fähigkeit, „etwas zu merken" oder „sich etwas zu merken", darstellt. Aus der Merkstörung allein ist das organische Psychosyndrom keineswegs zu *verstehen*. G r ü n t h a l hat gezeigt, daß die Merkstörung vielfach eine scheinbare ist und sich als Wiedergabestörung potentiell vorhandenen Wissens erweisen kann. Er deutet das scheinbare Ausfallen der Merkfähigkeit und das plötzliche Wiederauftauchen eben noch verschwundenen, unerweckbar gewesenen Gedankenmaterials als eine *Einstellstörung,* auf Grund welcher das latent noch vorhandene Wissen momentan nicht reproduzierbar ist. Ließ sich durch geeignete äußere assoziative Hilfen die Einstellung auf das zuvor „gemerkte", ohne diese Hilfe aber nicht ekphorierbare Material erreichen, so tauchte das scheinbar verlorene Engramm wieder auf. Auch B o n h o e f f e r stellte fest, daß die Merkstörung nicht eine ganz einfache Ausfallserscheinung ist und daß oft scheinbar vergessene Inhalte später wieder auftauchen. B r o d m a n n redet von einem „Fortwirken latenter Dispositionen dagewesener Vorstellungen". Die Einstellstörung ist für G r ü n t h a l Ausdruck der Beziehungsarmut des aktuellen Denkens des Korsakowkranken. Die gerade vorhandenen Gedanken und Vorstellungen werden nur mangelhaft zur Gesamterfahrung in Beziehung gesetzt. Es wird in einer Linie gedacht, B ü r g e r - P r i n z spricht treffend von „röhrenförmigem Denken", es strömen nicht die für eine wache Registrierung und Orientierung des geschichtlichen Ablaufs und der räumlichen Anordnung der Dinge so notwendigen kollateralen Verbindungen in den Gedankenverlauf ein. Das Wissen wird beziehungslos und isoliert aufgenommen und ist demgemäß weniger leicht auffindbar und reproduzierbar als jenes, welches in den Gesamtbesitz des Individuums eingeordnet ist. Daraus ergibt sich eine Unfähigkeit zur Aktualisierung gewisser Gedanken und Beziehungen.

---

[1] Während der Drucklegung hat H. S c h e l l e r im „Nervenarzt", Nr. 2, 1950, über eine 1948 vorgenommene Nachuntersuchung des ehemaligen Kranken von G r ü n t h a l und S t ö r r i n g berichtet. Ohne für das Anfangsstadium organische Veränderungen zu bestreiten, deutet er den einzigartigen, in den nunmehr verflossenen 20 Jahren praktisch unverändert gebliebenen Zustand mit ziemlich einleuchtenden Argumenten als *Hysterie!*

G r ü n t h a l läßt offen, ob Merkausfälle auch anders als durch Einstellstörung entstehen können; er hält dies für wahrscheinlich, insbesondere bei gleichzeitiger Auffassungsstörung, wo mit primärer Merkstörung zu rechnen wäre.

Auch B ü r g e r - P r i n z und K a i l a haben dargetan, daß die Merkfähigkeitsstörung nichts aussagt über die Struktur des amnestischen Syndroms und daß sie nur etwas äußerliches und erscheinungsmäßiges darstellt. Bezüglich der Struktur sehen sie das Wesentliche in der allgemeinen „Persönlichkeitslosigkeit", in der Passivität der vitalen Schicht, im „Querschnittsmäßigen Dasein" mit der Überwertigkeit der aktuellen sinnlichen Erlebnisse, welche immer die vorangehenden auslöschen und nicht mit der gesamten Lebenserfahrung in Beziehung gesetzt werden können. Jeder psychische Inhalt hat die Tendenz, den Kranken ganz zu besetzen, er ist unfähig, diesen Vordergrundinhalt zum Hintergrund in Beziehung zu setzen. Dadurch kommt es zu einer Entdifferenzierung, zu einer Erschwerung des Gestaltaufbaus, zu einer gestörten Synthese im Denken und Vorstellen, zu einer Verschwommenheit aller intentionalen Zielsetzungen, zu einer Veränderung im zeitlichen Ablauf und Verkleinerung der Quantität. Im Vorstellungsleben erfolgt eine starke Abschwächung des simultan-anschaulichen Gehaltes.

Diese Anschauungen sind für das Verständnis des organischen Psychosyndroms von großem Wert. Ihre Kenntnis reicht aber für den Nachweis besonders leichter Formen nicht immer aus. Sicher ist das Syndrom außerordentlich komplex und vielgestaltig. Nicht jeder Fall zeigt alle Störungen oder Merkmale. Bald ist dieses, bald jenes Moment stärker ausgeprägt. Für die Praxis vermögen die das tiefere Verständnis des Syndroms verfolgenden Aspekte die Brauchbarkeit jenes nur im Untersuchungsexperiment formulierbaren Kriteriums der Merkstörung aber nicht zu erschüttern.

Außerhalb des Experiments gelten freilich andere Erfahrungen. Feine Veränderungen im affektiven Verhalten und Reagieren (oder auch im Nichtreagieren) verweisen den Kundigen oft schon intuitiv auf eine beginnende organische Alteration. Lange vor Auftreten mnestischer Störungen können sich bisweilen Charakter-, Trieb-, Urteils- und Verhaltensstörungen manifestieren. Auffallend ist, daß eingeschliffene Funktionen oft, wenigstens am Anfang, trotz sicher bestehendem organischem Psychosyndrom, erhalten bleiben können (z. B. der Korsakowkranke L i p p m a n n s, der ein hervorragender Mathematiker blieb). Die Verhaltensstörungen stellen etwa gesellschaftliche „faux pas" dar, wie Lachen am unpassenden Ort u. ä., die Triebstörungen meist Enthemmungen, die Charakterstörungen eine quantitative, oft ins Groteske gehende Überbetonung vorbestan-

dener Eigenheiten oder aber eine Manifestierung vorher latenter
Charakterdispositionen. Man spricht in diesem Zusammenhang treffend von einer „Demaskierung" der Persönlichkeit durch den organischen Hirnprozeß. Mehrere unserer Fälle von Tumorpatienten
zeigen diesen Sachverhalt sehr deutlich. Zahlreiche Fälle der Literatur, bei denen eine derartige Wesensveränderung während der
Tumorevolution zur Beobachtung kam, die überdies häufig als spezifisch für den jeweiligen Sitz des Tumors deklariert wurde, entsprechen diesem Sachverhalt. Erst durch genaues Nachforschen
nach den Charakterzügen der prämorbiden Persönlichkeit lassen
sich jeweils im Ansatz die Elemente jener Veränderungen auffinden,
wie sie in pathologischem Ausmaß handgreiflich in der organischen
Psychose, hier unter Einfluß des Hirntumors, zutage treten. Die Bedeutung der prämorbiden Persönlichkeit muß bei der Beurteilung
psychischer Syndrome immer im Auge behalten werden, nicht nur
bei den organischen Psychosen, sondern auch bei der Schizophrenie
und allen anderen Pyschosen. Wohl wird der Hirnorganiker, in-
sonderheit der Träger einer intrakraniellen Geschwulst, vom Krank-
heitsprozeß und dessen Einwirkungen auf das gesunde Organ oder
die noch vorhandenen gesunden bzw. funktionstüchtigen Anteile
desselben, *befallen*, eine intentionale Auseinandersetzung mit diesem
Prozeß ist ihm selten möglich, zumal das Organ beeinträchtigt ist,
mit welchem diese Auseinandersetzung gerade bewerkstelligt werden
sollte, doch kommt es nichtsdestoweniger sehr häufig, besonders bei
langsamem Tumorwachstum, zu einem Interferieren direkter organischer Einflüsse und Symptome mit sekundären Reaktionsweisen
und Manifestationen, die nicht dem organischen Geschehen, sondern
der betroffenen Persönlichkeit und ihren Anlagen zuzuschreiben
sind. Damit trägt das organische Psychosyndrom häufig nicht nur
seine eigene, exogene Symptomatologie, sondern kombiniert und
vermischt sich mit meist komplexeren Elementen, die es aus der
prämorbiden Persönlichkeit aktiviert hat und welche somit endogen
oder psychogen sind. Es darf vermutet werden, daß ein solcher
Mechanismus bei allen organischen Psychosen verschiedenster
Genese zustande kommen kann. Bekannt sind die katathymen Beeinträchtigungsideen der Alkoholiker, die zweifellos mit dem halb-
bewußten schlechten Gewissen zusammenhängen. Es wäre denkbar,
daß die expansiven Ideen der klassischen Paralyseform nicht direkte
Folge des encephalitischen Prozesses, sondern einer durch diesen
ausgelösten Persönlichkeitsdisposition wären. Bezüglich der Konfabulationen wurde der Rolle der Persönlichkeit bereits gedacht.
Wenn auch noch einiges hypothetischen Charakter besitzt, so ist
doch aus allem zu folgern, daß im organischen Psychosyndrom

heterogene Elemente in Erscheinung treten können, vor allem solche, die als „Charakterveränderungen" imponieren und deren im Einzelfall besondere, gesamthaft außerordentlich vielseitige und bunte Färbung nicht vom organischen Hirnprozeß, sondern von der Struktur der befallenen Persönlichkeit abhängig ist. Es ist klar, daß die hieher gehörigen Veränderungen fakultativer Natur sind. Es handelt sich insbesondere um dysphorische, depressive, euphorische oder hypomanische bis manische Verstimmungen, paranoide Reaktionen, hysteriforme Bilder, Querulanz, Moria, Triebenthemmungen, Reizbarkeit u. ä.

Durch Auftreten derartiger Komponenten wird das sonst vorherrschend monotone Bild der psychischen Symptomatologie Hirntumorkranker öfters belebt. Nach unseren Erfahrungen treten aber diese heterogenen Elemente gegenüber dem einfachen amnestischen Syndrom quantitativ zurück, jedenfalls in jener Ausprägung, die ein Dominieren gegenüber letzterem zur Folge hätte. In der Zusammenstellung unserer Fälle habe ich daher alle Fälle, bei denen neben einem deutlichen organischen Psychosyndrom nur diskrete, zum mindesten nicht hervortretende „heterogene Veränderungen" zu beobachten waren, nur zum organischen Psychosyndrom gezählt. Jene Fälle aber, bei denen neben einem geringfügigen, höchstens mittelschweren organischen Psychosyndrom dominierende „heterogene Elemente" auftraten, habe ich in einer Gruppe „heterogener Fälle" gezählt; etwas simplifizierend habe ich diese Gruppe in „primäre Charakterveränderungen", „schizophrene" und „manisch-depressive Bilder" unterteilt.

Ich habe vom mnestischen Neuerwerb als einer der differenziertesten, bei organischer Alteration des Gehirns daher am frühesten betroffenen Funktion gesprochen. Dies gilt wohl nur in biologischem Sinne. Psychologisch erscheint uns allgemein eine produktive, abstraktive, rein gedankliche oder vorstellungsmäßige Eigenleistung — man denke beispielsweise an die Ableitung einer mathematischen Formel, eine Komposition der bildenden Kunst, eine Entdeckung der theoretischen Physik — bedeutend differenzierter als der mnestische Neuerwerb. Die Bedeutung des letzteren erhellt unter anderem aber noch aus folgendem: Wir wissen nur zu gut, daß unsere Lern- und Aufnahmefähigkeit mit zunehmendem Alter abnimmt. Die „Plastizität" ist beim jugendlichen Gehirn am größten. Die quantitative Leistungsfähigkeit mechanischen mnestischen Neuerwerbs nimmt wahrscheinlich schon von der Adoleszenz an kontinuierlich ab, wobei Lern- und Erlebnisfähigkeit nicht parallel gehen. Am besten wissen wir dies vom Erlernen fremder Sprachen. Interessant ist die Beobachtung an in den Urwald ausgesetzten, von Wölfen aufgezogenen „Wolfskindern", die, im Pubertäts- oder Adoleszenzalter unter Menschen gebracht, die Fähigkeit der richtigen Erlernung der Sprache in diesem Alter bereits eingebüßt hatten und trotz sicher guter Intelligenz nicht über primitive Ausdruckslaute hinauskamen. Im Gegensatz zum mechanischen Neuerwerb bleibt die Fähigkeit kombinatorischen Denkens beim gesunden alternden Hirn lange erhalten. Aber auch beim Organiker wird die Kombinationsfähigkeit wahrscheinlich später geschädigt als die Merkfähigkeit. Bei leichtem organischem Psychosyndrom kann sie vollkommen fehlen. — Neben dem bewußten mnestischen Neuerwerb gibt es einen unbewußten, der die Einordnung unseres Ichs in das mnestische Kontinuum gewährleistet und die Voraussetzung zum Ichbewußtsein und seiner lebensgeschichtlichen Einheit, Verwurzelung und Kontinuität bildet. Wir geben uns über dieses mnestische Kontinuum und dessen Bedeutung für das ganze Persönlichkeitsbewußtsein meist erst dann Rechenschaft, wenn es einmal eine Lücke aufweist, z. B. eine postcommotionelle Amnesie. Da die Zeit nie stillsteht, hat die Funktion des unbewußten mnestischen Neuerwerbs, der meist das Situative, den Hintergrund und die sich auf ihm abspielenden Geschehnisse registriert, etwas Prospektives, immer auf Zukunft Hinweisendes, Unentbehrliches. Ohne diese Funktion sind wir sofort verwirrt, desorientiert, vom Historischen, vom Kontakt mit der Welt, dem Leben und den Mitmenschen losgelöst, entwurzelt, im wahrsten Sinne des Wortes „verloren". Auch aus diesem Sachverhalt läßt sich das Persönlichkeitslose des Hirnorganikers verstehen.

Das mnestische Versagen und die restierende mnestische Leistungsfähigkeit des Hirnorganikers hat bei allen in die Augen springenden Unterschieden auch *gemeinsame Züge mit dem entsprechenden Verhalten des Hirngesunden.* Beiden ist z. B. gemeinsam die leistungsfördernde Wirkung der Wiederholung, der „Bahnung". Sodann beobachtet auch der Gesunde die Erschwerung der Merkfähigkeit beim Fehlen kollateraler Verbindungen; „aller Anfang ist schwer", lautet ein bekanntes Sprichwort. Der mnestische Neuerwerb in einem völlig neuen Gebiet ist schwieriger als jener in vertrautem Gebiet. Die Kenntnis einer Materie, der Besitz von Kollateralen, mittels welcher ein neuer, vorher völlig unbekannter Tatbestand in umfassenderem Aspekt und in vielfältiger Beziehungsetzung zu anderen, zur gleichen Materie gehörigen Sachverhalten eingeordnet und im Gedächtnis verankert werden kann, wirkt energiesparend für die Tätigung des fraglichen mnestischen Neuerwerbs. In einem Fachgebiet, welches man weitgehend beherrscht, kann man in kürzerer Zeit mehr neue Tatsachen aufnehmen, verarbeiten und behalten als in einem Gebiet, wo eben diese Kollateralen fehlen. Tatsachen eines Gebietes, mit welchem man sich nicht beschäftigt, verblassen rasch und geraten in Vergessenheit. Lebendig bleiben vor allem jene der beruflichen Beschäftigung. Auch der Hirnorganiker behält eine ihm zuvor unbekannte, aber in sein Wissen oder berufliches Können einschlagende Sache besser als eine andere, mit welcher er keine Beziehungen zu noch vorhandenem Vorstellungsmaterial herstellen kann. Gleich wie beim Organiker kann auch beim Gesunden eine „vergessene", momentan nicht aktualisierbare Sache durch passive oder aktive Betätigung von Kollateralen wieder erweckt werden. Im Gegensatz zum Organiker weiß der Gesunde dann meistens, daß er den fraglichen Sachverhalt nicht endgültig vergessen hat (so daß er ihn, wieder von außen zugeführt, als erstmalig, als neu empfinden würde), er weiß im Gegenteil ganz deutlich, daß er diesen Sachverhalt im Grunde kennt, daß er ihm aber im Augenblick nicht in den Sinn kommt. Durch Vergegenwärtigung verwandter Gedanken, meist situativer Elemente, in welchen der fragliche Gegenstand bewußt oder unbewußt eingebettet war, kann derselbe oft wieder zu Bewußtsein gelangen, in den Sinn kommen. Im Alltag gehört es geradezu zur Technik des Wiederauffindens verlegter Gegenstände — auf Konkretes übertragen —, daß man sich in die Situation zurückzuversetzen sucht, in welcher man vom gesuchten Objekt letztmals Gebrauch machte. Schließlich spielen affektive Momente wie beim Gesunden bei der Frage eine erhebliche Rolle, ob ein Gedanke oder eine Vorstellung haftet und aktivierbar bleibt oder aber in der Lethe untertaucht. Auch bei einem Hirnorganiker ist ein affektives Nichtekphorierenkönnen durchaus möglich. Der aufgeregte Organiker findet viele Worte und Vorstellungen nicht, derer er in Ruhe durchaus noch mächtig ist, es ergeht ihm diesbezüglich im Prinzip gleich wie dem Hirngesunden, quantitativ jedoch noch schlechter.

Die wenigen Hinweise zeigen, daß der Hirnorganiker dem Gesunden in vielem nahesteht. Dasselbe empfinden wir auch gefühlsmäßig. Die Veränderung des Organikers wird von seiner gesunden Umgebung vor allem dann, wenn keine „heterogenen Elemente" hinzukommen, sondern ein einfaches organisches Psychosyndrom in Entwicklung begriffen ist, nicht als qualitativ, sondern als quantitativ empfunden. Der Träger eines leichten organischen Psychosyndroms wird von uns vielfach überhaupt nicht als abnorm erlebt, dies galt z. B. für alle unsere hieher gehörigen Tumorpatienten. Mancher Organiker wirkt in seiner Persönlichkeit erhalten, solange nur konventionelle Verhaltensweisen bestehen bleiben. Selbst der demente Organiker kann uns näher stehen als die meisten Schizophrenen, sofern er noch irgendwelche affektive Regungen zeigt. —

Allen diesen Umständen ist natürlich bei der Bewertung der Untersuchungsergebnisse gebührend Rechnung zu tragen.

Wenden wir uns der *Bewußtseinstrübung* zu. Diese stellt neben dem chronischen organischen Psychosyndrom die häufigste psychische Folgeerscheinung bei Hirntumoren dar. Die Somnolenz, der Torpor und das Koma sind unverkennbar und geben zu keinen Schwierigkeiten Anlaß. Auch bei deliranten Unruhezuständen wird die Bewußtseinstrübung kaum je zu übersehen sein. Schwieriger wird aber ihre Erkennung in leichten Graden der Benommenheit und vielleicht in vereinzelten Fällen von Dämmerzuständen.

Als Symptome der leichten Bewußtseinstrübung, der Benommenheit, sind in erster Linie zu nennen die Herabsetzung der Aufmerksamkeit, die Erschwerung der Auffassung, Schwerbesinnlichkeit, Erschwerung und Verlangsamung des Denkens und eine starke Ermüdbarkeit. Sekundär kann es dadurch zu Orientierungsstörungen, Merk- und Gedächtnisschwäche, Perseveration, Bewegungsarmut und meist stumpfer, mitunter deprimierter oder ängstlicher Stimmungslage kommen. Die Inkohärenz gehört nicht zur leichten Benommenheit, kann aber bei Somnolenz auftreten, namentlich bei Tendenz zu deliranten Episoden. (Somnolenz wird oft als leichterer, Benommenheit als schwererer Grad der quantitativen Bewußtseinstrübung aufgefaßt, im Gegensatz zu unserem Gebrauch der beiden Ausdrücke.)

Vergleichen wir diese Symptomatologie mit dem chronischen organischen Psychosyndrom, so fällt sofort die große Ähnlichkeit auf. Es wundert daher nicht, daß, wie ich es an unserem Tumormaterial gesehen habe, nicht so selten Verwechslungen vorkommen. Auch in der Literatur werden die beiden Syndrome nicht immer scharf genug auseinandergehalten. So zweifle ich daran, um nur ein Beispiel aus der neueren Literatur herauszugreifen, daß die drei in einer Publikation von B e n e d e k mitgeteilten Kranken, die gerade die Frage des anatomischen Substrates des „Korsakowschen Syndroms" veranschaulichen sollen, ein richtiges chronisches organisches Psychosyndrom aufwiesen. Jedenfalls würde ich, gestützt auf die erwähnten Symptome, vorbehaltlich anderer Belehrung durch ausführlichere Wiedergabe der Krankengeschichten und Anführung wirklich beweisender Merkmale, ohne weiteres auf Bewußtseinstrübung, niemals aber auf chronisches organisches Psychosyndrom schließen. Die Fälle lauten in Kürze:

1. 32jährige Frau. — Psychisch: „Merkfähigkeit gleich null, zeitlich und örtlich vollständig desorientiert, Patientin verfällt ständig in Konfabulation. Wahrnehmungen werden illusionär aufgearbeitet.

Inverser Schlaftypus. — Exitus infolge Bronchopneumonie." —
Ferner ist erwähnt Incontinentia urinae et alvi.

2. 47jähriger Mann. — Zeichen meningealer Reizung. Psychisch:
„Im psychischen Bild beständige Somnolenz, Patient schläft während der Untersuchung ein. Merkfähigkeit herabgesetzt, Patient erinnert sich nicht einmal an die unmittelbaren Eindrücke. Räumlich und zeitlich desorientiert. Eine Tendenz zur Konfabulation tritt — offenbar infolge der Somnolenz — nicht auf. Exitus in einer Bronchopneumonie."

3. 63jähriger Mann. — Psychisch: „Auffassung stark eingeengt, Merkfähigkeit fehlt, vermag seine Aufmerksamkeit nicht zu konzentrieren, zeitlich und örtlich desorientiert; Patient klagt selber über den Verlust der Orientierung. Lebhafte Konfabulation, er berichtet über phantastische Erlebnisse im Ausland. Später tritt starke Somnolenz auf, Patient kann nur schwer geweckt werden. Exitus in Koma."

Ich könnte höchstens im letzten Fall an ein anfängliches chronisches organisches Psychosyndrom glauben, bei den beiden ersten Fällen überhaupt nicht. Im ersten würde ich die illusionäre Verarbeitung des Wahrgenommenen als Ausdruck einer — vielleicht etwas deliriös gefärbten — Bewußtseinstrübung deuten, im zweiten ist die Somnolenz wörtlich erwähnt. Aber auch der dritte geht in „starke Somnolenz" (die wir wohl Sopor nennen würden) und schließlich in Koma über, so daß für den Beginn jedenfalls eine „leichte Somnolenz" oder eine Benommenheit nicht ausgeschlossen ist. Gesamthaft würde ich jedenfalls, da mir in keinem dieser Fälle das chronische psychoorganische Syndrom bewiesen und vielmehr überall eine Bewußtseinstrübung bestanden zu haben scheint, den Schlußfolgerungen aus den anatomischen Befunden mit größter Skepsis begegnen und ihnen vorderhand jede Bedeutung für das „zeitamnestische Syndrom", wie es B e n e d e k nennt, absprechen.

Gestützt auf unsere Beobachtungen und ähnliche wie die genannten aus der Literatur, ergibt sich, daß sich leichte Trübungszustände des Bewußtseins der Erfassung nicht selten entziehen, deutlicher ausgeprägte aber als chronische organische Psychosyndrome verkannt werden können, solange der Patient nicht „schlaftrunken" danieder liegt, sondern wach ist, herumgeht und teilweise geordnete Handlungen ausführt. Es erscheint mir daher nicht überflüssig, auf die Klinik der Bewußtseinstrübungen etwas näher einzugehen.

B i n d e r hat in einer ausgezeichneten Arbeit über die alkoholischen Rauschzustände in Anlehnung an eine funktionstheoretische

Betrachtungsweise der Bewußtseinsvorgänge nach G e i g e r eine Klassifikation der Bewußtseinsstörungen in drei ihrem Wesen nach gut abgrenzbare Grundformen gegeben und unterscheidet demnach die Benommenheit, die deliriöse und die dämmerige Bewußtseinsstörung. — Bezüglich des Bewußtseins gilt allgemein dessen akzidenteller Charakter im Ablauf psychischer Akte. Diese können sich auch ohne Beteiligung des Bewußtseins vollziehen. Daraus ergibt sich, daß die psychischen Funktionen primär noch nicht bewußt erlebt werden. Letzteres geschieht erst durch eine sekundäre, kenntnisnehmende Funktion, die sich auf den primären Akt richtet. Diese „Abspiegelung" der primären Funktionen in den sekundären wird Erlebnis oder Bewußtsein (in einem bestimmten Sinne) genannt. Richtet sich die perzipierende Sekundärfunktion auf den objektiven Inhalt der Primärfunktion, so entsteht das Gegenstandsbewußtsein, richtet sie sich aber auf den primären Funktionsablauf selber und auf seine Verwurzelung im Ichzentrum, so entsteht das Selbstbewußtsein. — Die Intensität dieser „Abspiegelung" und damit des Bewußtwerdens variiert erheblich zwischen dumpfem Spüren und klarem Wissen.

Bei der *Benommenheit* liegt eine vorwiegend quantitative Störung der psychischen Tätigkeit vor. Es wird wenig qualitativ Neues erlebt. Die perzipierende Sekundärfunktion und bei Vertiefung der Störung auch die Primärfunktion werden gehemmt, die „Abspiegelung" wird unklar, das Bewußtsein verdunkelt. Das Selbstbewußtsein wird als differenziertere Leistung zuerst befallen, es kommt zu Störung der höheren geistigen Direktion und Enthemmung primitiverer, triebbedingter Funktionen. Mit zunehmender Störung tritt Erschlaffung und Somnolenz ein mit Erschwerung der Wahrnehmung und Auffassung und der Ekphorie, ferner mit Schwerbesinnlichkeit, Verlangsamung und Perseveration mangels neuer Einfälle. Erst bei Verdunkelung des Gegenstandsbewußtseins geht schließlich die Orientierung verloren. Im Sopor oder Torpor klingen nur noch vereinzelte dumpfe Gefühle an, intellektuelle Akte sind nicht mehr möglich. Schließlich endet die Störung im Koma.

Die *deliriöse Bewußtseinsstörung* ist im Gegensatz zur Benommenheit nicht mehr vorwiegend quantitativer, sondern qualitativer Natur. Es kommt zu Reiz- und Dissoziationsvorgängen, die Synthesen der primären und das Zusammenspiel mit den sekundären Funktionen fallen auseinander, die „Abspiegelung" erfolgt nur noch fragmentarisch, zusammenhangslos, das Bewußtsein erhält einen flackernden Erlebnischarakter, das Denken wird inkohärent. Es kommt zu Desorientierung, falschen Beziehungssetzungen, mangelhafter Ekphorierbarkeit der Erinnerungen.

Bezüglich der *dämmerigen Bewußtseinsstörung*, die auch qualitativer Natur ist, betont B i n d e r mit K r a e p e l i n , B u m k e und K r e t s c h m e r die Analogien zum normalen Schlaf. In Anlehnung an v. E c o n o m o nimmt er eine Desintegration im Funktionskreis zwischen Wach-Schlafsteuerungszentrum und Rinde in der Weise an, daß statt der normalen vegetativen Umstimmung in die Schlafschaltung nur eine Funktionshemmung im sympathischen Anteil erfolgt, nicht aber eine Funktionssteigerung im parasympathischen Anteil. Wie beim Traumbewußtsein kommt es zu einer Einengung des Bewußtseinsfeldes und Fehlen des Selbstbewußtseins. Es finden noch, vorwiegend freilich automatisierte, Reizverarbeitungen und -beantwortungen statt, die höheren geistigen Leistungen sind aber ausgeschaltet und es findet ebenfalls eine Enthemmung sonst unterdrückter Triebtendenzen statt.

Während Benommenheit und Delirien (nach unserem heutigen Wissen sind die schizophrenen Delirien vorderhand auszunehmen und als mutmaßlich nicht cerebral bedingt zu betrachten) ausschließlich exogen entstehen, können Dämmerzustände auch endogen und psychogen zustande kommen. Es handelt sich beim letzteren demnach um eine systematische Alteration eines präformierten Hirnapparates wie beim normalen Schlaf. Auf Grund dieser wesentlichen Besonderheiten und Unterschiede lehnt B i n d e r eine Vermengung der drei Grundbegriffe ab, wie sie z. B. S e e l e r t vornimmt, der die Kombination von Benommenheit und Delirium als Dämmerzustand bezeichnete.

Ich habe die Anschauungen B i n d e r s in knapper Form wiedergegeben, weil sie mir für unser Problem wertvoll erscheinen. Wenn sich gegen die Anwendung einer phänomenologischen Analyse des Bewußtseins im Sinne der G e i g e r schen Betrachtung auf die klinischen Formen von Bewußtseinsstörungen auch Einwände erheben lassen, so entspricht die klare Abgrenzung dieser Formen durch die Arbeit B i n d e r s doch einem Bedürfnis. Die Begriffe „Benommenheit“, „Delirium“ usf. werden häufig in verschiedener Bedeutung gesehen und verwendet. So wird z. B. im exogenen Reaktionstyp der deliranten Störung das erste L i e b e r m e i s t e r sche Stadium als „benommenes“ oder „affektiv gefärbtes“ Stadium bezeichnet. Die Symptome aber, wie unbestimmte Unruhe, Kopfschmerzen, Hyperästhesie, Reizbarkeit, Angst, Psycholabilität, leichte motorische Unruhe, oberflächliche Auffassung, entsprechen eher einer Reizung und Prodromen der zweiten, eigentlich deliranten oder der dritten, jaktatorisch-erregten Phase. Unter Benommenheit verstehe ich aber mit B i n d e r ausschließlich eine psychische Lähmung, so daß ich diesen Ausdruck im ersten Stadium des Deliriums nicht verwenden würde.

Der Benommenheit bei Hirntumoren wird von den meisten Autoren, die sich eingehender mit den psychischen Störungen dieser Kranken befaßt haben, wie S c h u s t e r, R e d l i c h, P f e i f e r, B a r u k, v. S t o c k e r t u. a. große Bedeutung beigemessen. In alten Statistiken stellte sie die häufigste Störung dar. Mit zunehmender Frühdiagnostik und operativer Behandlung treten die Fälle in ihrer Verhältniszahl zurück, jedenfalls die Bilder schwerer Bewußtseinsstörung. Um so mehr möchte ich auf die relative Häufigkeit leichterer Formen hinweisen, die oft längere Zeit als Charakterveränderung aufgefaßt werden und mit Abnahme der Arbeitslust, Apathie oder Reizbarkeit, Verlangsamung in sämtlichen Funktionen und Reaktionen oder mit Enthemmungsphänomenen einhergehen. In der Untersuchung solcher Fälle ist dann oft Schwerbesinnlichkeit, herabgesetzte Aufmerksamkeit und rasche Ermüdbarkeit sowie Konzentrationsschwäche festzustellen, lange bevor eine eigentliche Somnolenz auftritt. Solche Zustände werden oft nicht als Benommenheit taxiert. B a r u k hebt zwar die Verlangsamung auch ausdrücklich hervor und rechnet sie zum Hirndrucksyndrom der Benommenheit. Ich möchte jede erworbene psychische Verlangsamung, die nicht Ausdruck einer Bradyphrenie bei symptomatischer chronischer Epilepsie ist und ohne *gleichzeitige* primäre Merk- und Auffassungsstörungen auftritt, als Zeichen einer Lähmung des gesamten psychischen Geschehens auffassen, wie sie die Benommenheit darstellt. Im Vordergrund dieser leichten Formen von Benommenheit steht eine energetische Störung, ein allgemeiner psychischer Tonusverlust, eine Erschlaffung, die sich als Abnahme der Regsamkeit, des Interesses und der Aufmerksamkeit kundtut und die dem Kranken meistens nicht klar bewußt wird oder höchstens als ungewöhnliche Müdigkeit imponiert, weil die Bewußtwerdung psychischer Akte, die perzipierende Sekundärfunktion, in erster Linie von der Lähmung betroffen wird. Kommt es zu Enthemmungsvorgängen, so ist es nicht verwunderlich, daß vorher vielleicht latent gebliebene, in Heredität und Konstitution verankerte Triebtendenzen oder Charakterdispositionen manifest werden, die vorher verborgen blieben, solange die Selbststeuerung und die Direktion der Verhaltensweisen durch ständige Kontroll- und Richtfunktionen der höheren psychischen Sphäre wirksam waren. Wir sahen dies deutlich in unseren Fällen 12 und 18. Mehr noch als beim organischen Psychosyndrom glaube ich daher, zahlreiche im Evolutionsstadium des Hirntumors beschriebene „Charakterstörungen" auf leichte Benommenheit zurückführen zu können. Ferner gehören zweifellos manche der gelegentlich beobachteten melancholischen Bilder hieher. Zufolge ihrer Farbigkeit treten aber diese Symptombilder in den Vordergrund, so daß die Benommenheit überdeckt wird und unbeachtet bleibt.

Die ausgeprägteren Formen der Benommenheit mit Schwerbesinnlichkeit, herabgesetzter Aufmerksamkeit und dadurch bedingter Merk- und Gedächtnisschwäche sowie Desorientierung und Konfabulation, deren Verhalten aber noch keine Somnolenz oder „Schlaftendenz" zeigt, sondern eher stuporös wirkt, werden am leichtesten als chronisches organisches Psychosyndrom verkannt. Bei genauerer Beobachtung ist aber ersichtlich, daß bei der Benommenheit eine energetische und nicht eine strukturelle Störung des mnestisch-intellektuellen Apparates besteht. Potentiell sind die Leistungen desselben noch erhalten. Es fehlt aber der energetische Antrieb, vor allem die Aufmerksamkeitsspannung. Die Erschlaffung derselben, die Denkerschwerung und Verlangsamung, die Schwerbesinnlichkeit und rasche Ermüdbarkeit kennzeichnen eine *Lähmung* des kortikalen Apparates. Man kann von der Reihe Benommenheit bis Koma als einem *„psychischen Lähmungssyndrom"* sprechen.

Vergleicht man die beiden Syndrome, so findet man bei beiden zum Teil die gleichen Einzelsymptome, aber in anderer Wertigkeit und Stellung. Die Aufmerksamkeitsstörung ist für die Benommenheit obligat, für das organische Psychosyndrom fakultativ, die Merkstörung verhält sich umgekehrt. Die Verlangsamung weist eher auf Benommenheit, ebenfalls die Apathie, die Ermüdbarkeit und Konzentrationsschwäche, wenn diese Symptome gegenüber der Gesamtstörung hervorstechen. Die Auffassungsstörung erscheint beim chronischen organischen Psychosyndrom primär hauptsächlich als Ausdruck der gestörten Synthese, Figur- und Gestalterfassung, bei der Benommenheit vorwiegend als Folge der allgemeinen psychischen Verlangsamung, Erschlaffung und reduzierten Aufmerksamkeitsspannung.

An Unterschieden sind zu betonen die vorwiegende Zugehörigkeit der Affektlabilität zum organischen Psychosyndrom, während bei der Benommenheit auf affektivem Gebiet einheitliche Verstimmungen ohne Labilität vorkommen. Beim Lähmungssyndrom kann man nie von einer Demenz sprechen, sondern höchstens von einer Verwirrtheit.

Abschließend seien die wichtigsten Symptome der beiden Syndrome in ihrer Wertigkeit tabellarisch zusammengestellt.

Organisches Psychosyndrom im Sinne von E. Bleuler			Merkmal	„Lähmungssyndrom" (Bewußtseinstrübung)		
I.	II.	III.		III.	II.	I.
			A. Energetische Störung			
	+	+ +	Aufmerksamkeitsstörung (zuerst der passiven Aufmerksamkeit)	+ + +	+ +	+
	(+)	+	Ermüdbarkeit			
	+	+ +	Konzentrationsschwäche			
			Schwerbesinnlichkeit	+ +	+	
			„Schlaftendenz"			
			Herabgesetzte Ansprechbarkeit			
			Unansprechbarkeit	+		
			B. Mnestische Störung			
+	+ +	+ + +	Merkschwäche	+	(+)	
+	+ +	+ +	Störung des Frischgedächtnisses	+	(+)	
	(+)	+	Störung des Altgedächtnisses			
			C. Denkstörung			
(+)	+	+ +	Auffassungsstörung (Ungenauigkeit, Verlangsamung, mangelhafte Synthese)	+ + +	+	(+)
			Assoziationsarmut (Einstellstörung nach Grünthal, röhrenförmiges Denken nach Bürger-Prinz, Asynergie nach Klaesi)			
			Unschärfe der Begriffe			
			Verallgemeinerungen			
	(+)	+	Bradyphrenie		+ +	+
	+	+ +	Umständlichkeit			
	+	+ +	Perseveration		+	
	+	+ +	Konfabulation		(+)	
		(+)	Inkohärenz	+ + +	+	
			Verwirrtheit	+ + +	+	
			D. Affektive Störungen			
(+)	+	+ +	Affektlabilität			
(+)	+	+	Verstimmungen		+	(+)
(+)	+	+	Reizbarkeit		+	(+)
	(+)	+	Apathie	∞	+ +	+
	(+)	+	Stumpfheit	∞	+ +	
(+)	(+)	+	*E. Antriebs- u. Willensstörung*	∞	+ +	+
			F. Komplexe Störungen			
	+	+ +	Desorientiertheit	+ +	+	
(+)	+	+ +	Fehlurteile		+	
	+	+ +	Demenz			

I. = leichtes, II. = mittelschweres, III. = schweres Syndrom.

Bei allen Mängeln, die einem Schema anhaften, gibt die Tabelle einigermaßen an, welche Merkmale mehr zum chronischen organischen Psychosyndrom und welche mehr zur Bewußtseinstrübung gehören. Die Berücksichtigung der Stellung der Einzelmerkmale und vor allem auch der Kombinationsform der einzelnen Symptome untereinander dürfte die korrekte Auseinanderhaltung der beiden Syndrome erleichtern.

Gehen wir zur *Pathogenese* dieser beiden Syndrome über, welche zweifellos die häufigsten psychischen Folgeerscheinungen intrakranieller Tumoren darstellen. Als Ursache der Bewußtseinstrübung wird in erster Linie der erhöhte intrakranielle Druck betrachtet, der zu einer allgemeinen Hemmung der Hirnfunktionen, vorab jener der Hirnrinde, führt. Die eigenen Beobachtungen stehen mit dieser Annahme völlig in Einklang. Charakteristisch und für diese pathogenetische Auffassung immer wieder beweiskräftig sind die häufig beobachteten spontanen Schwankungen in der Intensität der Symptome in Parallele mit jeweiligen Druckschwankungen, überzeugender aber noch die prompte Aufhellung von Trübungszuständen durch osmotische oder operative Druckentlastung.

Für die Genese des chronischen organischen Psychosyndroms wird von vielen Autoren auch der erhöhte Hirndruck verantwortlich gemacht. P f e i f e r weist auf die Intensitätsschwankungen des Syndroms mit wechselndem Hirndruck hin. B a r u k erwähnt die intrakranielle Hypertension auch an erster Stelle, spricht aber für die chronischen Formen dem Hirnödem unter der Substanzschädigung des Gehirns durch den Tumor selbst erhebliche Bedeutung zu. Daneben werden toxische Einflüsse angenommen und sind Lokal-nachbarschafts- und Fernsymptome auseinanderzuhalten. Sicher erscheint mir, daß alle diese pathophysiologischen Mechanismen zur Ausbildung eines organischen Psychosyndroms führen *können,* ebenso sicher aber, daß sie dies nicht *müssen.* Besonders möchte ich gegen die Überwertung der Druckgenese, sosehr ich diese für das psychische Lähmungssyndrom anerkenne, beim organischen Psychosyndrom Bedenken erheben. Ich habe viele Tumorpatienten mit stark erhöhtem Hirndruck, aber ohne organisches Psychosyndrom gesehen, daneben mehrere Hirndruckpatienten ohne Tumor, die auch kein organisches Psychosyndrom aufwiesen. Wenn die Psyche alteriert war, so bestand vielmehr das Syndrom der Bewußtseinstrübung. Gerade der Intensitätswechsel der Symptome unter Hirndruckschwankungen spricht vielmehr für zunehmende oder sich wieder aufhellende Benommenheit als für ein organisches Psychosyndrom, widerspricht es doch dem psychopathologischen Denken, derart labile amnestische Psychosyndrome anzunehmen.

Ich glaube, daß die Annahme P f e i f e r s und der anderen Autoren, die das Argument der mit den Hirndruckschwankungen synchronen Intensitätsschwankungen der „amnestischen" Zustände zugunsten der Druckgenese anführen, auch eine Folge der mangelhaften, zu wenig scharfen Unterscheidung der beiden Syndrome ist, um deren gegenseitige Abgrenzung ich mich bemühe.

Gerade am Problem der Genese scheint es mir möglich, die prinzipiellen Unterschiede einerseits, die allfälligen Gemeinsamkeiten oder sonstigen Beziehungen des einen wie des anderen Syndroms anderseits klarzustellen. Unzweifelhaft handelt es sich beim Hirndruck und bei der damit einhergehenden Benommenheit nicht um eine organische Zerstörung von Hirngewebe, sondern um eine funktionelle Erschwerung von Leistungen des Hirns, wahrscheinlich vorab der Rinde. Die Lähmung hat prinzipiell reversiblen Charakter und kann mit irgendwelcher Narkose oder Toxikose verglichen werden, die nicht chronischer Natur ist. Demgegenüber ist das Substrat der chronischen organischen Psychosen und mithin des organischen Psychosyndroms ein organischer Prozeß, der die Hirnsubstanz unmittelbar schädigt. Es kommt zum irreversiblen Defekt im Parenchym. Dies sind die prinzipiellen Unterschiede, wie wir sie in homogenen Fällen antreffen.

Nun ist es eine in der Pathologie sehr bekannte Tatsache, daß eine Noxe, welche bei akuter oder subakuter Einwirkung eine bloß funktionelle und reversible Störung hervorruft, bei genügend langer Einwirkung oder aber auf einem vorher schon weniger resistenten Terrain einen irreparablen organischen Schaden erzeugen kann. Ich erinnere an die vielfältigen Beziehungen von Angiospasmen und Organschädigungen, bezüglich des Nervensystems an den Alkoholismus, die CO-Vergiftung und viele gewerbliche Intoxikationen chronischer Art. Von besonderem Interesse und von vielen Autoren zur Untersuchung der Beziehungen zwischen Bewußtseinsstörung und organischem Psychosyndrom studiert ist die Kommotionspsychose. Für uns ergibt sich, daß eine genügend lang dauernde und nicht allzu hohe Steigerung des intrakraniellen Druckes (die also nicht zu schwerer Bewußtseinstrübung führt) in jeweiliger Abhängigkeit von der individuellen Resistenz des betroffenen Gehirns zur Ausbildung eines richtigen organischen Psychosyndroms Anlaß geben kann. Dem Zeitfaktor und der „Dosierung" der schädigenden Einwirkung kommt also, genau wie bei anderen Noxen, meines Erachtens eine entscheidende Bedeutung zu. Wir begegnen hier grundlegenden Gedankengängen, wie sie M. B l e u l e r von anderer Richtung her für die Entstehung organischer Psychosen entwickelt hat.

Wir kommen auf die Faktoren „Zeit", „Dosierung" und „Terrain" noch eingehender zurück.

Die Möglichkeit eines Überganges von funktioneller zu organischer Störung schafft unwillkürlich eine Grenzzone, in der sich die eingangs herausgestellten prinzipiellen Unterschiede zwischen den beiden psychischen Syndromen verwischen. Darüber hinaus ergibt sich bei der Noxe „Hirndruck", sofern dieser, was bei Hirntumoren meistens der Fall ist, progressiv ist, die weitere Schwierigkeit, daß über eine eingetretene organische Schädigung hinaus, als deren klinischer Ausdruck ein chronisches organisches Psychosyndrom nachzuweisen ist, eine „funktionelle" Störung weiterbestehen und sich als Syndrom der Benommenheit hinzuaddieren kann. Daher die sehr häufige Kombination beider Syndrome bei Hirntumoren und die praktische Unmöglichkeit, sie gegenseitig immer klar abzugrenzen. In solchen Fällen ist es verständlich, daß beim Vorherrschen „groborganischer" Symptome, wie Desorientierung, Konfabulation, Merkunfähigkeit usf., eine allenfalls mitbestehende Bewußtseinstrübung mäßigen Grades übersehen werden kann.

Wenn ich dem erhöhten Hirndruck unter den angeführten Voraussetzungen die Fähigkeit zuspreche, ein organisches Psychosyndrom zu entwickeln, so erblicke ich in ihm, wie gesagt, nicht die alleinige Ursache. Allerdings haben wir kein mittelschweres oder gar schweres organisches Psychosyndrom in unserem Tumormaterial angetroffen, bei welchem Erscheinungen einer Druckerhöhung ganz gefehlt hätten. Wenn man aber Fälle mit starker Druckerhöhung, aber ohne chronische psychoorganische Schädigung, mit Fällen schwerer amnestischer Syndrome vergleicht, so ist man nicht selten erstaunt über die Geringfügigkeit der Druckerscheinungen bei letzteren. So wies z. B. unser Fall 11 ein erhebliches organisches Psychosyndrom auf, im Encephalogramm jedoch nur einen mäßigen Hydrocephalus und fragliche leichte Stauungspapillen; es wurde denn auch zuerst an ein Aneurysma gedacht. Dem Tumor selbst und seiner unmittelbaren Einwirkung auf das Hirngewebe ist sicher auch eine wesentliche Rolle zuzuerkennen. Allerdings kranken Untersuchungen grundsätzlicher Art über die Auswirkungen herdförmiger Läsionen im Hirn auf die Psyche am Material von Hirntumoren gerade an der Schwierigkeit oder Unmöglichkeit, Herdwirkungen von Nachbarschafts- oder Allgemeinwirkungen zu unterscheiden. Auf die Frage, ob ein organisches Psychosyndrom von einem umschriebenen Herd aus und ohne Allgemeinschädigung verursacht werden kann, deren Bejahung der bisherigen Auffassung dieses Syndroms als eines konstanten Ausdrucks einer Allgemeinschädigung widersprechen würde, gehe ich jedoch später ein.

Ich wies auf das Grenzgebiet zwischen funktioneller Störung und chronischer organischer Schädigung als Bindeglied zwischen beiden erörterten Syndromen hin. Interessant sind in diesem Zusammenhang die Verlaufsphasen der posttraumatischen Hirnreaktionen. Schröder und vor ihm Kalberlah haben gezeigt, wie es hier von der schwersten Bewußtlosigkeit über ein delirantes Übergangsstadium mit subkortikaler, vor allem mesodiencephaler Symptomatologie zur Endphase eines amnestischen Syndroms kommt. Schröder charakterisiert die Kommotionspsychose als protrahierten regressiven Ablauf von Bewußtlosigkeit zu Bewußtseinsklarheit. Pfeifer hat in Umkehrung der Verhältnisse bei Hirntumoren auf die progressive Bewußtseinstrübung bis zur vollen Bewußtlosigkeit hingewiesen. In der Übergangszone zum bewußtseinsklaren Normalzustand befindet sich, wenn auch fakultativ, wie ich für das Hirndrucksyndrom gezeigt habe und wie dies auch für Restitution nach Commotio gilt, das chronische organische Psychosyndrom. Dies weist auf eine Verwandtschaft der beiden Syndrome hin. Das organische Psychosyndrom könnte in diesem Aspekt gleichsam als „verdünntes", aber inveteriertes Betäubungssyndrom (Benommenheit) aufgefaßt werden. Ich erwähne in diesem Zusammenhang auch die bekannten psychoorganischen Störungen, wie sie im Gefolge der Krampfbehandlung gelegentlich beobachtet werden, und schließlich die Epilepsie. Es geht aus diesen Hinweisen hervor, daß nicht nur eine chronisch-kontinuierliche Noxe von „subnarkotischer" Intensität, die also nie zu erheblicher Bewußtseinstrübung führt (z. B. chronischer Hirndruck), zur Ausbildung eines organischen Psychosyndroms im Sinne von E. Bleuler Anlaß geben kann, sondern auch eine intermittierende Noxe von jeweils „narkotischer" Intensität, wie sie ein Elektroschock oder ein epileptischer Anfall repräsentiert. Dasselbe ist uns ja vom Alkoholismus bekannt; der eine Trinker eignet sich an jedem Zahltag einen „Bombenrausch" an, der andere trinkt kontinuierlich, ohne je berauscht zu sein. Beide Wege führen, beharrlich verfolgt, zum gleichen Erfolg, zum organischen Psychosyndrom.

Aber nicht nur bezüglich der Schädigungs-, sondern auch der Restitutionsprinzipien verwischen sich die funktionell-organischen Grenzen. Die funktionelle Idealstörung ist reversibel, die organische irreversibel. Es kann aber keinem Zweifel unterliegen, daß nicht nur die traumatischen organischen Psychosyndrome, sondern auch solche anderer Genese im Falle eines Sistierens der fraglichen Noxe regressiv zurückgehen können, wenn auch häufig genug nicht bis zur völligen Restitution. Es läge nahe, den endgültigen Defekt als Index des reinen organischen Schadens aufzufassen und die darüberhinausgehende Symptomatologie als funktionelle reversible Zusatzstörung zu betrachten. Ein Entscheid darüber wird wohl selten möglich sein, doch habe ich bis jetzt einen Faktor vernachlässigt, jenen der Regeneration. Wir wissen zwar, daß die Möglichkeiten einer Regeneration im Zentralnervensystem sehr limitiert sind, doch haben wir immerhin mit solchen Vorgängen auch zu rechnen. So machen z. B. gerade jene oft über einige Wochen nachweisbaren amnestischen Zustände nach Krampfbehandlung durchaus den Eindruck eines organischen und nicht bloß funktionellen Schadens, gehen aber, wenn auch mitunter erst nach längerer Zeit, meistens vollständig zurück. Gerade die lange Dauer der Restitution dürfte für einen Regenerationsvorgang sprechen. Wir wissen auch, daß von Vergiftungen herrührende psychoorganische Schädigungen sich nach Entgiftung des Körpers zurückbilden können, wenn freilich auch in der Mehrzahl der Fälle mit ausgeprägten Erscheinungen ein Defekt zurückbleibt. Wichtig ist in jedem Falle das Terrain, die individuelle Resistenz und Regenerationsfähigkeit, meistens also das Alter. Ferner wäre in diesem Zusammenhang an Kompensationsmöglichkeiten zu denken. Daß solchen eine wichtige Bedeutung zukommt, ist in jüngster Zeit von L l a v e r o gezeigt worden, der das Auftreten psycho- und neuropathologischer Symptome in vielen Fällen überzeugend als Ausdruck einer Dekompensation darzustellen vermochte. Die Kompensationsfähigkeit des jugendlichen Gehirns ist zweifellos viel größer als jene des alternden Hirns.

Folgende kleine Eigenbeobachtung scheint mir für das funktionell-organische Grenzgebiet nicht uninteressant: Nach einer etwas scharfen Motorradfahrt auf holperiger, grobschotteriger Gebirgsstraße, auf welcher ich eine 60 km lange Strecke ohne Unterbrechung zurücklegte bis zum Standort meiner militärischen Truppe, stellte ich nach Ankunft daselbst zu meinem eigenen Erstaunen eine mehrere Minuten dauernde Störung der Ekphorie fest mit hochgradig erschwerter Wortfindung und Perseveration bei völliger Bewußtseinsklarheit, Präsenz des intentionalen Denkens und Fehlen emotioneller Momente, welche das kurzdauernde Nichtreproduzierenkönnen der gesuchten Worte hätte erklären können, so daß ich mir sofort des organischen Charakters der Störung bewußt war. Ich brachte keinen vernünftigen Satz hervor und brauchte 2 bis 3 Minuten, bis die Gedanken wieder in Fluß kamen und geordnet formuliert werden konnten. Die Störung erschien mir wie eine kleine Commotio ohne Bewußtseinsverlust. Ich könnte mir vorstellen, daß Erschütterungen, wie sie bei einem solchen Anlaß zustande kommen können, wie eine Kette von Mikrocommotionen wirken, und zwar weder einzeln noch in Summation zu einem Bewußtseinsverlust, aber zu einem leichten organischen Psychosyndrom führen können, das freilich rasch reversibel ist.

Im Rahmen der funktionellen Störung ohne organisches Substrat oder aber der reversiblen organischen Schädigung wäre noch der *Diaschisis* zu gedenken. Von v. M o n a k o w zur Erklärung der über die anatomisch auf einen Herd beziehbaren Initialsymptomatologie eines Prozesses geschaffen, hat dieser Begriff sich nicht allgemein Anerkennung zu verschaffen vermocht. Als Vorstellung eines reinen Schockzustandes, einer Reaktionslosigkeit des Nervengewebes oder einer Reizleitungshemmung an den Synapsen ist der Begriff vielleicht einseitig nervenphysiologisch gefaßt unter Ignorierung der Möglichkeit transitorischer, insbesondere vaskulärer Betriebsstörungen als Folge eines primären Prozesses. An der Existenz relativ rasch reversibler Ausfallserscheinungen ist nicht zu zweifeln; man denke nur an die Apoplexie. Persönlich glaube ich aber, daß den reversiblen Symptomen der akuten Phase in den meisten Fällen nicht eine rein neurale Fernwirkung des Herdes entsprechen dürfte, sondern greifbare pathophysiologische Vorgänge, besonders perifokale Ödeme und Hirnschwellungen, die sich relativ rasch zurückbilden können — einschließlich der allfälligen weiteren, z. B. auf allgemeiner Druckerhöhung beruhenden Erscheinungen.

Zusammenfassend ist zu sagen, daß das chronische organische Psychosyndrom im Sinne von E. B l e u l e r und das Syndrom der Bewußtseinstrübung als die beiden häufigsten, die wir bei Hirntumoren antreffen, zwei wohlcharakterisierte cerebrale Symptomenkomplexe darstellen, die phänomenologisch und genetisch vielfache Beziehungen zueinander haben, aber doch scharf auseinandergehalten werden müssen. Ob das eine oder das andere Syndrom zur Ausbildung kommt oder beide zusammen, hängt meines Erachtens viel weniger von der Natur der jeweiligen Noxe ab als von den Faktoren *Intensität* und *Zeit* (= *Dosierung*) und *individuelles Terrain*. Man kann z. B. mit B u m k e das organische Psychosyndrom als chronisch gewordenen akuten exogenen Reaktionstyp auffassen, in unserem Fall als irreversibel gewordenes Trübungssyndrom.

Es ist mir aufgefallen, daß wir nennenswerte organische Psychosyndrome bei Hirntumoren erst von einem gewissen Alter der Patienten an zu Gesicht bekamen, währenddem mir die Bewußtseinstrübung vom Alter ziemlich unabhängig schien und mehr als Zeichen der Wachstumsgeschwindigkeit des Tumors imponierte. Der Altersfaktor scheint mir bisher noch nicht im richtigen Licht berücksichtigt. In der Handbuchdarstellung von P f e i f e r ist er verhältnismäßig kurz abgehandelt. Schon G i a n e l l i, M ü l l e r und S c h u s t e r hoben die Seltenheit psychischer Störungen bei Jugendlichen hervor. R e d l i c h suchte eine Erklärung im Offenstehen der Nähte des Schädels, wodurch stärkere Allgemein- bzw. Kompressionserscheinungen verhindert würden. Demgegenüber stellt P f e i f e r fest, daß sich die psychischen Erscheinungen auch bei vollentwickelter Stauungspapille auf einfache Benommenheit beschränken. Die größere Häufigkeit psychischer Störungen im höheren Alter bringt er mit Komplikationen durch klimakterische, senile und arteriosklerotische Psychosen in Zusammenhang. Einzig R e i c h a r d t hat eine Deutung gegeben, die mir zutreffend erscheint und meinen Erfahrungen entspricht: Je jünger und widerstandsfähiger das Gehirn, um so stärker muß der Hirndruck sein, um psychische Störungen hervorzurufen.

Dem Altersfaktor bei Hirntumoren hat einzig M o n i z eine selbständige Untersuchung gewidmet, soweit ich sehe allerdings nur die Balkentumoren berücksichtigend. Sein Versuch geht dahin, an Hand von zwei eigenen und 88 Fällen aus der Literatur darzutun, daß die Kranken unter 30 Jahren eine Symptomatologie entwickeln, die der Schizophrenie gleichen, jene von 30 bis 60 Jahren eine der progressiven Paralyse entsprechende und die Patienten über 60 Jahren das Bild von seniler Demenz. Wenn ich diesem sehr summarischen Gliederungsversuch auch nicht ohne Einwände folgen kann, so hebe ich doch das Verdienst hervor, auf die große Bedeutung des Alters hingewiesen zu haben.

In anderem Zusammenhang hat P e t t e auf Unterschiede in der Symptomgestaltung gleicher organischer Prozesse in verschiedenen Lebensaltern hingewiesen. Bei cerebraler Kinderlähmung bewirken gleiche Herde im Kindesalter weniger Symptome als im reifen Gehirn.

Unser eigenes Material von sechzig vor und nach der Operation beobachteten Tumorpatienten schien mir zu klein, um statistische Erhebungen über die psychischen Symptome anzustellen. Da in der K r a y e n b ü h l schen Klinik indessen ein neurochirurgisches Krankengut von seltener Reichhaltigkeit verarbeitet und seit elf Jahren nach einheitlichen Kriterien und in außergewöhnlicher Gründlichkeit durchuntersucht wurde, habe ich an Hand der vorzüglich geführten Krankengeschichten ein Material von 600 verifizierten Tumorpatienten zusammengestellt und statistisch verarbeitet. Das Material scheint mir besonders gut verwertbar, weil es aus einer einzigen Quelle stammt und weil K r a y e n b ü h l den psychiatrischen Fragen, die an einem neurochirurgischen Krankengut auftauchen, seit jeher große Beachtung schenkte und schließ-

lich, weil er selber an der Züricher Psychiatrischen Klinik tätig
war, so daß hinsichtlich der Terminologie Mißverständnisse aus-
scheiden.

Die Ergebnisse der statistischen Untersuchungen haben meinen
Eindruck über die Bedeutung des Alters in der Frage des organischen Psychosyndroms bestätigt. Ich berichte später darüber. Ich
nehme hier lediglich vorweg, daß ich mit der statistischen Untersuchung nicht allein der Bedeutung des Altersfaktors nachgehen
wollte, sondern in erster Linie den psychischen Symptombildern
überhaupt, wie sie sich im Laufe von Hirntumoren entwickeln
können. Ich legte mir die Frage vor, ob es überhaupt irgendwie
typische psychische Bilder gibt, da man auf Grund der vielfältigsten
Schilderungen und sich oft widersprechenden Deutungen in der
Literatur annehmen könnte, Hirntumoren könnten alle beliebigen
Psychosen erzeugen. Unsere Beobachtungen und die Ergebnisse
unserer Statistik belehren uns anders. Es ist durchaus möglich und
drängt sich von selbst auf, typische Formen herauszuheben, Aus-
nahmeformen davon auszusondern. Bezüglich des organischen
Psychosyndroms und der Bewußtseinstrübung schicke ich voraus,
daß ich diese zusammen mit den generalisierten epileptischen Anfällen und mit der epileptischen Wesensänderung und Demenz in
eine Hauptgruppe der „allgemein-organischen Reaktionsform" zu-
sammengefaßt habe.

2. Wortfindungsstörung und amnestische Aphasie

Die Frage, ob ein beobachtetes Symptom Ausdruck einer allgemeinen oder einer lokalen Schädigung respektive Funktionsstörung ist, drängt sich in der ganzen Hirnpathologie und so besonders auch bei der psychiatrischen Untersuchung von Hirntumorpatienten immer wieder in den Vordergrund. Alt ist der Meinungsstreit über die Hirnlokalisation besonders auf dem Gebiet der
Aphasien, welche den Mutterboden für die klassische Lokalisationstheorie abgegeben haben. Der heutige Stand ist wohl so zu charakterisieren, daß in beiden Lagern der extreme Standpunkt fast durchwegs fallen gelassen und hüben wie drüben Konzessionen gemacht
wurden, so daß die Frage nicht mehr als kategorisches „Entweder-
oder" gestellt, sondern nach den näheren Voraussetzungen und Bedingungen eines „Sowohl-als-auch" geforscht wird. Bei aller Annäherung ist der Kern der gegnerischen Standpunkte aber immer
noch deutlich sichtbar, der letzten Endes in naturwissenschaftlichen
Grundanschauungen wurzelt.

Innerhalb des Aphasieproblems hat die amnestische Aphasie zu umfangreichen Diskussionen Anlaß gegeben. Es kann hier nicht der Ort sein, auf den historischen Wandel der Begriffsbestimmung der amnestischen Aphasie und ihrer klinischen und lokalisatorischen Bedeutung einzugehen. Wesentlich ist in vorliegender Untersuchung nur die Frage, wann eine Wortfindungsstörung als amnestische Aphasie aufgefaßt werden kann.

Das Problem soll daher nur kurz gestreift werden, soweit es im Rahmen der Arbeit differentialdiagnostische Bedeutung hat. G o l d s t e i n hat bei amnestischer Aphasie Veränderungen des Gesamtverhaltens festgestellt und glaubt, die amnestische Aphasie auf die Grundstörung zurückführen zu können, die er als „Störung des kategorialen Verhaltens" bezeichnet. L. B i n s w a n g e r hat die Bedeutung der Beachtungsrichtung, überhaupt des ganzen Aufmerksamkeitsproblems und der Auffassung, hervorgehoben. Gegen diese, die Bedeutung der noetischen Funktionen bzw. der gesamtpsychischen Leistung hervorhebenden Standpunkte haben besonders I s s e r l i n, K u e n b u r g, L a n g e und L o t m a r die „Werkzeugstörung", die „mangelhafte Liquidität der Wortdispositionen" ins Feld geführt. Ein endgültiger Entscheid ist bis jetzt nicht möglich gewesen, wohl deshalb, weil beiden Standpunkten ein Stück Wahrheit innewohnt. Sicher bedeutet „Denken", wie B i n s w a n g e r mit H o é n i n g s w a l d ausführt, immer gleichzeitig Worthaftigkeit und „Wort" Sinnhaftigkeit; an der Bedeutung einer noetischen Komponente ist daher bei Wortfindungsstörungen nicht zu zweifeln. Anderseits kann, woran wiederum nicht gezweifelt werden darf, diese noetische Komponente in zahlreichen Fällen in den Hintergrund und die Werkzeugstörung in den Vordergrund rücken, vielleicht soweit, daß die erste praktisch manchmal vernachlässigt werden kann. Die Existenz und Bedeutung einer noetischen Komponente in der Struktur des Syndroms tut der klinisch-lokalisatorischen Brauchbarkeit als „Werkzeugstörung" auf alle Fälle keinen Abbruch, wenn man sich nicht unbedingt darauf versteift, daß die eine Komponente immer primär, die andere sekundär sein und somit die eine die andere bedingen müsse. Bezüglich dieser klinischen Bedeutung herrscht zweifellos die Auffassung vor, daß es sich um ein Lokalsymptom handelt. H e r m a n n hat auf die amnestische Aphasie als Vorstadium der sensorischen Aphasie bei Tumoren im linken Schläfenlappen hingewiesen, G o l d s t e i n erwähnt Herde am Übergangsgebiet vom Schläfen- zum Scheitellappen, von denen er allerdings eine gewisse Diffuswirkung annimmt, weil er überhaupt in der Bewertung zurückhaltender ist und die amnestische Aphasie auch als Allgemein-

symptom auffaßt. Anderseits wird der nicht selbständig auftretenden, aber im Verein mit anderen Aphasieformen, besonders
Teilaphasien im Rückbildungsstadium, beobachteten amnestischen
Aphasie von den meisten Autoren lokalisatorische Bedeutung zu-
erkannt, wie dies H e r m a n n für das Evolutionsstadium der sensorischen Aphasie tat.

Als Fall von besonders reiner amnestischer Aphasie möchte ich
den Fall 15 auffassen, bei welchem ein kleinmandarinengroßer
metastatischer Tumor in der Tiefe des linken Schläfenlappens vorlag. Die Patientin machte psychisch, abgesehen von einer leichten
Labilität, einen völlig unauffälligen Eindruck, war in alle Einzelheiten orientiert, bot keinerlei Erinnerungslücken, reagierte prompt,
klagte aber subjektiv schon darüber, daß sie mitunter im Gespräch
einen Ausdruck nicht finde. In der Untersuchung stand denn auch
eine hochgradige Wortfindungsstörung im Vordergrund, die sich
aber fast ausschließlich bei Objektbenennungen manifestierte, jedoch nicht im freien Gespräch. Ich kann auf die wiedergegebenen
Befunde verweisen. Besonders charakteristisch ist z. B., daß die
Patientin auf das Bild einer Armbrust sofort die Vorstellung von
Wilhelm Tell assoziierte, wie aus einer Umschreibung hervorgeht,
aber weder für das eine noch für das andere die Bezeichnung fand.
Hier und an ähnlich gelegenen Beispielen wird deutlich, daß die
Vorstellung an sich durchaus „liquid" ist, nicht aber das dazu-
gehörige Wort. Es scheint hier tatsächlich eine weitgehende Disso-
ziation zwischen Sprachbegriff und Vorstellung, also rein Gedank-
lichem einerseits, sprachlicher Ausdrucksmöglichkeit anderseits vor-
zuliegen. Die noetischen Funktionen können an einem solchen Beispiel auf keinen Fall versagt haben. Wenn G o l d s t e i n gegenüber
L o t m a r den Einwand erhebt, die Wahl der auf ein Bild zutreffenden Benennung aus einer dargebotenen Auswahl von Bezeichnungen oder umschreibende Bemerkungen des Kranken, das
Objekt sei ihm bekannt, er finde nur das Wort nicht, seien noch
kein einwandfreier Beweis dafür, daß das Bild im gleichen Sinne
erkannt werde wie von einem Normalen, so vermag dieser Einwand,
so berechtigt er grundsätzlich im Interesse einer scharfen Kritik der
Befunde ist, meine Ansicht nicht zu widerlegen, daß es Störungen
gibt, die fast ausschließlich im Sprachlichen liegen. Wenn G o l d-
s t e i n dies auch nicht eigentlich bestreitet, so will er mit seinen
Zweifeln doch den L o t m a r schen Befunden jeglichen Beweiswert
absprechen. Obiges Beispiel beweist aber eindeutig, daß die Patientin
die „Armbrust" im gleichen Sinn erkannte wie ein Normaler. Ebenfalls beweisend scheinen mir jene Beispiele, bei denen die Patientin
das richtige Wort nach langen Bemühungen, aber ohne irgend-

welche fremde Hilfen und ohne vorgängige „ratende" falsche Benennungen, auf die der Untersucher mit „ja" oder „nein" antworten sollte, schließlich doch findet. So erging es ihr z. B. bei der Bezeichnung „Mais" für einen Maiskolben. — Daß neben solchen „reinen Wortamnesien" mit intakter Noese beim gleichen Fall auch noetische Störungen vorkommen können, scheint aber aus folgendem hervorzugehen: An einem Bild mit einem Elefanten und einem Kamel erklärte die Patientin, sie kenne beide, finde aber den Namen nicht. Dann fiel ihr eine Weile später das Wort „Elefant" richtig ein, doch war sie ganz unsicher, ober der Ausdruck zutreffe. Sie sagte in fragendem Tone, „man sagt doch nicht Elefant?" ... „ich weiß nicht, ob ich recht sage". Für das Kamel erwog sie eine Weile die Bezeichnung „Giraffe", zeigte aber die gleiche Unsicherheit: schließlich verwarf sie diesen Ausdruck. Diese Beispiele zeigen, daß hier nicht nur die Wortdispositionen blockiert waren, sondern auch die Begriffe und Vorstellungen an Klarheit eingebüßt hatten. Vor der Erkrankung verfügte die Patientin aber sicher klar über diese Begriffe, es handelte sich um eine normal intelligente Damenschneiderin mit erfolgreich bestandener Sekundarschulbildung. Hier erschien also mit den Wortdispositionen auch das gesamte psychische und intellektuelle Niveau betroffen. Freilich ist vom Sprachlichen her ein Verlust oder eine Verwischung der Wortbedeutung im Sinne der sensorischen Aphasie bei diesem Fall nicht auszuschließen, auch wenn die Kranke das mühsam gesuchte Wort schließlich richtig motorisch formulieren konnte. Deutlicher kam eine derartige Einbuße noch in einem auffallenden Versagen bei der Deutung komplexer, szenischer Bilder zum Ausdruck; Patientin vermochte bei keinem der Bobertagschen Bilder den Sinnzusammenhang zu erkennen, obschon, wie gesagt, ein prämorbider Intelligenzmangel entschieden abgelehnt werden muß. Wenn wir auch keine Ordnungsversuche nach G o l d s t e i n vorgenommen haben, denken wir unwillkürlich an seine Ausführungen über das „kategoriale" Versagen seiner Amnestisch-Aphasischen. Die Patientin erkannte wohl die Einzelheiten richtig, doch kam es zu keiner Synthese, zu keiner „Figur-Hintergrundbildung", zu keiner sinnerfüllten „Gestalt". Wir zögern daher nicht, bei unserem Fall neben einer sozusagen reinen „Werkzeugstörung" auch eine psychische Grundstörung im Sinne G o l d s t e i n s anzunehmen, die sich ihrerseits auf die Werkzeugstörung auswirken *kann*. Entgegen G o l d s t e i n meinen wir aber, daß sie dies nicht in jedem Augenblick, d. h. bei jeder Leistung, tun *muß*. Mit L o t m a r glauben wir, daß „isolierte Werkzeugstörungen" (neben den durch die „psychische Grundstörung" komplizierten) in einzelnen Experimenten zutage treten können. Ob es aber Patienten gibt, die in allen Experimenten ausschließlich diesen Störungstyp bieten, wie L o t m a r glaubt, vermögen wir nicht zu entscheiden.

Nicht leicht ist die Frage zu beantworten, ob in unserem beschriebenen Fall neben der amnestischen Aphasie noch ein organisches Psychosyndrom bestand, wenn auch nur leichten Grades. Ich habe ausgeführt, daß die Patientin im allgemeinen Verhalten und im Gespräch vollkommen unauffällig war. Bei Untersuchung der Merkfähigkeit zeigt sie aber Versager, die ich, wenn sie auch nicht schwerer Natur sind, bei einem Patienten ohne aphasische Erscheinungen doch als Ausdruck eines leichten organischen Psychosyndroms bewerten würde. Im Falle unserer Patientin habe ich einige Bedenken, eine solche Deutung zu geben. Es wäre denkbar, daß sich die amnestische Aphasie einmal als erschwerte Wortfindung, sodann als Beeinträchtigung von Auffassung und Aufmerksamkeit im Sinne B i n s w a n g e r s sowie der „Figur-Hintergrundbildung" und der Fähigkeit, das Wesentliche zu erfassen, im Sinne G o l d s t e i n s, auf die Merkfähigkeit auswirken könnte, so daß bei deren Prüfung deshalb Minderleistungen festzustellen wären. Das Versagen in der Wiedergabe des „Salzesels" würde sich ebenfalls damit erklären; ich bemerke, daß die Patientin die Fabel flüssig und in keiner Weise „organisch" las, überall richtig intonierte und nirgends anstieß. Dennoch hinterließ diese nach erster Lektüre sozusagen keinen Eindruck. Es war, wie wenn die Patientin nur auf das Formale hätte achten können, nicht aber gleichzeitig auf den Inhalt, ganz ähnlich wie bei den Bilderdeutungen. Auf Grund dieser Überlegungen neige ich dazu, eine psycho-organische Störung im Sinne des organischen Psychosyndroms bei der Patientin eher zu negieren, muß aber im Prinzip die gestellte Frage offen lassen.

Aber auch für den Fall, daß ein leichtes organisches Psychosyndrom angenommen werden müßte, ist am Bestehen einer amnestischen Aphasie bei dieser Patientin nicht zu zweifeln. Die Wortfindungsstörungen beherrschen das Bild und stehen in keinem Verhältnis zu den fraglichen leichten Merk- und Auffassungsstörungen.

Anders liegen die Verhältnisse bei unserem Fall 6. Hier wurden anamnestisch im Anschluß an epileptiforme Anfälle auftretende Zustände von mehrtägigen Wortfindungsstörungen angegeben. Anatomisch bestand ein Tumor der ganzen linken Hemisphäre. Eine Lokalschädigung sprachlicher Regionen war also an sich möglich. Die Untersuchung ergab aber das Bild einer schwersten organischen Demenz mit ganz unscharfer Auffassung, nur ganz unbestimmten

Aussagen, schwerster Merkstörung, Desorientierung und Perseveration. Die Wortfindung war in der Untersuchung auch gestört, trat aber gegenüber der Auffassungsstörung ganz in den Hintergrund. So bezeichnete sie z. B. ein Krokodil bei erstem Besehen als Fisch mit dem Ausruf: „Jesses Gott, das sehe ich nicht gerne." Zu längerem Betrachten aufgefordert, erklärte sie, sie könne den richtigen Namen nicht sagen; schließlich kam ihr das Wort aber spontan in den Sinn. Ähnlich ging es mit anderem. Bei einem solchen Fall mit Wortfindungsstörungen hätte man ebensowenig wie bei einem dementen Senilen oder Paralytiker das Recht, von amnestischer Aphasie zu sprechen.

In einem dritten Fall besteht wieder eine andere Sachlage. Beim Patienten Nr. 3 ließen sich auf dem Gebiet der mnestischen Funktionen ganz minime Versager nachweisen, die als „psychoorganische Spursymptome" qualifiziert wurden und einzig in einer leichten Herabsetzung der Merkfähigkeit für Zahlen und Zahlenreihen und auffallenden, gelegentlichen Wortamnesien bestanden. Mit Umschreibungen zeigte er jeweils, daß er die Dinge, für welche er den Namen nicht fand, richtig erkannte. Für „Fledermaus" sagte er z. B. „in der Nacht herumschwärmen", für „Krokodil": „Schildk...", ... „im Nil" ..., „Krokodil", für „Blasbalg": „zum Luft einpressen", für „Sichel": „zum Gras abschneiden". Einige der Namen kamen ihm auf solchen Umwegen später in den Sinn. — Der Patient litt an einem walnußgroßen Tumor des 3. Ventrikels mit Zeichen erhöhten Hirndruckes (außergewöhnlich starke Stauungspapillen von rechts zirka 6 D, links zirka 4 D mit starken Blutungen). — Es erhebt sich die Frage, ob die aufgezeigten Wortfindungsstörungen als amnestisch-aphasische Störung aufzufassen sind. Ich meine nein; nicht nur retrospektiv auf Grund der Lokalisation, sondern deshalb, weil die sehr geringfügigen Wortfindungsstörungen, die nur im Experiment auftraten und dazu im Vergleich zu den mühelosen Benennungen doch recht selten, die der Patient spontan nicht beobachtet hatte und die sich auch bei eingehendem Gespräch — abgesehen von der Benennungsaufgabe — in keiner Weise kundtaten, keine selbständige Störung darstellen können angesichts der Allgemeinstörung, die daneben besteht und in der ungewöhnlich starken intrakraniellen Druckerhöhung ihre Erklärung findet. Die psychoorganische Schädigung ist allerdings an sich so gering, daß ich nur von „Spursymptomen" gesprochen habe. Die Wortfindungsstörungen stehen indessen zu diesen Mikrosymptomen in keinem Mißverhältnis, sondern sind ebenfalls Mikrosymptome, wie sie auch bei einem vielleicht etwas ermüdeten Normalen angetroffen werden könnten.

Die motorisch-aphasische Patientin Nr. 16 bot auch gelegentliche Wortfindungsstörungen amnestisch-aphasischer Art dar. Es erübrigt sich jedoch, angesichts eines so eindeutigen Lokalbefundes weiter auf diese Komponente einzugehen.

Zusammenfassend ist festzustellen, daß bei Kranken mit Wortfindungsstörungen nur solche wie bei unserem Fall Nr. 15 als amnestische Aphasie anzusprechen sind, einschließlich allfällige Kranke mit anderen Aphasieformen, bei denen amnestisch-aphasische Störungen transitorisch oder koordiniert auftreten. Wortfindungsstörungen bei gleichzeitigen ausgeprägten Allgemeinsymptomen oder bloß vereinzelte Namenamnesien sind aber auszuschließen. Bei gleichzeitig nachweisbaren psychoorganischen Allgemeinsymptomen muß die Wortfindungsstörung unverhältnismäßig stark vorherrschen. Unter dieser restriktorischen Verwendung des Begriffs kommt der amnestischen Aphasie sicher lokaldiagnostische Bedeutung zu gleich wie den anderen Aphasien. Das Symptom spricht dann für den Schläfenlappen der überwertigen Hirnseite, wobei die Begrenzung nicht zu eng genommen werden darf, so daß auch die Parietalgegend noch einbegriffen sein kann. Vielleicht ist nicht der Herd allein maßgebend, sondern eine gewisse Diffuswirkung, wie G o l d s t e i n annimmt. Der Subsumierung einer bei primär diffuser Hirnschädigung auftretenden Wortfindungsstörung unter den Begriff der amnestischen Aphasie möchte ich mich aber nicht anschließen.

Anhangsweise sei auf die auffallenden Rechenstörungen der Motorisch-Aphasischen Nr. 16 hingewiesen. Wie angetönt, hat P o p p e l r e u t e r schon 1915 über analoge Beobachtungen an allen Sprachgestörten berichtet. Wie unser Protokoll zeigt, ist nicht allein der Akt der Rechnungsoperation gestört, sondern die begriffliche Vorstellung der Zahlen und damit der ganze Umgang mit Zahlen. B e r g e r lokalisierte seine „echten" Rechenstörungen (von denen er die sekundären, nicht lokalisierbaren abgrenzte, die von Gedächtnis, Merkfähigkeit usw. abhängen) in die linke Schläfen- und Hinterhauptsregion. H e n s c h e n nahm ein „Rechenzentrum" in der Gegend des Gyrus angularis links an, maß aber auch dem linken Parietal- und Occipitallappen eine Bedeutung bei. K l e i s t fand bei jeder Lokalisation Rechenstörungen, aber mit einer überzeugenden quantitativen Privilegierung der optischen Zone, so daß auch er das „Rechenzentrum" dort lokalisierte, für andere Herde mehr oder weniger ausgeprägte Fernwirkung annehmend. Für die motorische und andere Aphasien fand K l e i s t indessen keine Beziehung zu Rechenstörungen, sofern nicht gleichzeitig optische Defekte vorlagen. Im nach ihm benannten Angularissyndrom hat

G e r s t m a n n Rechenstörungen neben Aphasie, Apraxie, Fingeragnosie und Rechts-Linksstörung angetroffen. In einer neueren Arbeit zeigt B o e h l k e, daß das Wesen der Störung nicht eine Rechenstörung, eine Akalkulie ist, sondern ein beeinträchtigtes Zahlenverständnis, woraus ein allgemein gestörter Umgang mit Zahlen resultiert. Seine Ausführungen decken sich ganz mit den Überlegungen, zu denen unser Fall 16 Anlaß gibt. B o e h l k e stellt dar, daß die Zahlenstörungen in verschiedener Weise auftreten können, so als Merkfähigkeitsstörung für Zahlen, als Rechenstörungen, als Neigung zu wortgemäßer Zahlenumkehr, in einem zeitlichen Mehraufwand für alle Zahlenoperationen und in einer relativen Intaktheit des mechanischen, gedächtnismäßigen Rechnens. Alle diese Feststellungen kann ich am eigenen Material bestätigen. Aus seinen eigenen einschlägigen Kriegserfahrungen zieht B o e h l k e den Schluß, daß diesen Zahlenstörungen eine selbständige Lokalisation im vordersten und untersten Bereich des linken Lobus parietalis superior zukommt und daß alle Kombinationen von Zahlenstörungen mit anderen Symptomen zufälliger Natur sind je nach Ausdehnung der Läsion auf nähere oder fernere Nachbarschaft. Der Syndromwert solcher Kombinationen, mithin auch jener des G e r s t m a n n schen Syndroms, würde damit hinfällig.

In unserem Aphasiefall fiel die Rechenstörung, die ich auch lieber Zahlenstörung nenne, weil die den Zahlbezeichnungen entsprechenden Vorstellungen erschüttert und die dazu gehörigen motorischen Innervationskomplexe gehemmt erscheinen, auf psychischem Gebiet nicht isoliert auf, sondern auch eine merkwürdige Stereotypie und Beeinträchtigung des Differenzierungsvermögens, vermutlich zufolge Wort- und Assoziationsdefizites. Es liegt darum nahe, an das von B i n s w a n g e r und G o l d s t e i n bezüglich der noetischen „Grundstörung" bei amnestischer Aphasie Gesagte anzuknüpfen. Beide Autoren betonen denn auch, daß alle Aphasiker nicht nur in ihren sprachlichen Funktionen geschädigt sind, sondern in ihrem ganzen Verhalten. Das wenige über unseren Fall Ausgesagte scheint mir durchaus für diese Auffassung zu sprechen.

Schließlich möchte ich von der „noetischen Grundstörung" der Aphasien aus an die von G r ü n t h a l für das organische Psychosyndrom beschriebene „Einstellstörung" erinnern. Ich glaube, daß es sich bei beiden Phänomenen, wenn auch von anderer Seite betrachtet und mit verschiedenen Ausdrücken belegt, um ein- und dieselbe Grunderscheinung eines organisch affizierten Gehirns handelt, einerlei ob lokal oder diffus, sofern überhaupt die Psyche alteriert ist. Jedenfalls handelt es sich immer um eine äußerst komplexe Ganzheitsfunktion der Psyche, an deren Aufbau die Affektivität, der

Biotonus und intellektuelle sowie mnestische Leistungen beteiligt sind, wenn von deren Störung auch unter den verschiedensten Formulierungen die Rede ist, wie Asynergie der Wahrnehmungsfunktionen, Störung der Figur-Hintergrundbildung, Unfähigkeit, das Wesentliche eines Vorganges zu erfassen, gestörte Simultanerfassung, Störung der Beachtungsrichtung, der Auffassung, der Aufmerksamkeit, Störung der Einstellfunktionen, der Noese, des Symbolwertes usf. Wohl eröffnen die verschiedenen Ausdrücke immer wieder andere Aspekte, entstammen immer etwas unterschiedlichen Gesichtspunkten, handeln aber letzten Endes, wie mir scheint, von der gleichen Grunderscheinung, wie sie uns bei den verschiedensten organischen Hirnaffektionen für das oft schon intuitiv sich aufdrängende Attribut „organisch" als so charakteristisch imponiert.

3. Schlafsucht und Somnolenz

Daß der Schlaf-Wachsteuerung ein in gewissen Zentren des Zwischenhirns lokalisierter aktiver Regulationsvorgang zugrunde liegt, konnte seit den Erfahrungen von E c o n o m o an der Encephalitis epidemica kaum bezweifelt werden und gilt seit den nunmehr klassischen Untersuchungen von H e s s als gesichert. Schon Jahrzehnte vorher waren Beobachtungen von pathologischem Schlaf bei Kranken bekannt geworden, bei denen bei der Sektion Tumoren gefunden wurden, die speziell die subthalamische und Infundibulargegend betrafen. In seiner Arbeit über psychische Störungen bei Hirntumoren hat insbesondere B a r u k eine eingehende Beschreibung dieser Schlafzustände gegeben und die Notwendigkeit der Abgrenzung derselben gegenüber dem Syndrom der einfachen Bewußtseinstrübung unterstrichen. Während er der Schlafsucht eine große lokaldiagnostische Bedeutung zuschreibt, faßt er mit P f e i f e r und anderen Autoren die Trübung als Ausdruck einer nicht lokalen, sondern diffusen Hirnschädigung auf.

Die Bezeichnungen „Somnolenz" und „Sopor" gelten, wiewohl sie vom Stammwort für Schlaf abgeleitet sind, verfänglicherweise nicht der „Schlafsucht", sondern dem allgemeinen Trübungssyndrom, von welchem sie graduelle Stadien ausdrücken, die höchstens in oberflächlicher äußerer Betrachtung einem Schlafzustand ähnlich sein können, mit Schlaf genetisch aber gar nichts zu tun haben. Die Schlafsucht ist gekennzeichnet durch die Merkmale des normalen Schlafes wie imperatives Schlafbedürfnis nach gewöhnlichem Müdigkeitsgefühl, Einschlaf-, Aufwach- und Traumerlebnisse sowie Erweckbarkeit. Am reinsten begegnet uns die Schlafsucht bei der Narkolepsie und bei der Encephalitis epidemica.

Läßt sich das Symptom der Schlafsucht sicher nachweisen, so kann durchwegs mit einer umschriebenen organischen oder funktionellen Alteration im Gebiet der Schlaf-Wachsteuerungszentren im Hirnstamm gerechnet werden. — Dem Trübungssyndrom in seinen verschiedenen Phasen gehen die erwähnten Merkmale des Schlafes ab.

Trotz diesen einfachen Kriterien ist die Unterscheidung der beiden Zustände nicht immer leicht, wenn nicht gerade eine eigentliche Narkolepsie vorliegt. Dies liegt daran, daß reine Zustände, insbesondere bei Hirntumoren, seltener sind als Mischformen.

So führt auch B a r u k aus, daß bei Tumoren der Infundibulargegend und des Mittelhirnes, bei denen Schlafsucht vorkommt, Zustände von Bewußtseinstrübung besonders häufig auftreten; charakteristisch scheint, daß neben Benommenheitszuständen recht häufig auch bewußtseinsgetrübte Erregungszustände, also Dämmerzustände, bei dieser Tumorlokalisation vorkommen. Ich kann hier an das von B i n d e r über die Bewußtseinsstörungen Gesagte erinnern, wonach Dämmerzustände durch Desintegration des Schlaf-Wachsteuerungszentrums entstehen, also doch wie die Schlafsucht etwas mit diesem Zentrum zu tun haben.

Das Kriterium der Erweckbarkeit wird, da Schlafsucht und Somnolenz bzw. Bewußtseinstrübung sich bei Hirntumoren mit Vorliebe kombinieren, meistens nicht ein absolutes, sondern ein relatives sein. Ein Somnolenter, der, sich selber überlassen, schlummert oder etwas stuporös wirkt, kann durchaus noch ansprechbar, also anscheinend „erweckbar" sein. Er zeigt aber die typische Symptomatologie der erheblichen Bewußtseinstrübung, wie hochgradige Verlangsamung, rasches Ermatten, ungenaue Auffassung, Inkohärenz, Desorientierung usf. Der Niveauunterschied zwischen seinem „Schlummern" und der „Ansprechbarkeit", zwischen seinem passiven und durch äußere Anregung erzielbaren aktiven Verhalten ist also recht gering. Demgegenüber zeigt der Schlafsüchtige einen „echten" tiefen Schlaf, nicht bloß ein „Schlummern", und erweist sich nach Erwecktwerden als psychisch durchaus beweglich und nicht nur zu qualitativ richtigen, sondern auch quantitativ viel größeren Leistungen fähig als der Somnolente. Der Niveauunterschied zwischen passivem und aktivem Verhalten ist viel größer und nähert sich den Verhältnissen beim Normalschlaf. In Ruhe gelassen, schläft er aber sofort wieder ein. — Bei den Mischformen, die bei Tumoren der subthalamischen Gegend deshalb so häufig sind, weil diese wie die Ventrikeltumoren frühzeitig zu Erhöhung des intrakraniellen Druckes und damit zu Benommenheit führen, haben wir demnach immer zwischen der Symptomatologie der Trübung und jener des Schlafes abzuwägen. Relativ geringer Niveauunterschied zwischen passivem und aktivem Verhalten spricht für Trübung, relativ großer Niveauunterschied für richtige Schlafsucht. Grundsätzlich haben wir es dann in solchen Fällen immer mit einer heterogenen Störung zu tun, die sowohl auf einer lokalen als auch auf einer allgemeinen Schädigung beruht. An Hand der dargelegten Kriterien ist der diagnostisch interessierende Entscheid zu suchen, ob eine Lokalsymptomatologie angenommen werden soll.

Der Wesensunterschied zwischen pathologischem Schlaf und Bewußtseinstrübung wird in der Hirnpathologie häufig verwischt oder verkannt oder jedenfalls nicht genügend herausgestellt. Aus, wie mir scheint, falscher Analogie werden oft Überlegungen aus der Schlafpathologie auf die Bewußtseinsstörungen übertragen. Am Problem der *Hirnerschütterung* läßt sich dies aufzeigen. Der Begriff der Commotio cerebri ist viel umstritten worden, läßt sich aber in der Medizin nicht wegdenken. Im Mittelpunkt des Syndroms steht die Bewußtseinsstörung, die als obligat aufzufassen ist. Wiewohl man sich heute klar ist, daß der Begriff in erster Linie ein klinischer ist, ist viel Mühe darauf verwendet worden, seine Pathogenese zu klären und eine scharfe Grenze gegen andere Hirnschädigungsformen zu ziehen, speziell die Contusio. Entsprechend der Definition, daß die commotionelle Betriebsstörung reversibel sein muß, negieren zahlreiche Autoren ein pathologisch-anatomisches Substrat (R e i c h a r d t, S t i e r, B o d e, R o s s i e r, M a r b u r g, G r ü n t h a l u. a.). Andere bejahen ein solches (D u r e t, B e r n e r, P e r r e t, N e u g e b a u e r, G a m p e r), während von einer weiteren Gruppe fließende Übergänge gesehen werden oder gar verlangt wird, daß der Begriff „Commotio cerebri" abgeschafft werde (B e r g m a n n, K ü t t n e r, H a u p t m a n n, J a c o b, I n g v a r, B r e s l a u e r, S c h ü c k, B e r n e r u. a.). Wie die Frage eines allfälligen anatomischen Substrates ist nun auch die Frage einer allfälligen Lokalisation der Schädigung (funktioneller oder pathologisch-anatomischer Art) umstritten. Ältere Autoren nahmen meist eine Erschütterung des Gesamthirnes oder aber anatomische Schädigungen im Bereich der Großhirnhemisphären an. Die wenig zahlreichen Fälle klinischer Commotio mit tödlichem Ausgang und anatomischem Untersuchungsbefund ergaben nach N e u b ü r g e r multiple Diapedesisblutungen und Erweichungsherde in Hemisphärenbereichen, nach O s n a t o und G i l l i b e r t i dazu noch Hyperämie und Ödem der Hirnhäute und Vakuolisierung um die Blutgefäße, Ganglien- und Gliazellen, Fibrinthromben oder Fettembolien in Gehirngefäßen und -kapillaren. In einer neueren Untersuchung fand F r e y „langdauernde Ischämien, Gefäßspasmen und ausgedehnte anämische Bezirke größerer Rinden- und Markgebiete"; bei traumatischer Hirnschwellung durch Commotio sollen vor allem die äußeren Rindenschichten anämisch gefunden werden; da langdauernde Ischämien in der Rinde zu umschriebenen Erweichungen führen könnten, sei eine scharfe Grenze zwischen Commotio und Contusio schwer zu ziehen. Demgegenüber bezog R e i c h a r d t schon 1912 die Bewußtlosigkeit der Commotio vorwiegend auf eine lokale Schädigung des Rauten- und Mittelhirnes. Ihm schloß sich K l e i s t an mit der Feststellung, daß bei 90% verifizierter Läsionen des Hirnstammes klinisch eine Bewußtseinstrübung vorgelegen habe. Auch R e d l i c h setzte sich für die Hirnstammgenese der Bewußtlosigkeit ein auf Grund der Beobachtung, daß sich Bewußtlosigkeit bei cerebralen Insulten vor allem bei Läsionen im Stamm und Übergreifen in die Ventrikel entwickelte. F o e r s t e r und G a g e l konnten durch Druck in der Vierhügelregion Bewußtlosigkeit erzeugen, B r e s l a u e r und S c h ü c k fanden bei Druck auf die Medulla oblongata sofortige Bewußtlosigkeit. Auf Grund letzterer Ergebnisse, im weiteren gestützt auf die Erfahrungen bei Encephalitis lethargica und die Einordnung des Wachens und Schlafens als Hirnstammfunktion, bezeichnete G a m p e r die commotionelle Bewußtlosigkeit geradezu als Herdsymptom des Stammes. Innerhalb des Stammes fand er mehr Hinweise für eine Lokalisation in mesodiencephalen Gebieten, während Symptome der Medulla offenbar nur in schwereren Fällen in Erscheinung traten (Kreislauf, Atmung). K l e i n und K r a l haben in ihrer weiter oben zitierten Arbeit, die sich an die von S c h r ö d e r bei der Commotio beschriebenen typischen Verlaufsphasen anschließt, den Standpunkt G a m p e r s übernommen. Als Stütze dieser Auffassung erscheint ihnen insbesondere die der Bewußtlosigkeit nachfolgende delirante Übergangsphase, indem sie in dieser eine hirnlokale, und zwar mesodiencephale Symptomatologie erblicken. Als Argument dafür weisen sie auf das häufige gleichzeitige Bestehen typischer Schlaf-Wachregulationsstörungen hin (komplette Schlaflosigkeit oder Inversion des Schlaftypus), ferner auf andere vegetative Störungen wie Polydipsie. Im weiteren betonen die Autoren das Elementare der psychomotorischen Erregungen, das ihnen Ausdruck subkortikaler Läsionen zu sein scheint. Schließlich unterstreichen sie die von G a m p e r hervorgehobene Ähnlichkeit des deliranten Zustandsbildes mit dem Traumerleben und bringen es mit der Störung der Schlaf-Wachregulation in pathogenetischen Zusammenhang.

Bezüglich der amnestischen Endphase, die sich kontinuierlich aus der deliranten herausentwickelt, stützen sie sich ebenfalls auf G a m p e r und seine Befunde an Korsakowkranken. Alle diese Tatsachen und die Annahme einer gleichartigen Schädigung für Bewußtlosigkeit, delirante Übergangsphase und amnestische Endphase zufolge der innigen Verknüpfung der einzelnen Bilder veranlassen sie zur Schlußfolgerung, im ganzen postcommotionellen Geschehen eine allmählich abklingende Betriebsstörung in Hirnstammgebieten anzunehmen. B r u n hält die postcommotionellen Delirien zwar für ein hirnpathologisches Geschehen sui generis und nicht bloß als Übergangsphase. Er weist auf einen Fall von R i g g e n b a c h hin, wo sich ohne initiale Bewußtlosigkeit ein Delir entwickelte. In neuerer Zeit hat aber auch D e M o r s i e r auf Grund physikalischer und unfallmechanischer Überlegungen und unter eingehender Herausarbeitung der vegetativen Spätstörungen den Standpunkt einer vorwiegenden Schädigung der Zwischenhirn- bzw. Hirnstammgegend beim stumpfen Schädeltrauma vertreten. Auch R o t t e r, S m i t h und M i n k o w s k i betrachten die Zwischenhirnganglien als besonders exponiert; B i n g und V e r a g u t h betrachteten sie als besonders geschützt!

Mir scheinen alle einseitigen Folgerungen nicht begründet. Ich glaube nicht, daß die postcommotionelle Symptomatologie sich aus einer ausschließlichen oder überwiegenden Hirnstammstörung erklären läßt, so wenig ich dies für eine ausschließliche Cortexstörung annehme. Gegenüber der einseitigen Betonung der Bedeutung der Rinde und ihrer Schädigung seitens der älteren Autoren war es sicher ein Verdienst, auf die Symptomatologie des Hirnstammes hinzuweisen, die bei der Commotio und ihrer regressiven Rückbildung auftritt und früher übersehen oder vernachlässigt wurde. Auch wir möchten in den vegetativen Symptomen eine mesodiencephale, in den Dämmerzuständen zur Hauptsache, in den Delirien vielleicht teilweise eine subcorticale Genese annehmen. In der Aufstellung einer exklusiven Hirnstammtheorie durch die vorgenannten Autoren erblicke ich aber eine gleiche Einseitigkeit wie in der Hirnrindentheorie. Die Tatsache, daß zweifelsohne Hirnstammsymptome auftreten und an der postcommotionellen Symptomatik beteiligt sein können, spricht meines Erachtens absolut nicht dagegen, daß auch die Rinde, und zwar primär, nicht etwa bloß sekundär als Folge einer Stammstörung, betroffen sein kann. Weder die Befunde von G a m p e r, die Darlegungen von K l e i n und K r a l und ähnlich liegenden klinischen Erfahrungen noch die unfallmechanischen Theorien von D e M o r s i e r vermögen mich zu überzeugen, daß bei einem stumpfen Hirntrauma die zentralen Formationen gesetzmäßig mehr betroffen werden müssen als die peripheren. Die Beobachtung sicherer Schlafstörungen, von Polydipsie oder irgendwelchen anderen vegetativen Erscheinungen in der Rückbildung eines postcommotionellen Syndroms erscheint mir, um auf unsere Ausgangsfrage zurückzukommen, in keiner Weise beweisend für die Annahme, daß die Bewußtseinsstörung, die Delirien und das psychoorganische Syndrom auch eine Hirnstammstörung repräsentieren. Der Analogieschluß von der vegetativen Schlafstörung auf das Syndrom der Lähmung und Betäubung der Hirnfunktionen durch eine immer die gesamte Hirnorganisation treffende Noxe, und um eine solche handelt es sich doch sicher bei der Commotio, beim Tumorhirndruck, bei der toxischen Narkose usf., scheint mir unlogisch.

Entgegen den einseitigen Theorien eines „Entweder — oder" zwischen Rinde und Stamm glaube ich, daß bei Schädigungen der genannten Art im Prinzip immer das ganze Gehirn betroffen wird, innerhalb seiner Gliederung aber vorwiegend nach Maßgabe der Resistenz der einzelnen Hirnabschnitte reagiert. Entsprechend dem biologischen Grundgesetz, daß phylogenetisch jüngere Abschnitte gegenüber Schädigungen anfälliger sind, scheint mir im Differenzierungsgrad der einzelnen Formationen eine mögliche Erklärung für die mehr oder minder große Anfälligkeit respektive Resistenz liegen zu können. Ich nehme an, daß die phylogenetisch jüngere Großhirnrinde bei einer progressiv wirkenden diffusen Noxe (Hirndruck, Narkose) früher, bei einer plötzlichen diffusen Schädigung (Commotio) stärker geschädigt wird als die phylogenetisch älteren und resistenteren Gebilde des Hirnstammes und der Medulla oblongata. Analog nehme ich für die Restitution an, daß die Stammgebiete früher und leichter, die Cortexgebiete langsamer und schwieriger, d. h. nicht immer ganz, ihre Normalfunktion zurückerlangen. Ich nehme also für die Schädigung einen absteigenden, für die Restitution einen aufsteigenden Typus an.

Bei dieser Annahme müßte mit der Möglichkeit gerechnet werden, daß leichte Allgemeinschädigungen nur zu einer Alteration peripherer Gebiete, vor allem also der Großhirnrinde, führen sollten. Die zentraleren Stammgebiete würden erst bei quantitativ stärkeren Noxen ebenfalls betroffen. Die Klinik scheint dies tatsächlich zu bestätigen. Gemäß einer statistischen Arbeit von W e y l a n d aus dem Material der Schweizerischen Unfallversicherungsanstalt fanden sich unter 1422 Fällen von unkomplizierter Hirnerschütterung nur 961 Fälle, also zwei Drittel, mit voller Bewußtlosigkeit. Die übrigen 461 Fälle waren durch leichtere Bewußtseinsstörungen gekennzeichnet. Diese wurde in 255 Fällen als „Benommenheit" bezeichnet, in den übrigen mit wechselnden Ausdrücken. Die Dauer dieser Bewußtseinsveränderungen war meist eine sehr kurze: „einen Moment", „einen Augenblick", „einige Sekunden", zuweilen mehr. Unter den Fällen mit Bewußtlosigkeit figurierten 624, d. h. 78%, mit einer Bewußtlosigkeitsdauer von einigen Sekunden bis zu 15 Minuten. Eine 6 Stunden übersteigende Dauer fand sich nur bei 1,9% aller Fälle. Es zeigt sich somit, daß der größte Teil der Hirnerschütterungen mit einer Bewußtlosigkeit von höchstens einer Viertelstunde einhergeht.

Es ist nun von Interesse, zu erfahren, daß nur 5 von den 1422 Fällen unkomplizierter Commotio nach dem Erwachen aus der Bewußtlosigkeit transitorische Erregungszustände darboten, die den vorerwähnten mesodiencephalen Bildern entsprechen konnten, wenn man von den nach dem Erwachen oft zu beobachtenden kurzen Zuständen von Verwirrtheit, Desorientiertheit und Aufgeregtheit absieht, die sofort abklingen. Körperliche Symptome, die lokal bedingt sein können (ohne es zu müssen), fanden sich freilich häufiger, so Schwindelgefühle in 331 Fällen, Übelkeit und Erbrechen in 217 Fällen. Sehr häufig finden sich dagegen Kopfschmerzen (643mal) und Amnesie irgendwelcher Form (622mal). Diese Tatsachen scheinen mir dafür zu sprechen, daß in vielen Fällen von leichter Commotio nur die Hirnrinde alteriert ist und daß sich Zeichen von Stammläsion viel seltener und offenbar vorwiegend in schwereren Fällen finden.

Viel Gewicht ist zur Stützung der Hirnstammtheorie der Commotio in neuerer Zeit auf die postcommotionellen neurovegetativen Störungen gelegt worden, so vor allem von De Morsier. Die genannten Beschwerden werden von diesem Autor als Ausdruck der diencephalen Schädigung aufgefaßt. Auch wenn die Möglichkeit diencephal bedingter Nachwirkungen nicht absolut von der Hand gewiesen werden soll, so scheint mir dieser Standpunkt doch extrem. Ganz abgesehen davon, daß länger dauernde Bilder solcher Art verhältnismäßig selten sind, möchte ich ihre Mehrzahl nicht als diencephal, sondern als kortikal auffassen, und zwar im Sinne eines negativen Symptoms. Auch in Fällen, wo eigentliche Korsakowzustände fehlen, ist eine erhöhte kortikale Ermüdbarkeit fast die Regel; mit einer kortikalen Minderleistungsfähigkeit ist aber auch mit einer Beeinträchtigung der auf die subkortikalen Apparate einwirkenden Hemmungsimpulse zu rechnen, so daß die diencephale Übererregbarkeit als Ausdruck defizitärer kortikaler Zügelung und Beherrschung aufgefaßt werden kann. Jedenfalls muß man sich hier und auch in anderen Fällen der Hirnpathologie immer fragen, ob eine sogenannte diencephale Symptomatologie indirekt und in letzter Kausalität nicht eine negative kortikale Symptomatologie sein kann. Lehnt man diese Möglichkeit ab, so ist zum mindesten an die Möglichkeit zu denken, daß ein Defizit kortikaler Impulse eine diencephale Symptomatologie stärker hervortreten lassen kann.

Im folgenden möchte ich die Symptome deutlicher, als es sonst vielleicht geschieht, vom Gesichtspunkt der Funktion und des Funktionsdefizites aus betrachten. An einer quantitativen Hemmung der Rindenfunktion bei Benommenheit, an einer vollständigen Aufhebung bei Bewußtlosigkeit — bei ganz oder wenigstens weitgehender Erhaltung der Stammfunktionen (sofern nicht der Tod eintritt!) — kann doch nicht gezweifelt werden. Den Funktionsausfall der Rinde in einem solchen Falle durch eine Läsion des — in seiner Funktion nicht oder nicht stärker gestörten — Hirnstammes erklären zu wollen, erscheint mir als künstlicher Umweg, so daß ich an einen solchen Wirkungsmechanismus nicht glauben kann, immer vorausgesetzt, es liege eine das ganze Hirn treffende Schädigung vor. Der absteigende Schädigungstypus von der Hirnrinde auf den Hirnstamm läßt sich schön an den Stadien der einfachen Bewußtseinstrübung verfolgen. Die intellektuellen Leistungen und die höhere Persönlichkeitssteuerung werden zuerst befallen, es treten Fehlleistungen der ersteren und Enthemmungsreaktionen auf dem Gebiete der letzteren auf. Die vegetativen Funktionen resistieren am längsten und leiden erst bei fortwirkender und zunehmender Noxe. Umgekehrt stellen sich bei Regression der postcommotionellen Symptomatologie nach der Phase der Bewußtlosigkeit, bei welcher nur mehr die elementarsten vitalen Funktionen erhalten blieben, zuerst die anderen, differenzierteren Hirnstammfunktionen her, wie die Schlaf-Wachsteuerung, dann aufsteigend die Funktionen höherer subkortikaler Zentren und schließlich des Cortex. Die Symptomatologie der jeweiligen Phase, von welcher wiederholt die Rede war, stellt nun, wie ich im Gegensatz zu den Autoren meine, von denen ich ausgegangen bin, nicht eine primäre Störung dar, die auf eine elektive Läsion des einen oder anderen Hirnabschnittes hinweisen würde. Die Schlafregulationsstörung, die transitorisch auftritt, erscheint mir, um wieder das gleiche Beispiel anzuführen, nicht als Argument dafür, daß der Hirnstamm in vorherrschender oder ausschließlicher Weise von der Schädigung betroffen wurde und nun für die gesamte Symptomatologie verantwortlich gemacht werden könnte. Sie beweist nur, daß der Hirnstamm *auch* befallen war. Die Symptombilder der einzelnen Restitutionsphasen erscheinen damit als Ausdruck der wieder erwachenden Funktion der hierarchisch gegliederten Hirnformationen in der Reihenfolge ihres Differenziertheitsgrades. Daß die jeweilige Funktion aus dem Zustand der völligen Lähmung nicht schlagartig richtig in Gang kommt, sondern ein Stadium mühsamer „Gehversuche" und Versager, d. h. vereinzelter richtiger Akte, aber ebensovieler Fehlleistungen, durchläuft, entspricht durchaus einer allgemeinen biologischen Erfahrung nach schweren Funktionsstörungen. Vielleicht haben wir es in diesen Übergangsstadien bis zur Wiederherstellung der Funktion sogar mit partiellen Exzitationszuständen zu tun; die Schlaf-Wachsteuerung, im Koma ganz erloschen, käme über ein Stadium vorübergehender Übererregung mit vollständiger Schlaflosigkeit oder anderen Schlafstörungen wieder in Gang, die Bewußtseinsfunktion gegebenenfalls über ein delirantes Stadium unzusammenhängender Streiflichter bewußten Erlebens neben einem Chaos dumpfer Gefühle, die Funktion der intellektuellen Sphäre und richtigen Kritik über ein Stadium der euphorischen Enthemmung und organischen Urteilsschwäche. Das pathologische Symptom wäre also immer der Indikator einer wiedererwachenden, wenn auch zunächst noch „torkelnden" und unsicher ausgeübten, gleichsam neu zu erlernenden Funktion des betreffenden Hirnabschnittes. Die mesodiencephale Symptomatologie wäre also nicht Ausdruck der Läsion, sondern der in Gang kommenden Restitution der betreffenden Hirnabschnitte, die delirante Symptomatologie Ausdruck der Wiederherstellung des Bewußtseins, das psychoorganische Syndrom Ausdruck der wiedererwachenden mnestischen und intellektuellen Funktionen, und damit negatives kortikales Symptom. Damit meine ich nicht, daß die letztgenannten Leistungen als in der Rinde lokalisiert zu denken wären. Ihr Zustandekommen ist aber an die Integrität nicht nur des Stammes und subkortikaler Apparate, sondern auch der Rinde gebunden. Bei Gesamtläsionen, die von einem Untergang dieser Leistungen gefolgt sind, können wir den Funktionsausfall auf direkte Schädigung der Rinde beziehen.

Diese Feststellung soll nun nicht besagen, daß isolierte Läsionen tieferer Gebiete nicht auch zu einem Ausfall der Cortexfunktion führen können, wie die Experimente von H e s s und Darlegungen von H a s k o v e c vor Jahren schon gezeigt haben. Die differenzierten Leistungen sind nicht nur im Cortex vulnerabel, sondern auch vom Subcortex oder Hirnstamm aus. Eine umgekehrte Lädierbarkeit von oben nach unten scheint demgegenüber nicht zu bestehen. Ausgedehnte Rindenherde lassen die Funktion phylogenetisch älterer, primitiverer Apparate intakt, solange keine Allgemeinwirkung vorliegt.

Es sei hervorgehoben, daß mit der Behauptung einer Vulnerabilität des „Bewußtseins" an der Großhirnrinde nichts über die „Lokalisation" dieser „Funktion" besagt sein soll. Zur Verdeutlichung unserer Auffassung sei das Problem kurz gestreift, ob es eine „Lokalisation des Bewußtseins" geben kann. Darüber hat sich besonders K l e i s t ausgesprochen.

K l e i s t betrachtet die Bewußtlosigkeit als Herdsymptom der Oblongata, wobei er sich insbesondere auf klinische Erfahrungen von R e i c h a r d t (Occipitalpunktion) und die experimentellen Untersuchungen von B r e s l a u e r stützt, bei welchen durch Stich in der Gegend des vegetativen Oblongatakernes sofortige Bewußtlosigkeit ausgelöst wurde. Die alte Auffassung einer Allgemeinstörung der Hirnrinde bei Bewußtlosigkeit lehnt K l e i s t ab. Keine Schädigung des Hirnmantels, sei sie noch so groß, führe zu einer Trübung des Bewußtseins, während 90,5% der Stammhirnverletzungen von Bewußtseinsstörungen begleitet seien. K l e i s t weist darauf hin, daß Bewußtseinsstörungen gleichzeitig mit vegetativen Störungen von Kreislauf und Atmung einhergehen und nicht etwa erst in deren Gefolge und durch die letzteren auftreten. Das Vorkommen von Augensymptomen weise aber auch auf Beteiligung des Mesencephalons hin.

Bei der Bewußtlosigkeit läge demnach eine funktionelle Ausschaltung sämtlicher vor der Medulla oblongata und dem Mittelhirn liegenden Hirnteile, speziell der Hirnrinde, durch eine Herdläsion der vegetativen Kerne im Hirnstamm vor. Diese Erklärung von Bewußtsein und Bewußtlosigkeit liege auf dem gleichen Weg wie die Deutung der verwandten Vorgänge des Wachens und Schlafens durch G a m p e r und H e s s; während letztere von vegetativnervösen Steuerungen im Zwischenhirn abhängen dürften, wäre das Bewußtsein Ausdruck einer vegetativ-nervösen (sympathischen) Aktivierung durch Zentren im Rauten- und Mittelhirn; „Bewußtlosigkeit entstünde durch Wegfall dieser Aktivierung infolge Verletzung der vegetativen Zentren oder durch — parasympathische? — Umstimmung". Auch für Bewußtseinstrübungen durch Hirndruck hält K l e i s t an seiner lokalisatorischen Auffassung fest (wenn also keine Verletzung der Oblongatazentren erfolgte) und denkt sich, daß auch der Hirndruck an einer bestimmten Stelle angreifen müsse, um Bewußtseinstrübungen zu verursachen.

Wenn K l e i s t einen Analogieschluß vom Schlafsteuerungszentrum im Zwischenhirn auf ein „Zentrum der Bewußtseinsvorgänge" in den Oblongatakernen zog, so gingen andere, ältere Autoren bis zu einer praktischen Identifizierung beider „Zentren". So stellte H a s k o v e c bereits 1900 seine These des „zentralen Bewußtseins" auf, welches er in das vegetative Kerngebiet in den medialen Wänden des dritten Ventrikels lokalisierte, wo auch

L. R. M ü l l e r in seinem Werk „Lebensnerven" die Zentralorgane derselben erblickte. Diesen Anschauungen hat N i s s l v. M a y e n - d o r f die Experimente von H e s s an der Katze entgegengehalten; elektrische Reizung bestimmter Kerngebiete im Zwischenhirn müßte, wenn dort ein „zentrales Bewußtsein" seinen Sitz hätte, einen psychischen Erregungszustand auslösen; statt dessen verfallen die Katzen in einen sofortigen Schlafzustand.

Es ist begreiflicherweise verlockend, Vergleiche zwischen dem normalen Schlaf und der Bewußtseinstrübung bzw. -aufhebung anzustellen, doch scheinen mir Analogieschlüsse wie die genannten von K l e i s t und G a m p e r eine Klärung der Verhältnisse zu erschweren. Der Schlaf ist eine physiologische Umschaltung von Funktionszuständen innerhalb eines präformierten Hirnapparates und Steuerungszentrums, die Bewußtseinstrübung eine mehr oder minder ausgedehnte Außerfunktionsetzung psychischer und physischer Akte unter dem Einfluß einer pathologischen Noxe, die, wie mir scheint, die ganze Hirnorganisation trifft, aber bezüglich der einzelnen Abschnitte nicht in gleich schwerer Art zu schädigen vermag. Vor allem aber ist der Schlaf nicht ein negatives Phänomen, ein bloßes Ausgeschaltetsein von Funktionen, sondern ein an sich aktiver Vorgang, nicht eine Ausschaltung, sondern eine funktionelle Umstellung. Der typischen Bewußtlosigkeit gehen phänomenologisch außer dem äußeren Schein von psychischer Inaktivität alle Merkmale des Schlafes ab, vor allem die Traumerlebnisse. Daß in der Wirkung keine Spur von Ähnlichkeit liegt, daß die organische Bewußtseinstrübung nicht entmüdend wie der Schlaf wirkt, sondern „ermüdend", wenn man an die nachfolgende Leistungsschwäche denkt, braucht nicht speziell hervorgehoben zu werden.

Nun wurde bereits gesagt, daß das Phänomen der Bewußtlosigkeit nicht nur bei einer Allgemeinschädigung des Gehirns in Form unserer Hypothese gedacht werden kann, sondern auch bei umschriebenen Läsionen, jedoch nicht des Cortex, sondern des Stammes. Für solche wird die Vorstellung von K l e i s t zutreffen. Es liegt im Prinzip des hierarchischen Aufbaus der Hirnorganisation, daß das Funktionieren differenzierterer Apparate an die Bedingung richtigen Funktionierens elementarer Formationen geknüpft ist. Das besagt für die Vulnerabilität, daß eine Leistung des Endapparates an verschiedenen Stellen des cortico-subcortico-bulbären Organisationskomplexes gestört werden kann, und zwar mit um so kleinerer Intensität oder Ausdehnung der Schädigung, je mehr sich deren Lokalisation den elementaren Zentren nähert. Während z. B. die Abtragung ausgedehnter Teile des Hirnmantels noch nicht zu

Bewußtlosigkeit zu führen braucht, kann sich eine solche schon auf einen Nadelstich in der Oblongata einstellen. Trotzdem kann man meines Erachtens, entgegen K l e i s t, nicht von einer „Lokalisation der Bewußtlosigkeit" sprechen; Bewußtsein ist eine Endleistung eines gleichsam in konzentrischen Schichten gebauten Apparates; im Zentrum liegt die Verwurzelung im Stamm mit seinen vitalen Zentren, an der Peripherie das den Anschluß an die Umwelt gewährleistende Instrument der kortikalen Projektions- und Assoziationsfelder, dazwischen liegt der biologische Kommutator des Zwischenhirns, der die Periodizität des ergo- und histotropen Funktionszustandes regelt. An allen Stätten kann das Bewußtsein gestört werden, und es sollte, will man überhaupt von Lokalisationen reden, zwischen kortikaler, subkortikal-diencephaler und bulbärer Bewußtlosigkeit unterschieden werden (wobei die letzte meist dem Tode entspräche). Analog kann man vom bulbo-diencephalen respektive bulbo-thalamischen oder bulbo-mesencephalen Bewußtsein des Anencephalen sprechen (und annehmen, das zuständlich-primitive „Urbewußtsein" des Neugeborenen entspreche am ehesten dieser Bewußtseinsform) und dem gesunden wachen Menschen das Attribut eines „kortikalen Bewußtseins" zuerkennen. Da in diesen aber die Leistungen der niedrigeren Formationen mitenthalten ist, muß man mit E w a l d und B i n d e r entgegen K l e i s t und teilweise auch entgegen G a m p e r (der zwar die Bedeutung der Rinde für das Zustandekommen des „Bewußtseins" immer anerkannte) zum Schluß gelangen, daß im Bewußtseinszustand eine Ganzheitsqualität liegt und daß sich Bewußtsein nicht trennen läßt von Denkprozessen, so daß eine Lokalisation weder für das Bewußtsein noch für die Bewußtlosigkeit möglich ist.

Bei Betrachtung der gestuften Wirkungsweise von das Gehirn als Ganzes treffenden Schädigungen (speziell der Commotio) ergibt sich vom in absoluter Formulierung etwas doktrinär erscheinenden Gesichtspunkt der Differenziertheit der einzelnen Hirnapparate folgendes:

1. Eine hierarchische Anfälligkeit von oben nach unten, d. h. von phylogenetisch jüngeren zu älteren, resistenteren Formationen.

2. Eine Erscheinung, die man „Zentrierung" nennen könnte; die Funktion der übergeordneten, phylogenetisch jüngeren Anteile ist in der primitiveren Formation „zentriert", d. h. an richtiges Funktionieren der letzteren gebunden; damit ist auch die Vulnerabilität „zentriert", d. h. es kann durch Läsion primitiverer Apparate zur funktionellen Ausschaltung der differenzierteren Apparate kommen. Die umgekehrte Relation liegt anscheinend nicht vor.

Das Gesagte könnte mit nachstehender Skizze am Beispiel der Commotio grob veranschaulicht werden:

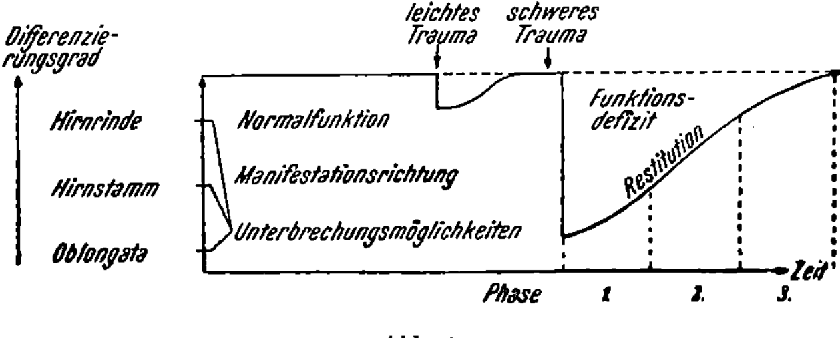

Abb. 1.

1. Koma.
2. Delirantes Übergangsstadium, subkortikale Enthemmungsphänomene.
3. Psychoorganische Endphase.

Das am Beispiel der Commotio Dargelegte findet in den Verhältnissen beim Elektroschock eine gewisse Ergänzung. Ohne eine Identität behaupten zu wollen, macht dieser doch den Eindruck einer laboratoriumsmäßigen akuten Funktionsschädigung des Gehirns von großer Ähnlichkeit mit der Commotio. Es tut nichts zur Sache, ob über die Bewußtlosigkeit hinaus ein epileptiformer Anfall zustande kommt oder nicht, was bekanntlich eine Frage der Dosierung ist, oder ob der Krampf allenfalls unterdrückt wurde. Die Bedeutung epileptischer Anfälle soll hier nicht erörtert werden. Betrachtet man den ganzen Verlauf des Elektroschocks, so liegt erscheinungsmäßig ein Phasenablauf vor von einer akuten Bewußtlosigkeit (die stupuröse Aura der Latenzzeit zwischen Stromstoß und totaler Bewußtlosigkeit mit Krampfbeginn lassen wir beiseite) über ein Stadium brutaler subkortikaler Entladungen zu einem dem normalen Schlaf äußerlich sehr ähnlichen, aber komatösen Zustand, aus welchem dann unter Umständen ein delirantes Verwirrtheitsstadium hervorgeht, welches mit zunehmender Aufhellung des Sensoriums und schrittweiser Wiederherstellung der Funktionen von „unten" nach „oben" in der Amnesie endet. Es scheint sich also auch um eine Lähmung der höheren und teilweise Lähmung, teilweise Enthemmung niedrigerer Apparate zu handeln. Bezüglich der Reihenfolge des Befalls der einzelnen Hirnabschnitte durch den elektrischen Insult geben die unterkrampfschwelligen Stromstöße einen Fingerzeig, die nur zu kurzen „Absenzen" führen. Bei diesen scheint es sich um kurze Ausschaltungen des Bewußtseins zu handeln, wobei nur die Rindenfunktion betroffen erscheint. Vegetative Effekte treten hier kaum auf, ganz im Gegensatz zum Bild des vollentwickelten epileptischen Krampfes, wo sie konstante Begleiterscheinungen darstellen. — Wiewohl mir bewußt ist, daß für den Wirkungsmechanismus des Elektroschocks ganz andere Vorstellungen möglich sind und vorherrschen — die Verhältnisse sind ja im einzelnen noch recht wenig geklärt — scheint er mir nicht aus dem Rahmen dessen zu fallen, worauf es ankam, nämlich einen absteigenden Typus der Wirkungsweise exogener Schädigungen aufzuzeigen, die das Hirn als Ganzes und nicht isolierte Abschnitte selektiv treffen.

Auf anderem Wege hat B i n d e r in der weiter oben zitierten Arbeit das gleiche gesagt, daß nämlich bei der Benommenheit ein absteigender Lähmungstypus von phylogenetisch jüngeren zu älteren Partien in Richtung Rinde — Stamm — Medulla anzunehmen ist. Im weiteren hat E w a l d in einer Untersuchung über die Bewußtseinstrübung bei symptomatischen Psychosen eine Gegenüberstellung herausgestellt, die mit unserer Ausgangsfrage „Schlafsucht und Somnolenz" und ihrer Einordnung übereinstimmt, so daß ihr nur beigepflichtet werden kann. Währenddem er in der Bewußtseinsstörung der exogenen Reaktionstypen eine Funktionsminderung vor allem der Rinde mit erst sekundärer Beteiligung tieferer Abschnitte erblickt, erscheint ihm die Bewußtseinsstörung der Encephalitiker als etwas ganz anderes, nicht als organische Bewußtseinsstörung, sondern als schlafartig. Das Charakteristische der Encephalitis ist nicht die Bewußtseinstrübung, sondern der tiefe Schlaf. Wird er unterbrochen, so besteht gewöhnlich sofort Bewußtseinsklarheit, die aber bald wieder vom Schlafdrang überwältigt wird. Auch in den postencephalitischen Zuständen fehlen die charakteristischen Residuen der exogenen Reaktionstypen fast ganz, die nach symptomatischen Psychosen oft lange weiterbestehen, nämlich die amnestischen Syndrome. Auch hinsichtlich der Ermüdungserscheinungen findet E w a l d charakteristische Unterschiede. Das normale Einschlafdenken ist zerfahren, die beginnende Bewußtseinstrübung macht amnestisch. Der symptomatisch Psychotische ist oft müde, kann aber nicht schlafen oder schreckt bei geringen sensorischen Reizen auf, er ist hyperästhetisch. Der Encephalitiker ist aber tief schlafversunken und schreckt beim Erwecktwerden nicht auf. Dasselbe konstatiert E w a l d beim Insulinschockpatienten. Auch bei diesem kennzeichnet sich die Anfangswirkung des Insulins in Schlafbedürfnis und findet sich beim Unterbrechen des Schocks kein Erschrecken oder keine Benommenheit. Amnestische Spätfolgen fehlen hier ebenfalls. All dies weist auf einen verschiedenen Angriffspunkt für die Bewußtseinsstörung, nämlich auf die Rinde bei symptomatischen Psychosen und Nar-

kose, auf den Hirnstamm bei der Encephalitis und beim Insulin-
schock.

Kehren wir zu den Hirntumoren zurück, so tritt uns als exogene
Noxe in erster Linie der diffus wirkende Hirndruck entgegen. Die
oft eklatante direkte Abhängigkeit der Schwere einer Bewußtseinstrübung von der intrakraniellen Hypertension wurde bereits erwähnt. Bei Befürwortung der Hirnstammgenese der Trübung wäre
die Beobachtung rascher Klärung des Bewußtseins durch druck-
entlastende osmotherapeutische Maßnahmen schwer zu verstehen,
da man in der Benommenheit doch eine Abart von Schlaf erblicken müßte. Demgegenüber scheint mir die Noxe „Hirndruck"
eine der besten Illustrationen für die Annahme eines absteigenden,
zunächst und damit oft ausschließlich die Rinde betreffenden Schädigungstypus zu sein mit dem Erfolg einer zunehmenden Funktionsminderung.

Auf der anderen Seite ist unzweifelhaft, daß lokale Prozesse im
Bereich des Hirnstammes zu Alteration des Schlaf-Wachsteuerungszentrums führen können, sei es durch lokalen mechanischen Druck,
sei es durch chemische Einwirkung. Klinischer Ausdruck davon
kann die Schlafsucht sein, welcher somit lokalisatorische Bedeutung
zukommt. Daß allgemeiner Hirndruck oder eine andere diffus wirkende Noxe zu einer selektiven Funktionsstörung im Schlafsteuerungszentrum und damit zu Schlafsucht führen könnte, ist aber
kaum denkbar und wird durch die klinische Erfahrung widerlegt.
Durch Hirndruck Benommene schlafen trotz großer Ermüdbarkeit
oft nicht besonders gut. Im Gegenteil treten oft mit Vorliebe nachts
Unruhezustände oder gar Delirien auf.

Die Genese dieser nächtlichen Exazerbationen von Unruhezuständen bei exogenen Psychosen überhaupt ist noch weitgehend
dunkel. Jene Autoren, welche den Angriffspunkt der exogenen
Schädigung im Hirnstamm erblicken, könnten das Phänomen als
lokale Reizerscheinung im Schlafsteuerungszentrum auffassen und
verwerten. Unsererseits denken wir aber im Gegensatz dazu eher
von neuem an eine kortikale Wirkungsweise im Sinne eines negativen Symptoms, eines kortikalen Defizites. Wir sprachen bezüglich
des Schlafsteuerungszentrums vom Funktionskreis zwischen Hirnstamm und Rinde und von der wechselweise sympathischen und
parasympathischen Tonisierung der Rinde durch den Stamm. Für
den Eintritt des Schlafes wird allgemein eine Umschaltung von der
sympathischen auf die parasympathische Tonisierung angenommen.
Für den exogen Psychotischen, den Benommenen, bei dem wir
einen absteigenden Schädigungstypus angenommen haben, gelangen wir nun zur Annahme, daß der Funktionshemmung in der

alterierten Rinde eine sympathische Tonisierung entgegenwirken kann, währenddem parasympathische Tonisierung die Alteration in ihrer vollen Intensität in Erscheinung treten lassen oder gar verstärken würde. Ein Hinweis dafür ergibt sich aus der Mobilisierbarkeit der Aufmerksamkeit, einer Aufhellung der Benommenheit, durch sensorische oder emotionelle Reize, von denen eine Sympathikuserregung angenommen wird. Es kann hier auf die Untersuchungen von L ö w e n s t e i n über die Psychorestitution organisch geschädigter oder ermüdeter Funktion auf dem Wege eines sympathischen Reizes verwiesen werden. Am Beispiel des Lichtreflexes der Pupille und des Patellarsehnenreflexes konnte dieser Autor nachweisen, daß eine durch kontinuierliche Reize ermüdete, immer träger und unausgiebiger werdende und schließlich völlig erlahmende Reflexbewegung durch pharmakologische, sensorische oder psychisch-emotionelle Sympathikuserregung „entmüdet" werden und ihre ursprüngliche Kraft wiedererlangen kann trotz pausenlos fortlaufender Reize. Unsere Hypothese geht nun dahin, daß auf Grund sympathischer Gegenwirkung am Tag von den absteigend wirkenden exogenen Noxen eine geringere Tiefe erreicht wird als in der Nacht, wogegen in letzterer, nach Wegfall des sympathischen Tonus und vielleicht auch durch Hinzutreten des parasympathischen Tonus, eine tiefergreifende Funktionshemmung zustande kommt mit Ausfall nicht nur differenzierterer, sondern auch einfacherer kortikaler Leistungen, so daß aus vermehrtem nächtlichem Defizit an kortikaler Funktion das Bild subkortikaler Entladungen und Enthemmungen mit psychomotorischer Unruhe entstehen würde. Die Beobachtung gestörten Schlafes, ja nächtlicher Unruhezustände bei durch Hirntumoren Bewußtseinsgetrübten scheint mir daher nicht gegen, sondern ebenfalls für die vertretene Auffassung zu sprechen, daß primär die Rinde und erst sekundär, „absteigend", tiefere Hirnteile ergriffen werden.

Ich habe mit Erörterung des Symptoms „Schlafsucht" zu einem wesentlichen Beitrag der neueren Zeit noch nicht Stellung genommen, zu dem von S t e r z herausgestellten *Zwischenhirnsyndrom*. Neben Schlafsucht und anderen vegetativen Störungen setzt sich das Syndrom aus eigentümlichen psychischen Erscheinungen zusammen: Senkung des allgemeinen psychischen Energieniveaus, als Folge davon auf dem Gebiet des Denkens eine Art Demenz, beim Gedächtnis ein korsakowähnlicher Zustand, im Fühlen flache Euphorie und Apathie, auf dem Gebiet der Antriebe und des Willens Mangel an Initiative und bis zu Stupor führende Antriebsschwäche. Im Wachzustand soll Klarheit und Besonnenheit herrschen. Das ganze reduzierte Verhalten wird als eine Art „Hirn-

stammdemenz" aufgefaßt und der „Hirnmanteldemenz" gegenübergestellt. Während bei letzterer die kortikalen Apparate selber geschädigt sind, wären bei der Hirnstammdemenz die Großhirn-
leistungen potentiell erhalten, aber vom Hirnstamm aus mehr oder
weniger außer Funktion gesetzt. Daraus schließt S t e r t z auf die
Existenz eines „psychophysischen Apparates, der räumlich und
funktionell mit dem vegetativen Zwischenhirnzentrum verbunden
ist und für die Funktion des Großhirns von maßgebender Bedeutung ist". S t e r t z denkt sich zwar nicht, daß alle psychisch wirksam werdenden Energien vom Hirnstamm ausgehen müssen (ihre
Quelle kann viel weiter liegen, z. B. im Endokrinium oder im
ganzen Soma), erblickt aber im Zwischenhirn eine wichtige
Störungsstelle des Gesamtsystems im Falle grob-organischer
Läsionen oder organisch-funktioneller Grenzzustände, wie sie einem
in neurastheniformen Zuständen begegnen.

Es ist offensichtlich, daß die Einzelsymptome dieses Syndroms
mehrdeutig sind, doch wird ihrer Gesamtheit von verschiedenen
Autoren großer lokaldiagnostischer Wert beigemessen. B ü r g e r -
P r i n z ist im Zusammenhang mit dem S t e r t z schen Zwischenhirnsyndrom auf das Phänomen der „Schlafsucht" und das
Problem des Schlafes besonders eingegangen. Seine vier hiezu beschriebenen Fälle verdienen daher im Rahmen der bisherigen Ausführungen Interesse und seien einer kurzen kritischen Betrachtung
unterzogen:

1. 43jährige Frau, bei welcher sich im Anschluß an eine Retrobulbärneuritis
zunächst ein neurasthenisches Bild entwickelte, dann Schlafsucht am Tage bei
schlechtem nächtlichem Schlaf und im Wachzustand klebrig-geschwätzig-auf-
dringliches Verhalten. In der Klinik akinetisch und scheinbar ruhig schlafend,
aber auf Reize schwer weckbar und schwer ansprechbar, im Wachzustand
mürrisch und negativistisch. Zeitweise so starke Schlafsucht, daß sie in allen Stel-
lungen einschlief. Dazwischen zeitweise spontan und auf wiederholte Punktionen
und Liquorentnahmen regelmäßig Besserung des Zustandes, freier und ansprechbarer, faßte Gelesenes gut auf, behielt aber nichts, mußte angetrieben werden,
zeigte affektiv blande Euphorie.
Als organisches Substrat fanden sich bei der Autopsie ein zirka pflaumengroßes zystisches Neurinom am Boden des 3. Ventrikels und zwei weitere Zysten
von Kleinapfelgröße in beiden Seitenventrikeln.

In der psychischen Symptomatologie würde ich in erster Linie
das Syndrom einer Bewußtseinstrübung mit Intensitätsschwankungen unter wechselnder intrakranieller Druckerhöhung erblicken.
Die schlechte Erweckbarkeit und Ansprechbarkeit spricht für Sopor
(als Stufe der Bewußtseinstrübung), aber nicht für Schlafsucht,
ebenso die nächtliche Unruhe. Vor allem aber weist die Aufhellung
der Psyche unter Druckentlastung auf das Allgemeinsymptom der

kortikalen Funktionshemmung durch die Hypertension, deren Existenz mit einer encephalographisch und autoptisch nachgewiesenen Erweiterung der Ventrikel belegt ist. Ich würde somit nicht auf ein Zwischenhirnsyndrom, sondern auf eine Allgemeinsymptomatologie geschlossen haben. Sollte aber trotzdem wirkliche Schlafsucht im Sinne unserer früheren Ausführungen bestanden haben, so wäre neben ihr die genannte Allgemeinsymptomatologie nicht auszuschließen und bestenfalls eine Kombination beider Syndrome anzunehmen gewesen mit Überwiegen des letzteren.

2. 56jähriger Mann, bei dem Müdigkeit, Vergeßlichkeit, Euphorie, Neigung zu läppischen Scherzen und Initiativarmut in Erscheinung traten. Daneben bestand Schlafsucht mit sofortiger Erweckbarkeit, in der Folge aber zunehmende Unansprechbarkeit bis zum Exitus. Bei der Sektion fand sich ein kirschgroßer Tumor am Boden des 3. Ventrikels. Encephalographisch war hochgradige Erweiterung beider Seitenventrikel festgestellt worden.

Die Schlafsucht dieses Falles scheint mir echt. Daneben bestand aber zweifellos wiederum eine terminal immer zunehmende Bewußtseinstrübung. Es wäre somit auf Kombination von Lokal- und Allgemeinsymptomatologie zu schließen.

3. 43jähriger Mann mit dem psychischen Bild von Ermüdbarkeit, Vergeßlichkeit, Desorientiertheit, Verlangsamung, Umständlichkeit, blander Euphorie, Unreinlichkeit und nächtlichen Delirien. Bei Prüfung ausgesprochene Störung der Merkfähigkeit und Einschränkung der intellektuellen Überschau, Erschwerung in der Erfassung komplizierter Aufgaben. Später Schlafsucht mit Erweckbarkeit. Encephalographisch beträchtliche Erweiterung aller Ventrikel. Autoptisch kleinpflaumengroßer Tumor des 3. Ventrikels mit Verschluß des Aquaeductus Sylvii.

Das psychopathologische Bild und die körperlichen Zeichen stark erhöhten Hirndruckes weisen wiederum in erster Linie auf das Allgemeinsyndrom der Bewußtseinstrübung, wobei einzig die spätere Schlafsucht als lokale Stammsymptomatologie gedeutet werden könnte.

4. 31jähriger Mann, bei dem sich neben endokrinen Störungen (Polyphagie, Dystrophia adiposogenitalis) und körperlichen Hirndruckerscheinungen (Hyperreflexie, Stauungspapille, Erweiterung der Seitenventrikel) ein psychisches Syndrom entwickelte, das durch leer-euphorische Stimmung, Vergeßlichkeit, Nichterfassung komplizierterer Aufträge, Unmöglichkeit von Sukzessivleistungen bei erhaltenen Simultanleistungen, Schlafsucht am Tag und Delirien im weiteren Verlauf gekennzeichnet war. Bei der Sektion fand sich ein kleinpflaumengroßer zystischer Tumor der Rathkeschen Tasche.

Auch hier scheint mir psychopathologisch und körperlich (abgesehen von den endokrinen Störungen) eine Allgemeinsymptomatologie gegeben, auf alle Fälle nicht auszuschließen, wiewohl die Schlafsucht und die endokrinen Störungen hier zweifellos als Lokalsymptome des Zwischenhirn-Hypophysenbereiches aufzufassen sind.

B ü r g e r - P r i n z ist auf Grund dieser vier Fälle, in denen er
das S t e r t z sche Zwischenhirnsyndrom erblickte, bezüglich des
Schlafproblems zur eigenartigen Schlußfolgerung gekommen, man
könne schwerlich von einem Schlafzentrum reden. Um seine Überlegungen zu verstehen, ist nochmals von den Merkmalen auszugehen, aus denen er in seinen Fällen das Zwischenhirnsyndrom
konstituierte. Er faßt zusammen: Schlafsucht, Apathie, korsakowähnlicher Zustand, Verlust der intellektuellen Überschau, Senkung
der psychischen Energie, Aspontaneität und Inaktivität; bei Wach-
sein leere Euphorie bei Klarheit und Besonnenheit; zu Leistungen
nur unter Fremdanregung fähig; daneben stereotype Reaktionen.
Neben dem Wachzustand fand er tagelanges Schlafen mit momentaner Erweckbarkeit, aber mit Fehlen von Einschlaf-, Aufwach-
und Traumerlebnissen oder anderen Zeugen intrapsychischer Aktivität. Deshalb erschien es ihm fraglich, ob dieser Schlaf auf gleicher
Stufe stehe wie der normale Schlaf. Vielmehr hielt er es für möglich, diesen Schlaf als weitere Steigerung der Apathie, des Danieder-
liegens aller Affekte und Leistungen, des allgemeinen Energie-
defizites auffassen zu können, demnach nicht mehr als positive
Funktion, sondern als „negativen Schlaf". Daraus folgerte er, man
könne schwerlich von einem Schlafzentrum reden, sondern höchstens eine topische Vertretung des Energieverhaltens und der
Rhythmik annehmen.

Die Erwägung, daß der beobachtete Schlaf nicht dem normalen
entsprach, erscheint mir absolut zutreffend, doch kann ich mich der
Schlußfolgerung auf das Schlafzentrum nicht anschließen. Die Erklärung für die Nichtübereinstimmung scheint mir im Ausgangspunkt zu liegen, d. h. in der Annahme eines Zwischenhirnsyndroms.
Wie an den Fällen einzeln dargetan, hätte ich in keinem eine ausschließliche Lokalsymptomatologie angenommen, sondern höchstens eine Mitbeteiligung von Hirnstammsymptomen bei Überwiegen
von Allgemeinsymptomen. Im ersten Fall, wo keine prompte, sondern eine erschwerte Erweckbarkeit bestand, habe ich an der
Schlafsucht überhaupt Zweifel geäußert. Die Auffassung des Zustandes als Bewußtseinstrübung und die wesentliche Beteiligung
einer solchen in den drei anderen Fällen vermag meines Erachtens
alle Besonderheiten dieser „Schlafsucht" zu erklären, bei welcher
B ü r g e r - P r i n z die Analogien zum normalen Schlaf vermißte,
so daß die Zweifel an der Berechtigung, von einem „Schlafzentrum"
zu sprechen, hinfällig werden.

Freilich stellte B ü r g e r - P r i n z für den Wachzustand „Klarheit" und „Besonnenheit" fest. Hier möchte ich auf das über die

leichten Trübungszustände Gesagte hinweisen, die sich oft nur als Apathie, Stumpfheit, Inaktivität, fehlende Aufmerksamkeit, Schwerbesinnlichkeit, vermindertes Reagieren, Verlangsamung aller geistigen Akte kundtun und bei denen auf Fremdantrieb oft noch gute Momentanleistungen hervorgebracht werden, aber hochgradige Ermüdbarkeit besteht. Solche Kranke können durchaus „klar" und „besonnen" sein, insofern als die Orientierung noch erhalten ist und auf Anrede oder Handlungen um und am Kranken adäquate Reaktionen erfolgen. Die einzelnen geistigen Akte sind potentiell alle erhalten, in ihrem Vollzug aber erschwert oder nur unter Aufwand zusätzlicher Energie realisierbar, so daß sie mit rasch zunehmender Ermüdung erlahmen, quantitativ und qualitativ zurückgehen und schließlich ganz versiegen. Hiebei kann es zu einem Stupor oder schlafähnlichen Zustand kommen, daneben zweifellos auch zu richtigem Schlaf, wenn auch gesagt wurde, daß solche Kranke nicht zu den besten Schläfern zählen. Aus allen Stufen kann der Kranke durch äußeren Antrieb aufgerüttelt oder geweckt werden, solange die Bewußtseinstrübung nicht fortschreitet. Die Erweckbarkeit sowie die „Klarheit" und „Besonnenheit" schließen daher leichtere Trübungszustände nicht aus. Im ersten Fall scheinen zudem diese Merkmale überhaupt gefehlt zu haben. In allen finden wir aber die soeben angeführten Symptome leichter sowie dazu noch schwerer Bewußtseinstrübung.

Es fällt nun auf, daß zwischen den von B ü r g e r - P r i n z zitierten Eigentümlichkeiten des S t e r t z schen Zwischenhirnsyndroms und den Kennzeichen leichter Bewußtseinstrübung, die soeben rekapituliert wurden, im Grunde kein wesentlicher Unterschied zu erkennen ist. Vergleichen wir die Beschreibungen leichter Trübungszustände von B a r u k und die selbst beobachteten Fälle mit den soeben wiedergegebenen Fällen von B ü r g e r -P r i n z und den von S t e r t z entworfenen Bildern, so kann ich mich des Eindrucks nicht erwehren, daß es sich hiebei um das gleiche Syndrom handelt. Überall steht eine Senkung des Energieniveaus mit dadurch bedingtem Versagen der potentiell noch erhaltenen kortikalen Leistungen bei Apathie oder blander Euphorie im Vordergrund und kommt es zufolge reduzierter passiver und aktiver Aufmerksamkeit mit lakunärer Beachtung und Registrierung der Umweltsvorgänge mit gleichzeitiger Stumpfheit und Interesselosigkeit zu einem „korsakowähnlichen" Zustand, der sich aber deutlich von der „Rindendemenz" des Korsakow unterscheidet, indem auf äußeren Antrieb Intaktheit der intellektuellen und mnestischen Leistungen erwiesen werden kann bei freilich raschem Erlahmen und Zurückfallen in den defizitären Status.

Bei dieser Übereinstimmung des S t e r t z schen Zwischenhirn-syndroms mit dem Syndrom leichter Bewußtseinstrübung durch chronischen Hirndruck (es ist wahrscheinlich, daß nur in solchen Fällen Übereinstimmung besteht) taucht ernsthaft die Frage auf, ob die beiden Syndrome nicht allein erscheinungsbildlich, sondern auch genetisch identisch sind. Daran würde sich die weitere Frage knüpfen, ob es überhaupt ein „Zwischenhirnsyndrom" im Sinne lokalpathognomonischer Observanz gibt...?

Es kann eingewendet werden, daß allen Fällen von B ü r g e r - P r i n z und Beschreibungen von S t e r t z schließlich ein umschrie-bener pathologischer Prozeß im Hirnstamm zugrunde lag. Anderseits hat S t e r t z seinen Syndrombegriff ausgedehnt auf organisch-funktionelle Grenzzustände, vor allem neurasthenische Bilder, bei denen in mehr als hypothetischer Weise eine erworbene oder kon-stitutionelle Schwäche des Zwischenhirnsystems angenommen wird. Noch viel weiter ist R o o s e n gegangen mit seiner mit „Mikro-diencephalie" genannten Vorstellung eines Zurückbleibens dieses Hirnteiles beim Menschen unter der mächtigen Ausdehnung der Großhirnentwicklung; wenn auch ein zutreffender Grundgedanke besteht, so erscheint der Versuch, alles Übel der Menschheit und Zivilisation einschließlich sämtlicher Krankheiten von der Grippe bis zum Diabetes von einer relativen Minderwertigkeit des Zwischen-hirns beim Menschen abhängig zu machen, undiskutierbar. Viel-mehr hat K l a e s i an Hand von vergleichend-anatomischen Unter-suchungen von G r ü n t h a l gezeigt, wie eine wichtige Funktion des Hirnstamms, die Regulation der Sexualität, beim Menschen in weitgehendem Maße der Hirnrinde und damit der eigenen Ver-antwortung und Sublimationsfähigkeit, übertragen wurde. Der Hirnstamm wurde also nicht durch den Hirnmantel einfach über-rundet und zurückgedrängt, sondern mit seinem Zurückbleiben auch funktionell entlastet. Denn was am Beispiel der Sexualität gilt, läßt sich im Prinzip auch auf andere, primär dem Stamm verhaftete Triebe übertragen, die mit der kortikalen Entwicklung domestiziert wurden. Auf die Tragweite dieser biologischen Tatsache auf Kultur und Soziologie, die damit verbundene Tragik und zahlreiche weitere damit verbundene Probleme, die K l a e s i berührt hat und welche Gegenstand zahlreicher anderer Arbeiten sind, kann hier nur hin-gewiesen werden.

Beschränken wir uns auf die klinischen Fälle gesicherter Stamm-hirnalteration, so glauben wir an denjenigen von B ü r g e r - P r i n z aufgezeigt zu haben, daß psychopathologisch und klinisch eine Allgemeinschädigung zum mindesten mitbestand und mitunter sicher überwog. S t e r t z ist auch von Tumoren der gleichen Gegend ausgegangen, bei denen eine diffuse Druckwirkung nicht ausgeschlossen werden kann. Ich gelange daher zu der Vermutung, daß das von S t e r t z gegebene Bild einer *Kombination von Schlafsucht und leichter Bewußtseinstrübung* entspricht. Bei Vorliegen echter Schlafsucht ist der Ausdruck „Zwischenhirnsyndrom" (oder „Stammhirnsyndrom") daher zutreffend; freilich dürfte die psychische Seite des Syndroms meines Erachtens in den meisten Fällen nicht hirnstamm- bzw. zwischenhirnbedingt sein; dagegen scheint chronischer und eher mäßiger Hirndruck mit leichter Bewußtseinstrübung bei geschwulstigen Prozessen der Zwischenhirn- bzw. Hirnstammgegend, die gleichzeitig zum Symptom der Schlafsucht führen, zufällig besonders häufig zu sein, so daß der häufige Befund eines Tumors dieser Region bei Vorliegen des S t e r t z schen Syndroms eine gewisse Rechtfertigung für die Heraushebung desselben darbietet.

In jüngerer Zeit hat W a g n e r das S t e r t z sche Syndrom bei drei autoptisch verifizierten Cranipharyngeomen bestätigt, vor allem Schlafsucht, Korsakow, Euphorie, sexuelle Enthemmtheit. In allen Fällen fand er zeitweise Bewußtseinstrübung, vor dieser aber die Charakterveränderung. Die euphorische Stimmungslage betrachtet er wie den Korsakow (entsprechend G a m p e r , F o e r s t e r , G a g e l) als Lokalsymptom des Zwischenhirns, grenzt sie aber gegenüber den affektiven Veränderungen des manisch-depressiven Irreseins ab.

In genetischer Hinsicht hat S t e r t z für die Entstehung seines Syndroms eine mangelhafte Aktivierung des Hirnmantels seitens des Stammes und der von diesem ausgehenden oder durch diesen weitergeleiteten Antriebe angenommen. Für die Bewußtseinstrübung haben wir eine direkte Lähmung der Rinde durch den Druck angenommen. In beiden Fällen würde im Grunde der gleiche Sachverhalt vorliegen, daß die an sich intakte und ihrer Leistungen potentiell mächtige Rinde funktionell behindert wäre, einmal durch mangelhaften Antrieb, das andere Mal durch Bremsung. Es müßte nicht mehr verwundern, bei beiden Lokalisationen der Schädigung das gleiche Endergebnis zu sehen. Schließlich wäre bei Tumoren im Stammgebiet sehr wohl denkbar, daß beide Mechanismen wirksam sind, Beschneidung des diencephalen Antriebes durch lokale Schädigung und Bremsung der Rindenleistungen durch allgemeinen Druck.

Zum Schluß ist bei aller Wünschbarkeit klarer Definitionen, hier der Auseinanderhaltung der pathogenetisch wesensfremden Syndrome Schlafsucht und Somnolenz, von welchen wir ausgegangen sind, die Schwierigkeit der Praxis erneut zuzugeben, wo Kombina-

tion und Durchflechtung der Syndrome besteht. Im weiteren ist mit
M. B l e u l e r festzustellen, daß die klinische Umschreibung des
Zwischenhirnsyndroms an sich keine scharfe ist, so daß seine Ab-
grenzung gegen gleichartige psychopathologische Bilder anderer
Genese oft unmöglich sein wird.

4. Die symptomatische Epilepsie bei Hirntumoren

Die Epilepsie bei Hirngeschwülsten gehört mehr in den Bereich
der neurologischen als der psychopathologischen Symptomatologie.
Für das Studium der letzteren ist aber die Kenntnis der neurologischen Erscheinungen unentbehrlich. Wiewohl der psychiatrische
Aspekt hier in erster Linie interessiert, ist daher die ganze Klinik zu
berücksichtigen.

a) Anfälle und Anfallsäquivalente

Bezüglich der *Häufigkeit epileptischer Syndrome* schwanken die
Angaben der Literatur in großen Grenzen. Unter Berücksichtigung
nur der neueren Literatur ergibt sich folgendes Bild:
P e n f i e l d , E r i c k s o n und T a r l o v fanden an einem
Material von 703 Fällen (davon 697 autoptisch verifiziert) Epilepsie
in 30 bis 40% bei Lokalisation des Tumors im Occipitallappen, in
53% bei frontaler Lokalisation und bis 80% mit zunehmender Annäherung an die Fissura Rolandi.
D e s t u n i s fand Epilepsie bei 103 von 261 verifizierten Hirntumoren, d. h. bei 39%. Die größte Häufigkeit konstatierte er im
Stirnlappen mit 37 von 55 Tumoren (= zwei Drittel). Bezüglich
der Rolle der Lokalisation stellte er folgende Reihe mit abfallender
Häufigkeit auf: 1. linker Frontallappen, 2. rechter Parietallappen,
3. Temporallappen, 4. Occipitallappen, 5. Schädelbasis, 6. Stammganglien, 7. Hypophyse, 8. dritter und vierter Ventrikel. Von 3 nach
4 verläuft die vorher mäßig abfallende Kurve steil, von 4 nach 8
flach; die Lokalisationen vor dem Knick zeigen Epilepsie recht
häufig, jene nach dem Knick selten. Neben der Lappenlokalisation
fand der Autor für Stirn- und Scheitellappen noch eine Seitendiffe-
renz, wie aus der Reihe hervorgeht.
Eine prinzipiell ähnliche Verteilung fand K i r s t e i n unter
487 Tumoren (390 verifiziert); bei supratentorieller Lokalisation lag
Epilepsie in 50% vor, bei infratentorieller in 5 bis 6%. Es dominieren also auch hier Stirn-, Scheitel- und Schläfenlappen.
V. L e h o c z k y zählte unter 90 Tumoren 37mal epileptische Anfälle (41%), P a r k e r fand solche in 21,4%, und zwar ausschließlich supratentoriell, C h a v a n y und P l a c a gelangten auf 15%.

Am eigenen und zur statistischen Auswertung erweiterten Material der K r a y e n b ü h l schen Klinik von 600 verifizierten Fällen habe ich in 90 Fällen ein epileptisches Syndrom angetroffen und gelange somit auf die gleiche Zahl von 15% wie die letztgenannten Autoren.

Die großen Häufigkeitsunterschiede dürften mit unterschiedlicher Auslese zusammenhängen, vor allem hinsichtlich der zeitlichen Entwicklung der Geschwulst. Die niedrigen Zahlen von C h a v a n y und P l a c a und jene aus dem K r a y e n b ü h l schen Krankengut sind zweifellos Ausdruck einer Früherfassung. Immerhin kann die symptomatische Epilepsie bei Hirntumoren auch mit 15% noch zu den Syndromen zählen, die nicht besonders selten sind.

Bezüglich der *Struktur der Anfälle* ist die Häufigkeit der Jackson-Typen zu unterstreichen. V. L e h o c z k y fand an seinen 37 Fällen von Tumorepilepsie zwanzigmal fokale Anfälle. Hinsichtlich der Formen mit generalisierten Krämpfen betont er häufige Abweichungen vom genuinen Typ. Diesen sah er nur dreimal. In 9 Fällen registrierte er atypische Anfälle (z. B. ohnmachtartige Anfälle), in 5 Fällen Mischformen. Bei generalisierten Krämpfen sind vor oder nach dem Anfall auftretende Herdsymptome natürlich besonders verdächtig auf Tumor. H o f f m a n n beschreibt einen Fall von Schläfenlappentumor mit sechsjähriger Dauer von epileptischen Anfällen und einjähriger epileptischer Wesensveränderung, bei welchem eine ausgesprochene Witzelsucht nicht in das Bild der Epilepsie paßte und auf den Tumor bezogen wurde.

In den von mir gezählten 90 Fällen lagen generalisierte Anfälle oder Absenzen bei 47 Kranken vor, Jackson-Anfälle bei 44 Kranken; in einem Fall traten allgemeine und fokale Krämpfe wechselnd auf. Die Bedeutung der Lokalisation ist aus der Statistik ersichtlich. Die Häufigkeit der Jackson-Anfälle tritt auch hier als Besonderheit der Tumorepilepsie hervor. Atypien vom Bild der genuinen Epilepsie scheinen auch in unserem Material für Tumorepilepsie ziemlich charakteristisch. Nach D e s t u n i s spricht Fehlen einer Aura für frontalen Sitz. In einem Fall des K r a y e n b ü h l schen Materials fand sich Lachen als Auraphänomen. Ich habe im Falle einer mächtigen Kolloidzyste des Septum pellucidum neben kurzdauernden Absenzen mit Hinstürzen eine typische Aura cursoria, ein plötzliches sinnloses Davonlaufen, beobachtet. Wiederholt wurden Geruchs- und Geschmacksauren beobachtet, die meistens den Charakter von Uncinatusanfällen trugen. Abgesehen von Prozessen im Bereich des Temporal- und Parietallappens sah K r a y e n b ü h l eine solche Uncinatusaura neben Anosmie bei einem Fall von direkter Tumorkompression auf den Tractus olfactorius.

Gibt es gewisse Besonderheiten in der Struktur des Anfalles von Tumorepilepsien, so stehen dem doch Fälle gegenüber, bei denen alle Anfallsmerkmale das Gepräge der genuinen Epilepsie tragen. Fehlen Herd- oder mehrere neurologische Erscheinungen und treten gar noch chronische psychische Symptome der epileptischen Wesensveränderung und Demenz hinzu, so liegt das absolute Bild einer genuinen Epilepsie vor. Die Fälle sind denn auch gar nicht vereinzelt, die jahrelang unter dieser Diagnose segelten, bis anderweitige Tumorsymptome auftraten; ein Fall der K r a y e n b ü h l schen Klinik tat dies während 15, ein anderer während 6 Jahren, und in der Literatur finden sich noch längere Anamnesen. Die Epilepsie kann somit mit P e d e r s e n als Frühsymptom bei Hirngeschwülsten bezeichnet werden.

Die Situation wird allgemein gekennzeichnet durch ständiges Schrumpfen der Domäne der genuinen Epilepsie zugunsten der symptomatischen. An dieser Entwicklung hat die moderne Neurochirurgie und Elektroencephalographie die größten Verdienste. Die Diagnose genuine Epilepsie wird heutzutage nur mehr per exclusionem gestellt, um so mehr als Hereditäts- und Konstitutionsforschung wenig zu helfen vermögen. Gewisse Autoren wollen in extremer Weise den Begriff der genuinen Epilepsie ganz fallen lassen. Auch wenn man ihren Standpunkt nicht teilt, ist auf alle Fälle heute zuzugeben, daß dieser Diagnose bis zur allfälligen Autopsie eine provisorische Note anhaften kann, wenn auch mit über Jahrzehnte sich erstreckenden Verläufen der mögliche Vorbehalt einer Tumorgenese immer geringer wird. Das Wesentliche aus der dargelegten Situation liegt darin, daß es trotz den um eine Differenzierung bemühten Arbeiten — ich erwähne vor allem S t a u d e r und M a u z — auf dem Gebiete der Psychopathologie keine auch nur einigermaßen zuverlässigen Kriterien gibt, welche auf den genuinen oder symptomatischen Charakter einer durch Anfälle und chronisch-psychische Veränderungen gekennzeichneten Epilepsie hinweisen würden.

b) Die chronischen epileptischen Psychosen

Für die Psychiatrie rücken die chronischen psychischen Veränderungen gegenüber den paroxysmalen Vorgängen in den Vordergrund. Die Literatur beschreibt eine typische epileptische Wesensveränderung und Demenz. Stichwortartig handelt es sich um eine Denkstörung mit Langsamkeit, Umständlichkeit, Haften und Klebenbleiben, Affektbestimmbarkeit, eine Gedächtnisstörung mit diffusverschwommener Ungenauigkeit des ganzen Erinnerungsmaterials ohne Unterschied zwischen Frisch- und Altgedächtnis, bedingt vor allem durch unscharfe Auffassung und Registrierung, um eine Veränderung auf affektivem Gebiet mit Überschwenglichkeit, Ichbezogenheit, Verstimmbarkeit und Reizbarkeit nebst kritiklosem Optimismus und Neigung zu Frömmelei, ekstatischen Erlebnissen und religiös gefärbten Wahnideen von deutlich organischem Gepräge.

Wenn diese chronischen psychischen Veränderungen in ihrer vollen Ausprägung zwar zum Gros der genuinen Epileptiker gehören und zahlenmäßig (aber nicht qualitativ) bei symptomatischer Epilepsie zurücktreten, so ist dies wohl meistens mit dem Zeitfaktor in Zusammenhang zu bringen. Es besteht kein Zweifel, daß es zur Ausprägung dieser psychischen Merkmale einer gewissen, meist längeren Zeit bedarf, die bei der Mehrzahl von Epilepsien durch Hirntumor nicht erreicht wird. Freilich sind die Bedingungen noch ziemlich dunkel, unter denen der psychische epileptische Prozeß abläuft — wenn man es so ausdrücken kann — gibt es doch Fälle mit rascher Verblödung, andere mit jahrelanger Erhaltung des Niveaus trotz zahlreicher Anfälle ohne erkennbaren Grund für solche Unterschiede, worauf unter anderem G r u h l e hinweist. Geht ein langsam wachsender Hirntumor mit epileptischen Anfällen einher, die sich über Jahre erstrecken, so kann es zur typischen Wesensänderung und Demenz kommen. Ob neben dem Erfordernis der langen Dauer noch andere Bedingungen für die Entstehung dieser psychischen Veränderungen notwendig sind, ist ungewiß, aber wahrscheinlich. Erheben sich doch die gleichen pathogenetischen Probleme wie für die Epilepsie überhaupt. Die Äußerungen über diese Frage sind in der Literatur sehr spärlich. Die meisten Arbeiten über die Beziehungen der Hirntumoren zur Epilepsie gehen nur auf die Anfälle, nicht aber auf das Problem der chronischen psychischen Epilepsie ein. K e h r e r erwähnt die wohl sehr seltene Möglichkeit, daß durch den Tumor eine erbliche Bereitschaft zu Krampfanfällen manifestiert werden könnte; die psychische Epilepsie übergeht er. K i r s t e i n fand bei 13 Fällen von Tumorepilepsie familiäres Vorkommen von Epilepsie. Er erwähnt ein gelegentliches Vorkommen von Epilepsie unabhängig vom Tumor. Nach K n a p p steht ein Teil der Tumorepilepsien der genuinen Epilepsie näher als der symptomatischen, in nicht sehr klarer Weise spricht er die Meinung aus, daß Tumoren, Parasiten und Traumen des Gehirns eine Abbiegung der Konstitution bewirken könnten, so daß die dadurch bedingten Epilepsien sowohl hinsichtlich des Anfalls als auch in der Ausgestaltung der Wesensveränderung und Demenz nicht von der genuinen Epilepsie zu unterscheiden seien.

Ob der epileptische Anfall lediglich Symptom eines pathophysiologischen Vorganges oder auch pathogenetischer Faktor von unentbehrlicher oder fakultativ-mitwirkender Qualität für die Entstehung der psychischen Folgeerscheinungen ist, ist für die Epilepsie ganz allgemein nicht geklärt. Einige Autoren fassen das akute und das chronische Syndrom als konkommittierende Manifestationen desselben Grundprozesses, andere die chronische Psychose als Folge der Anfälle auf. Die Mehrzahl der Autoren schreibt den Anfällen wenn nicht eine absolute, so doch eine gewichtige Rolle für die epileptische Wesensänderung zu. Die therapeutischen Bestrebungen richten sich demgemäß meistens auf Unterdrückung und nur ganz ausnahmsweise auf Provokation der Anfälle. Für die Tumorepilepsie finde ich keine Angaben in der Literatur; bei festgestellter Wesensänderung wird langjähriges Bestehen von Anfällen als Selbstverständlichkeit angenommen und nirgends diskutiert. In den selber beobachteten Fällen fanden sich überall Anfälle. In der Krankengeschichte eines vierzigjährigen Patienten mit einem Glioblastoma multiforme im linken Schläfenlappen fanden wir indessen einen Befund von Prof. M. B l e u l e r, der ein leichtes organisches Psychosyndrom mit besonderer Betonung der Langsamkeit, Pedanterie und des Klebens fand und bemerkte, das Bild entspreche dem, was als typisch epileptische Wesensveränderung respektive leichte epileptische Verblödung beschrieben werde; Anfälle wurden indessen bei diesem Fall nicht registriert. Es soll aus einem solchen vereinzelten Befund, der übrigens nicht nur objektiv Meßbares, sondern auch Eindrucksmäßiges enthält, nicht gefolgert werden, es habe in diesem Falle eine tatsächlich epileptische Wesensänderung vorgelegen, da ja nicht von einer inneren, sondern nur von einer äußerlichen Entsprechung die Rede ist. Dennoch kann die Frage nach einer nicht nur erscheinungsmäßigen, sondern auch genetischen Analogie gestellt werden. M. B l e u l e r und Mitarbeiter haben in einer Analyse der psychischen Veränderungen bei der Friedreichschen Heredoataxie, einer Krankheit, die ohne Konvulsionen einhergeht, die äußere Entsprechung mit der für epileptische Psychosen charakteristischen Wesensänderung und Demenz nachweisen können und die Arbeitshypothese aufgestellt, daß es sich auch genetisch um die gleichartigen psychischen Veränderungen handeln könnte. Auf weiteres wird noch einzugehen sein. Die genannten Arbeiten zeigen jedenfalls, daß es Krankheitsprozesse gibt, die ohne Beteiligung von epileptiformen Anfällen zum Bild der chronischen epileptischen Psychose führen können. Weitere Beobachtungen, namentlich aus dem Gebiet der Hirntumoren, liegen anscheinend nicht vor.

Im eigenen Untersuchungsmaterial fanden sich die Symptome einer chronischen psychischen Epilepsie zweimal, in den wiedergegebenen Krankengeschichten 13 und 14. In pathogenetischer Hinsicht wurde neben epileptischen Anfällen für beide Fälle langsames Geschwulstwachstum, jugendliches Alter der Kranken und ein mehr oder weniger verwertbarer Hereditätsbefund festgehalten. Wenn die Bedeutung des letzteren auch nicht überschätzt werden soll — man ist bei Angaben über Krampfanfälle, psychopathische Züge usf. in der Verwandtschaft ja nie sicher, ob es sich um die Manifestation der gleichen Erbanlage handelt —, so fällt doch im allerdings kleinen Material von 5 Fällen von nur paroxysmaler Epilepsie das Fehlen jeglicher für Epilepsie verwertbaren Hereditätsbefunde im Gegensatz zu den 2 Fällen mit psychischen Veränderungen auf. Anderseits fanden sich in der väterlichen Aszendenz des Falles 13 wiederholte Trunksucht, in Fall 14 fragliche Epilepsie bei einer Schwester, Reizbarkeit beim Vater, Äthylismus bei einem Onkel mütterlicherseits und häufige Kopfschmerzen (Migräne?) bei einem Bruder, Befunde, die allgemein in den erweiterten Formenkreis der epileptischen Anlage gebracht werden. Eine Bedeutung der Heredität wird hier auf alle Fälle nahegelegt. Die Beziehungen des psychischen Bildes mit Alter und Geschwulstwachstum bei den Fällen mit nur paroxysmaler Epilepsie ergeben sich mit nachstehender Übersicht:

30jährige Patientin (U. Nr. 68).

Mantelkantengliom rechts frontal.
Vor 3 Jahren 3 generalisierte epileptische Anfälle, unter Prominaletten Sistieren.
Psychisch: Unauffällig.

36jährige Patientin (U. Nr. 59, Fall 16).

Astrocytom links frontal, Rezidiv, erste Operation vor 4 Jahren.
Seit 7 Jahren Jackson-Anfälle.
Psychisch: Sekundäre Störungen auf Aphasie, psychogene Komponenten.

46jährige Patientin (U. Nr. 47, Fall 6).

Glioblastoma multiforme der ganzen linken Hemisphäre.
Seit 6 Jahren atypische Anfälle.
Psychisch: Schwere organische Demenz.

50jähriger Patient (U. Nr. 17, Fall 5).
Astrocytom linke Stammganglien.
Seit 8 Jahren epileptische Anfälle. Vor- und nachher Schädeltraumen und Alkoholismus.
Psychisch: Schweres organisches Psychosyndrom.

52jährige Patientin (U. Nr. 40).
Meningeom links temporal.
Seit 3 Monaten Absenzen.
Psychisch: Leichtes organisches Psychosyndrom.

Im ersten Fall scheint die geringe Zahl von Anfällen für die Ausbildung psychischer Veränderungen nicht genügt zu haben. Im zweiten lagen Jackson-Anfälle vor. Es fragt sich, ob die Jackson-Epilepsie in gleichem Maße wie die mit generalisierten Anfällen einhergehende Epilepsie zu den typischen Wesensänderugen führen kann; in meinem Tumormaterial findet sich kein solcher Fall. Im erweiterten, statistisch verarbeiteten Material der K r a y e n b ü h lschen Klinik fand sich indessen in drei Fällen von Jackson-Epilepsie eine Bemerkung über psychische Verhaltensweisen, die den Rückschluß auf epileptische Spätveränderungen zulassen; bei einem Kind bestand bezeichnenderweise Imbezillität. Aus den Erfahrungen der traumatischen Epilepsie mit Jackson-Anfällen ist ohne weiteres auch für den Fall der Tumorgenese einer Jackson-Epilepsie mit der Entwicklung chronisch-epileptischer Psychosen zu rechnen, sofern die anderen hiezu notwendigen Voraussetzungen erfüllt sind.

Bei den drei letzten Fällen ist das Bestehen eines organischen Syndroms bemerkenswert; das höhere Alter springt ohne weiteres in die Augen. Die relative Jugendlichkeit der zwei Kranken mit psychisch-epileptischer Veränderung — der Patient 13 war 31jährig, die Patientin 14 25jährig — und das einfache organische Psychosyndrom bis zur schweren Demenz bei den drei letzten Kranken der höheren Altersklasse legt die Vermutung nahe, daß bei Bestehen epileptischer Anfälle für die Frage chronischer psychischer Erscheinungen das Alter eine wichtige Rolle spielt. In der erwähnten Arbeit über die psychischen Symptome bei Friedreichscher Krankheit hat M. B l e u l e r die wichtige und wahrscheinlich außerordentlich fruchtbare weitere Arbeitshypothese aufgestellt, daß eine gleichartige chronische diffuse Hirnnoxe wie z. B. diejenige bei Epilepsie oder Friedreichscher Krankheit zu verschiedenen psychopathologischen Erscheinungsbildern führen kann, je nachdem ob ein kindliches, ein ausgewachsenes oder ein alterndes Gehirn betroffen wird. Im ersten Fall käme es zum Bild des Schwachsinns, der sich vom angeborenen nicht unterscheiden ließe, im dritten zur organischen, durch das amnestische Syndrom ausgezeichneten Demenz, im zweiten zu der besonderen Form von Wesensveränderung und Demenz, wie sie bisher als für die Epilepsie charakteristisch beschrieben wurde. Die wenigen Beobachtungen von Tumorepilepsie scheinen durchaus eine Bestätigung dieser Annahme zu liefern, wenn auch an zahlenmäßig kleinem Material.

c) Die Tumorepilepsie an größerem statistischen Material

Zur Veranschaulichung und Nachprüfung des Gesagten wurde das erweiterte statistische Material von 600 Tumoren bearbeitet. Als Ausgangspunkt dient die Tabelle über die Häufigkeit der epileptischen Syndrome im IV. Kapitel. Die Jackson-Epilepsie findet hier aber keine Berücksichtigung, da sie eine fast ausschließlich neurologische Erscheinung darstellt und im Gegenteil untersucht werden soll, ob die nicht als fokal erkennbare Tumorepilepsie psychopathologische Besonderheiten aufweist, welche diagnostisch gegenüber der genuinen Epilepsie ins Gewicht fallen. Im weiteren soll die Bedeutung der Lokalisation und die Rolle des Alters für die einzelnen Syndrome abgeklärt werden.

Eine erste Durchsicht der Tumorepilepsiefälle zeigt eine häufige Kombination mit anderen psychischen Syndromen:

Symptomatische Epilepsie und Kombination mit anderen psychischen Syndromen.

Lokalisation	Frontal	Pariet.	Temp.	Occip.	Andere	Total
1. *Epilepsie allein*						
a) Anfälle, Absenzen	8 } 12	2 } 4	2 } 4	1 } 1	5 } 6	27
b) Mit psychischer Epilepsie	4	2	2	—	1	
2. *Epilepsie kombiniert*						
a) Mit organischem Psychosyndrom	1	1	3	—	—	
b) Mit Bewußtseinstrübung	—	1	1	1	1	
c) Mit aphasischen Symptomen	4 } 6	1 } 4	1 } 8	— } 1	— } 1	20
d) Mit Uncinatusanfällen	—	1	3	—	—	
e) Mit heterogenen Bildern	1	—	—	—	—	
Total epileptische Syndrome	*18*	*8*	*12*	*2*	*7*	*47*

Diese erste Zusammenstellung zeigt in erster Linie folgendes: Die Tumorepilepsie (ohne Jackson-Epilepsie) ist im Gegensatz zur genuinen und auch zu anderweitigen Formen der symptomatischen Epilepsien verhältnismäßig häufig mit anderen psychopathologischen Symptomen und Syndromen vergesellschaftet; es handelt sich dabei um die besprochenen psychischen Allgemein- und Lokalsyndrome, die sich in 20 von 47 Fällen fanden. Die Verbindung epileptischer Manifestationen mit einem oder mehreren dieser psychischen Symptome ist als diagnostischer Fingerzeig auf Tumor ebenso wertvoll wie umgekehrt die Kombination besonders der allein völlig unspezifischen Bilder amnestisches Syndrom und Bewußtseinstrübung mit epileptischen Anfällen. Wenn der praktische Wert dieser Feststellung gegenüber der Bedeutung der neurologischklinischen Symptome auch gering ist, so verdient die Häufigkeit nicht zur Epilepsie gehöriger psychischer Symptome im Anfallsintervall bei psychiatrisch-klinischer Betrachtung doch hervorgehoben zu werden. Die Rolle der allgemeinen und lokalpathognomonischen Nebensymptome geht aus den Zahlen in der Tabelle ohne weiteres hervor und interessiert hier nicht weiter.

Fälle mit typischer psychischer Epilepsie fanden sich im gesamten neunmal. Mehrere dieser Fälle wurden jahrelang als genuin aufgefaßt.

Die Beziehungen der paroxysmalen und psychischen Epilepsie zur Tumorlokalisation und zum Alter ergeben sich aus folgender Tabelle:

	I 0 bis 20 Jahre	II 21 bis 40 Jahre	III 41 bis 60 Jahre	IV über 60 Jahre	Total
Frontal	2 (—)	9 (3)	7 (1)	— (—)	18
Parietal	— (—)	7 (2)	1 (—)	— (—)	8
Temporal	1 (—)	6 (1)	5 (1)	— (—)	12
Occipital	1 (—)	— (—)	1 (—)	— (—)	2
Andere	2 (—)	3 (1)	2 (—)	— (—)	7
Total	6 (—)	25 (7)	16 (2)	— (—)	47

(Die Zahlen der ersten Kolonne bedeuten Anfälle und Absenzen, die eingeklammerten dahinter chronische psychische Epilepsie.)

Bezüglich der Rolle der Lokalisation für die epileptischen Anfälle spiegeln die Zahlen im kleinen das bei Erörterung der Häufigkeit und in der Statistik im Kapitel IV Gesagte. Für die psychische Epilepsie zeigen sich demgegenüber keine Besonderheiten. Die Bedeutung des Alters tritt aber sofort in den Vordergrund. Einerseits zeigt sich eine absolute Häufung der Epilepsie in der II. Altersklasse von 21 bis 40 Jahren. Von 41 bis 60 Jahren findet sich bereits ein deutlicher Rückgang und über 60 Jahre sind keine Fälle mehr anzutreffen. Diese Kurve geht keineswegs etwa mit der absoluten Häufigkeit der Hirntumoren parallel; diese haben in der III. Altersklasse ihr Maximum (siehe Statistik Kapitel IV). Der Vergleich zeigt eine gegenseitige Divergenz:

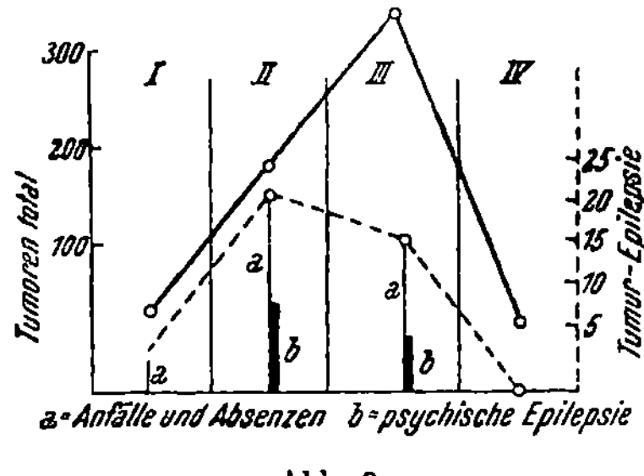

Abb. 2.

Das Seltenerwerden der Epilepsie mit zunehmendem Alter kann nicht mit einer Abnahme besonderer, zu Epilepsie besonders disponierender Geschwulstarten erklärt werden. Einmal sind keine Tumorklassen bekannt, die besonders häufig zu Epilepsie führen, indem Epilepsie bei allen Tumorarten vorkommen kann, sodann fehlen Beobachtungen eines qualifizierten Seltenerwerdens bestimmter Tumorformen. Die Tatsache der abnehmenden Epilepsiehäufigkeit scheint mit anderen Worten nicht an den Tumoren selbst, sondern am Träger zu liegen, wobei in erster Linie an die Vorstellung einer abnehmenden Krampfbereitschaft zu denken ist. Daß das jugendliche Alter mit einer besonders erhöhten Krampfbereitschaft ausgestattet ist, entspricht allgemeiner Erfahrung und wird allgemein anerkannt.

Die psychische Epilepsie — die typische Wesensveränderung oder Demenz — tritt unter 20 und über 60 Jahren gar nicht in Erscheinung. Am häufigsten findet sie sich zwischen dem 21. und 40. Jahr, in unserem Material in 7 von 25 Fällen der betreffenden Altersklasse (28%). In der Altersklasse zwischen 41 und 60 Jahren konnten noch 2 Fälle unter 16 Tumorepilepsien registriert werden $(12^1/_2\%)$; von diesen Fällen waren der eine 41jährig, der andere 48jährig und beide mit mehrjähriger Anfallsanamnese. Es kann also ohne weiteres ausgesagt werden, daß nicht nur die in erster Linie durch Anfälle oder Äquivalente gekennzeichnete Tumorepilepsie mit zunehmendem Alter seltener wird, sondern auch die typische Wesensveränderung und Demenz, und zwar nicht etwa nur proportional mit dem Rückgang der erstgenannten, sondern in qualifizierter Weise (vgl. Kurve). Es kann daraus die Vermutung abgeleitet werden, daß die typische epileptische Psychose bei längerem Bestehen von Anfällen durch Evolution eines Hirntumors nur innert einer bestimmten Altersgrenze entstehen kann, die nach oben um das 45. Altersjahr liegen dürfte; jenseits derselben käme es unter der gleichen Noxe nicht mehr zur epileptischen Psychose, sondern zum organischen Psychosyndrom entsprechend der zitierten Arbeitshypothese von M. B l e u l e r. Ob vor dem 20. Altersjahr eine epileptische Wesensveränderung unter einem Hirntumor zustande kommen kann, möchte ich bei der geringen Zahl der in dieser Altersklasse verzeichneten Fälle nicht entscheiden; eigene Beobachtungen liegen nicht vor. Wahrscheinlich fehlt abgesehen von der relativen Seltenheit von Hirntumoren und Tumorepilepsie in dieser Altersstufe die Voraussetzung eines langsamen Wachstums der Geschwulst und langjähriger Anfälle. Bemerkenswert und wiederum im Sinne der B l e u l e r schen Arbeitshypothese deutbar wäre der erwähnte Fall eines 13jährigen Mädchens mit dem Befund einer Imbezillität nach zweijährigem Bestehen von Jackson-Anfällen. Anatomisch fand sich eine große Arachnoidealzyste an der rechten Mantelkante, wahrscheinlich kongenital entstanden.

Die dargelegten Tatsachen können in Abwandlung der beiden Tabellen wie folgt noch deutlicher veranschaulicht werden:

Symptomatische Epilepsie und Kombination mit anderen psychischen Syndromen in Beziehung zum Alter.

Altersklassen	I 0 bis 20 Jahre	II 21 bis 40 Jahre	III 41 bis 60 Jahre	IV über 60 Jahre	Total
1. *Epilepsie allein*					
a) Anfälle, Absenzen	6	8	4	—	18 ⎫
b) Mit psychischer Epilepsie	—	7	2	—	9 ⎭ 27
2. *Epilepsie kombiniert*					
a) Mit organischem Psychosyndrom	—	—	5	—	5 ⎫
b) Mit Bewußtseinstrübung	—	3	1	—	4 ⎪
c) Mit aphasischen Symptomen	—	3	3	—	6 ⎬ 20
d) Mit Uncinatusanfällen	—	3	1	—	4 ⎪
e) Mit heterogenen Bildern	—	1	—	—	1 ⎭
Total Fälle	6	25	16	—	*47*

Die Übersicht zeigt folgendes: Vor dem 20. Jahr findet sich nur einfache, unkomplizierte, paroxysmale Epilepsie. In den beiden

Altersklassen II und III ist die Epilepsie häufig, 20mal unter
47 Fällen, durch anderweitige Psychosyndrome kompliziert. (Alle
neurologischen Symptome außerhalb der epileptischen Erscheinungen sind hier vernachlässigt.) Wiederum erkennen wir die Verteilung der psychischen Epilepsie, die in der II. Altersklasse 7mal
unter 15 Fällen, in der III. Altersklasse 2mal unter 6 Fällen in Erscheinung tritt, wie bereits festgestellt wurde. In der III. Altersklasse,
und zwar ausschließlich in dieser, tritt in 5 Fällen ein organisches
Psychosyndrom auf, eine Zahl, die hervorsticht. Die aphasischen
Symptome und die Uncinatusanfälle als ausgesprochene, mit der
Epilepsie nur zufällig vergesellschaftete Lokalsymptome und die
Bewußtseinstrübung als relativ akutes, oft schwankendes Allgemeinsymptom von Hirntumoren interessieren im Zusammenhang mit
der psychischen Epilepsie nicht. Die Häufung des organischen
Psychosyndroms in der III. Altersstufe könnte dagegen mit dem
Rückgang der psychischen Epilepsie, wie er in der gleichen Phase
verzeichnet wurde, in Beziehung gebracht und im Sinne der erwähnten B l e u l e r schen Hypothese interpretiert werden.

Hier muß freilich die kritische Frage eingeworfen werden, ob
diese scheinbare Häufung des amnestischen Syndroms jenseits des
40. Altersjahres zu Recht im erwogenen Zusammenhang mit der
Tumorepilepsie gesehen werden kann oder ob es sich dabei nicht
um eine allgemeine, auch außerhalb der Epilepsie beobachtete Erscheinung handelt. Letzteres ist tatsächlich der Fall. Die Tabelle
über Häufigkeit und Verteilung des organischen Psychosyndroms
im IV. Kapitel zeigt eine ausgesprochene Zunahme mit dem Alter;
in Klasse II findet es sich bei 15%, in Klasse III bei 36% und in
Klasse IV in 57% sämtlicher Hirntumorfälle im Zeitpunkt der
Klinikaufnahme. Eine Beziehung zur Epilepsie könnte also nur
dann wahrscheinlich gemacht werden, wenn bei dieser eine über
diesen Gesamtdurchschnitt hinausgehende Häufigkeit des organischen Psychosyndroms in der analogen Altersklasse III nachgewiesen werden könnte.

Letzteres scheint nun tatsächlich auch der Fall zu sein. Bei Zuwendung des Augenmerkes auf das amnestische Syndrom zwecks
vergleichsmäßiger Berücksichtigung ist nämlich die Zahl von
5 Fällen in der III. Altersstufe um 2 Fälle auf 7 zu vermehren, bei
denen die Eingliederung unter Vernachlässigung eines mitbestehenden amnestischen Syndroms entsprechend dem wichtigeren aphasischen oder Uncinatuslokalsymptom vorgenommen wurde. Auf die
16 Fälle von Tumorepilepsie in der III. Altersklasse bezogen, findet
sich das amnestische Syndrom 7mal, also in 44%; gegenüber den
36% im Durchschnitt aller Tumoren oder 35% im Durchschnitt der

Tumoren im Bereich des Stirn-, Scheitel- und Schläfenlappens, den Lokalisationen mit besonderer Häufigkeit von Epilepsie, scheint also bei Bestehen der Epilepsie das amnestische Syndrom häufiger aufzutreten. Daß das organische Psychosyndrom nicht nur mit dem Alter der Tumorpatienten häufiger wird, sondern bei Bestehen epileptischer Anfälle in vorgerücktem Alter noch öfters auftritt, legt die Schlußfolgerung nahe, es im zweiten Falle mit der Epilepsie in Beziehung und mit der epileptischen Wesensänderung und Demenz in Parallele zu setzen. Die Zahlen bei der Epilepsie sind wohl etwas klein um beweisend zu sein, ergeben aber auf alle Fälle keinen Gegensatz, sondern sprechen vielmehr für eine Bestätigung der Hypothese von M. B l e u l e r über die Bedeutung des Alters für die Ausprägung chronischer psychopathologischer Syndrome, hier speziell auf dem Gebiet der durch einen Hirntumor bedingten symptomatischen Epilepsie. Wenn M. B l e u l e r auch allgemein über die Epilepsie in diesem Zusammenhang spricht und in erster Linie die genuine im Auge hat, so erblickte er in der diskutierten Arbeitshypothese eine Gesetzmäßigkeit von durchaus allgemeiner Gültigkeit. Daß eine darauf gerichtete Untersuchung am verhältnismäßig kleinen Material der Tumorepilepsie mit dieser vermuteten Gesetzmäßigkeit im Einklang steht, erscheint mir bemerkenswert und stellt ein neues Argument dar, welches für die Richtigkeit der B l e u l e r schen Hypothese spricht.

Zusammenfassend läßt sich aus der Untersuchung der Tumorepilepsie folgendes sagen:

1. Die Häufigkeit der Hirntumorfälle mit Epilepsie schwankt in weiten Grenzen, wofür wahrscheinlich in erster Linie der Zeitpunkt der Untersuchung bzw. Erfassung maßgebend ist. In unserem Material findet sich Epilepsie in 15%.

2. Nach der Literatur und in unserem Material findet sich Epilepsie bei jeder Tumorlokalisation, besonders häufig jedoch bei Sitz an der Großhirnhalbkugel, speziell im Frontal-, Parietal- und Temporallappen.

3. Eine Untersuchung nach der Bedeutung des Alters ergibt eine deutliche Abnahme der Epilepsiehäufigkeit jenseits des 40. Altersjahres.

4. Der Anfallsstruktur nach handelt es sich bei fast der Hälfte der Fälle von Tumorepilepsie um Jackson-Epilepsie. Vom verbleibenden Rest mit generalisierten Anfällen zeigt wiederum fast die Hälfte Atypien, vor allem Komplikation mit anderen psychopathologischen Syndromen.

5. Psychische Epilepsie, d. h. die epileptische Wesensveränderung und Demenz, kann bei Hirntumorepilepsie ebensogut auftreten wie bei genuiner oder aber anderweitiger symptomatischer
Epilepsie. Als Bedingungen dazu scheinen aber erforderlich zu sein:

a) chronischer Verlauf über Jahre, d. h. langsames Tumorwachstum,

b) fraglicher hereditär-konstitutioneller Faktor,

c) jugendliches Alter, aber abgeschlossenes Wachstum.

6. Die Untersuchung nach der Bedeutung des Alters für die Ausbildung psychisch-epileptischer Folgezustände bei Tumorepilepsie
ergibt Übereinstimmung mit der Arbeitshypothese von M. B l e u l e r
und stellt eine neue Stütze für diese dar, wonach eine gleichartige,
chronisch und diffus wirkende Hirnnoxe je nach dem Alter zu verschiedenen psychopathologischen Syndromen führt, im jugendlichen zu Schwachsinn, im mittleren zum Bild der psychischen
Epilepsie, im vorgerückten zum gewöhnlichen amnestischen Syndrom.

5. Stirnhirnsyndrom — Allgemeinsymptome

Das Stirnhirn stellt eine Region dar, auf welcher der Meinungsstreit über die Lokalspezifität der Psychosyndrome am heftigsten
ausgefochten wird. Schon frühzeitig regte die fehlende elektrische
Erregbarkeit und das Fehlen motorischer Ausfallserscheinungen bei
Abtragungsversuchen am Tier die Hypothese an — von den Speku-
lationen der Bildhauer und Dichter von der Antike bis heute und
von den anatomischen Betrachtungen über die Größenausdehnung
des Stirnhirns beim Menschen gar nicht zu reden —, daß im Stirnhirn höhere psychische Verrichtungen lokalisiert seien. Freilich
besteht in der Auffassung derselben — entsprechend der Komplexität des Gemeinten und der Vielheit möglicher Gesichtspunkte
— alles andere als Einigkeit, doch gruppieren sich die Interpreta-
tionen heute, im Gegensatz zu den Anfängen der Stirnhirnforschung,
nicht mehr um mnestische oder intellektuelle Einzelleistungen, sondern um den Kern der Persönlichkeit und seinen Reaktionstypus,
den Charakter. Es werden also höhere Antriebe und Strebungen,
leitende Vorstellungen und Ideale, überpersönliche und welt-
anschauliche, ethische und religiöse Regungen mit der Integrität des
Stirnhirns in Zusammenhang gebracht.

Die Stirnhirnaffektionen sollten sich, mit einem Wort, in
„Charakterstörungen" verraten. L. W e l t hat 1888 als eine der
ersten eine Charakterveränderung mit Reizbarkeit, Neigung zu Ge-

walttätigkeit, Abschwächung des Intellektes und Verminderung der Aufmerksamkeit bei umschriebener Affektion des Stirnhirns beschrieben und mit der Rinde von F_1 oder medialen Teilen des Orbitalhirns in Beziehung gesetzt. Es hat sich indessen gezeigt, daß viele solcher Charakterveränderungen auch bei anderer Lokalisation und überhaupt bei verschiedenartigen und auch diffusen organischen Hirnleiden auftreten. Ferner ist zu sagen, worauf bereits hingewiesen wurde, daß die wichtigsten Allgemeinstörungen — die Syndromreihe der Bewußtseinstrübung und das chronische organische Psychosyndrom — sehr häufig mit Charakterveränderungen sekundärer Art einhergehen, wie Unverträglichkeit, Reizbarkeit oder Euphorie, Taktlosigkeit, ferner Teilnahmslosigkeit, Mangel an Initiative und Interesse, Verlust des Verantwortungsgefühls, Stumpfheit u. a. Wenn auch solche Veränderungen bei Stirnhirnaffektionen häufig sind, so heben sie sich von anderen Lokalisationen doch nicht genügend heraus, und insbesondere sind die genannten Merkmale zu wenig definiert, um als Bestandteile eines unmittelbaren Stirnhirnsyndroms herausgehoben werden zu können.

Wenn von letzterem gesprochen wird, so ist in erster Linie an den von K l e i s t beschriebenen *„Mangel an Antrieb"* zu denken. Das Symptom kommt nach K l e i s t bei doppelseitiger Ausschaltung der Präfrontalregion zustande und äußert sich als hochgradige Hemmung jeglicher Eigenaktivität und Reaktionsbereitschaft. K l e i s t unterscheidet im einzelnen einen Mangel an Sprachantrieb mit Spontanstummheit, einen Mangel an Bewegungsantrieb und einen Mangel an Denkantrieb. B e r i n g e r hat drei Fälle von Stirnhirntumoren beschrieben, bei denen die Spontanaktivität und die Reaktionsbereitschaft auf somatische und eigenpsychische Reize hochgradig gehemmt war, die Fremderregbarkeit aber erhalten blieb. Sich selber überlassen, verharrten diese Kranken in Untätigkeit und Regungslosigkeit — der eine ließ sogar anläßlich einer Exploration aus Antriebsmangel den Urin unter sich — auf fremden Antrieb aber verrichteten sie durchaus korrekte Leistungen, wenn auch verlangsamt. Bei schwerem Antriebsmangel geht aber auch die Fremderregbarkeit verloren. Solche Kranke liegen oder sitzen bewegungs- und reaktionslos, scheinen von der Umgebung und von ihrem eigenen Dasein keine Notiz mehr zu nehmen, bleiben auf Ansprechen mutistisch oder lassen sich höchstens mit großer Mühe einige kurze Worte abkaufen; sie gleichen also durchaus katatonen Stuporzuständen. Katatone Symptome, wie Haltungs- und Bewegungsstereotypien, z. B. kataleptische Starre, Flexibilitas cerea, Schnauzkrampf usf. oder Verbigeration und Iteration gehören nicht zum einfachen Stirnhirnsyndrom. Sie können aber das Bild komplizieren und werden in der Regel als Nachbarschaftssymptome von seiten der Stammganglien gedeutet.

Das Stammhirn im weiteren Sinne ist aber nicht nur gegebenenfalls für solche katatone Körpersymptome verantwortlich, die das eigentliche Stirnhirnsyndrom garnieren können — übrigens eine Hypothese, die nur durch unsichere Hinweise gestützt ist —, sondern kann selber Sitz einer vom Stirnhirn zu unterscheidenden Form von Antriebsmangel sein. Seit Bearbeitung der Encephalitis epidemica, wir zitieren z. B. J. E. S t a e h e l i n, kennt die Psychiatrie ein psychopathologisches *Stammhirnsyndrom*, das in erster Linie ausgezeichnet ist durch Antriebsmangel neben anderen Symptomen, wie Bradyphrenie und Affektstörungen. In wechselnder Kombination und Intensität der Symptome läßt es sich außer bei Postencephalitikern auch nachweisen bei anderen Stammhirnkranken. So erkannte M. B l e u l e r an einem Fall von Dystrophia myotonica erstmals, daß dessen psychische Symptomatologie einem Stammhirnsyndrom entspricht, und S t o l b a konnte diese Erkenntnis durch Erforschung der Familie bestätigen, in welcher er noch weitere Myotoniker fand, bei denen sich durchwegs ein solches psychisches Syndrom nachweisen ließ. Bei den Parkinsonisten ist die Antriebsschwäche, der Mangel an Regsamkeit und die Stumpfheit oft sehr ausgeprägt; sie können speicheln und unter sich lassen und keine Spur von Bemühung verraten, eine Verunreinigung zu verhüten oder zu beheben. Wie im Körperlichen hat man geradezu den Eindruck eines psychischen Rigors. Eine ähnliche Regungslosigkeit, Stumpfheit und Antriebslosigkeit sehen wir auch noch in schweren Fällen von Chorea Huntington, bei der aber bekanntlich außer der Schädigung der Stammganglien auch eine Rindendegeneration vorliegt, so daß das Erlöschen der Antriebe, welches hier sicher auf den Stamm zu beziehen ist, in finalen Demenzzuständen aber kaum je fehlt, nicht von den Erscheinungen der Demenz abgegrenzt werden kann. — Anderseits fehlt die Antriebsschwäche bei jugendlichen Postencephalitikern ohne Parkinsonismus, die im Gegenteil enthemmt und triebhaft sind.

Mit dem Mangel an Antrieb, gleichgültig welcher Genese, vergesellschaftet sich sekundär in allen schwereren Fällen eine mehr oder minder ausgeprägte Herabsetzung aller anderen psychischen Leistungen. Geschehnisse in der Umwelt und am eigenen Ich, fremde und eigene Probleme interessieren nicht mehr, erwecken keine Anteilnahme mehr, fordern zu keiner Stellungnahme mehr heraus, werden kaum mehr beachtet und ungenau, lückenhaft aufgenommen. Die habituelle und die aktive Aufmerksamkeit sind zufolge des Mangels an psychischer Spannkraft gelähmt, es leiden

Wahrnehmung, Auffassung, Fixierung, Reproduktion, Vorstellungsablauf und Denken, Willensbildung und Emotionalität. Freilich
sind die genannten perzeptiven Funktionen bei reinem Antriebsmangel nicht so hochgradig gestört, daß Desorientiertheit, Verwirrtheit und ähnliche Zustände daraus hervorgehen und den Grad eines
organischen Psychosyndroms erreichen könnten.

Erinnern wir uns der Sympomatologie der Bewußtseinstrübung,
so springt indessen die Ähnlichkeit leichter und mittelschwerer
Trübungszustände mit dem soeben beschriebenen Bild in die Augen.
Der „Mangel an Antrieb", von K l e i s t als Stirnhirnsymptom herausgehoben, kann auch ein charakteristisches Zeichen der Benommenheit sein, wenn er sich vielleicht auch in vielen Krankheits-
beschreibungen mit dem milderen Wort „Apathie" drapiert. Sind
die Ausdrücke auch nicht synonym, so kennzeichnen sie doch, von
verschiedenen Seiten betrachtet, den gleichen phänomenalen Sachverhalt. Diese Form von Antriebsmangel muß auf dieselbe Ebene
gestellt werden wie die anderen Symptome der Bewußtseinstrübung
und ist somit auch als Allgemeinsymptom aufzufassen. Oder sollte
sie doch unmittelbarer Ausdruck einer frontalen Funktionsstörung
sein innerhalb einer allgemeinen Hemmung aller kortikalen Akte?
Ich glaube nicht. Vielmehr halte ich dafür, daß, wie bereits prä-
judiziert, verschiedene Formen von Antriebsmangel zu unterscheiden sind. Beim Stirnhirnsyndrom kann daher nur von *fron-
talem* Antriebsmangel die Rede sein, während andere Formen, wie
die beiden erwähnten, sowie weitere, mehr symptomatische Formen,
z. B. auf der Basis einer endokrinen Störung, einer Kachexie u. ä.,
davon abzugrenzen sind. Das isolierte Symptom ist also immer vieldeutig. Als frontales Lokalzeichen kann der Antriebsmangel erst
nach Ausschluß der anderen Formen und allenfalls im Zusammenhang mit dem gleichzeitigen Nachweis körperlicher Frontal-
symptome bewertet werden.

Welche klinische Bedeutung kommt dem frontalen Antriebsmangel bei Hirntumoren zu? Nach unseren Erfahrungen und auf
Grund unserer Statistik ist das Symptom ausgesprochen selten. Wir
verfügen in unserem Material von 600 Hirntumoren, worunter sich
173 Stirnhirntumoren befinden (bei anderen Lokalisationen wäre
ein „Stirnhirnsyndrom" als Nachbarschafts- oder Fernsymptom
denkbar), nur über einen einzigen Fall, bei welchem wir mit ziem-
licher Sicherheit gelten lassen können, daß das Krankheitsbild im
wesentlichen unmittelbarer Ausdruck der Stirnhirnschädigung ist,
obschon eine mnestische Alteration mitbestand, die den Einwand
zuläßt, eine Allgemeinschädigung habe zum mindesten mitbestan-
den. Demgegenüber fand sich das Symptom „Mangel an Antrieb"

bei vier anderen Fällen verzeichnet, bei denen es sicher Allgemeinsymptom war. Würden wir noch die Fälle mit „Apathie", „Gleichgültigkeit", „Stumpfheit" erheblichen Grades einrechnen oder jene mit „Teilnahmslosigkeit", „Initiativlosigkeit" u. ä., so erhielten wir eine ansehnliche Zahl, für welche die Etikette „Mangel an Antrieb" (verschiedenen Grades) zutreffen würde; es läge aber in keinem dieser Fälle ein frontaler Antriebsmangel vor, sondern durchwegs eine Bewußtseinstrübung, eventuell kombiniert mit einem chronischen organischen Psychosyndrom.

Es ergibt sich daraus, daß „*das*" (psychische) Stirnhirnsyndrom, eben der „Mangel an Antrieb", bei Hirntumoren — im Gegensatz zu Hirnverletzungen, bei denen es K l e i s t in ungefähr einem Drittel der frischen Fälle beobachtete — ausgesprochen selten ist. Es muß im Gegenteil betont werden, daß die erdrückende Mehrzahl der Stirnhirntumoren das Symptom vermissen läßt. Diese Feststellung steht in auffallendem Gegensatz zum Eindruck, den die meiste Literatur vermittelt. Geht man den publizierten Einzelfällen aber kritisch nach, so findet man fast regelmäßig neben der Antriebsschwäche unzweifelhafte Merkmale einer cerebralen Allgemeinstörung, entweder einer Bewußtseinstrübung oder eines organischen Psychosyndroms. Dies sei an einigen Beispielen dargetan:

B e r g e r hat 1923 eine Beschreibung der psychischen Störungen bei Herderkrankungen der Präfrontalregion gegeben. Auf seine Schlußfolgerungen gehe ich vorderhand nicht ein. Seine Fälle wurden indessen von K l e i s t als wesentliche Zeugen für den frontalen Antriebsmangel herangezogen. (B e r g e r selbst brauchte den Ausdruck „Antriebsmangel" nicht, so daß K l e i s t aus anderen Umschreibungen auf Anwesenheit dieses Symptoms schloß.) K l e i s t zitiert in seiner „Gehirnpathologie" folgende Fälle B e r g e r s:

Fall 5. 42jährige Frau, Gliom linkes Stirnhirn.
Psychisch: Abnahme der Leistungsfähigkeit, viel Schlaf, sprach wenig, mußte zum Essen ermuntert werden, unsauber mit Urin, maskenartige Gesichtszüge, zeitlich völlig desorientiert, ungenaue Auffassung, Perseveration, leichte amnestisch-aphasische Störungen, erhob den Kopf beim Sprechen nicht.

Ein Antriebsmangel bestand hier sicher, sogar ein teilweise katatoniformes Verhalten. Eine Allgemeinstörung, namentlich eine Benommenheit oder aber ein organisches Psychosyndrom, ist aber nicht ausgeschlossen und wird wahrscheinlich gemacht durch den vielen Schlaf, die totale Desorientierung, die ungenaue Auffassung und die Perseveration.

Fall 6. 29jähriger Mann, apfelgroßer Abszeß im linken Frontallappen, dazu frische eitrige Meningitis nach traumatischer Epilepsie im Anschluß an Impressionsfraktur am Hinterkopf.
Psychisch: Verlangsamt, stumpf, gleichgültig, ohne Interesse für Umgebung, antwortete auf Fragen, sprach aber spontan nicht, zeigte große Kenntnislücken; in der

Folge mangelhaft orientiert, verwirrt, seinen Zustand verkennend, unrein, somnolent und Exitus.

Hier wurde eine traumatische Demenz diagnostiziert und Patient zeigte nach erneuter Internierung im Gefolge zahlreicher epileptischer Anfälle zweifellos eine schwere Benommenheit. Es bestanden also sicher schwere Allgemeinsymptome in der ersten wie in der zweiten Phase, die den Antriebsmangel hinlänglich zu erklären vermögen.

Fall 7. 49jähriger Mann, Gliom des Balkens, in Mark beider Stirnhirnhemisphären übergreifend.

Psychisch: Seit 6 Jahren epileptische Anfälle, dann psychischer Abbau, schlief viel, teilnahmslos, starrer Gesichtsausdruck, deutliche amnestische Aphasie.

Der Verlauf kann zwanglos als zunehmende Bewußtseinstrübung erklärt werden (nach Prodromalstadium mit epileptischen Anfällen). Frontale Symptome fehlen hier meines Erachtens vollständig.

Fall 8. 49jähriger Mann, apfelgroßes Gliom linker und rechter Stirnlappen.

Psychisch: Während eines Jahres nach Ohnmachtsanfall gelegentliche Verwirrtheitszustände, schlief oft im Geschäft, wurde teilnahmslos, traf falsche Anordnungen. In Klinik keine mnestischen Störungen, aber Verwirrtheitszustände mit Desorientiertheit. Exitus nach Palliativtrepanation.

Auch in diesem Fall vermag ich keinen frontalen Antriebsmangel zu erkennen. Die Teilnahmslosigkeit ist durch die intermittierende, aber doch progressive Bewußtseinstrübung vollkommen erklärbar. Auch hier erblicke ich kein frontales Symptom.

Fall 9. 47jähriger Mann, multiple Gliosarkome in beiden Stirnhirnhemisphären.

Psychisch: Nach Anfall von Bewußtlosigkeit zunehmende Stumpfheit und Teilnahmslosigkeit, beteiligte sich nicht mehr an Unterhaltung, gab auf Fragen kaum mehr Antwort, blieb im Bett liegen, ließ unter sich. In Klinik zuerst abweisend, erlitt einen epileptischen Anfall, im übrigen keine schwereren Defekte; Exitus.

Dieser Fall weist als einziger ein überzeugendes Stirnhirnsyndrom auf. Das Bild war weitgehend kataton, Verwirrtheitszustände fehlten.

Fall 10. 54jähriger Mann, walnußgroßes Gliom im linken Stirnhirn.

Psychisch: Apathie, gelegentliche Verwirrtheit, Desorientiertheit, ging am hellen Tag mit einer Laterne, vergaß die Mahlzeit, keine Krankheitseinsicht. In Klinik leere und steife Mimik, langsame Bewegungen, Desorientiertheit, schwere Merkstörung, immer stumpf und unzugänglich, gab oft keine Antwort, keine Klagen.

Bei diesem Fall liegt die Annahme eines chronischen organischen Psychosyndroms am nächsten. Jedenfalls finde ich in der Beschreibung keine frontalen Symptome.

Während K l e i s t unter den 14 Fällen der B e r g e r schen Arbeit bei den gekürzt beschriebenen 6 Fällen einen frontalen Antriebsmangel herauslas, vermag uns nur sein Fall 9 zu überzeugen; bei Fall 5 scheinen Allgemeinstörungen zum mindesten mitbeteiligt gewesen zu sein. Alle anderen Fälle wiesen zwar auch einen Antriebsmangel auf, aber meines Erachtens nicht einen frontalen. Es herrschte vielmehr eine allgemeine Symptomatologie vor, in welcher der Antriebsmangel ein unspezifisches Element darstellte.

Die eingangs erwähnten 3 Fälle von B e r i n g e r sehen für eine frontale Symptomatologie überzeugender aus:

1. 31jähriger Pfarrer, parasagittales doppelseitiges Falxmeningeom, 125 g.

Psychisch: Zunehmende Gleichgültigkeit, Apathie, Nachlässigkeit im Beruf, ließ sich aber antreiben und hielt noch Predigten. Diese wurden aber flacher, leerer, phrasenhafter. Gleichzeitig Erhöhung des Sexualtriebes. In der Klinik interesselos, ohne Persönlichkeitshintergrund, mußte im Gespräch wie ein Wecker aufgezogen werden. Keine richtige Einsicht in die Krankheit, empfand nur die Verlangsamung. Keine psychische Eigenaktivität, keine Teilnahme, kein Widerspruch, keine eigentlichen mnestischen Störungen, immer orientiert. Aber doch gelegentliches Vergessen oder Fehlleistungen. Im Klavierspiel perseveratorisch. Nach der Operation Besserung, aber quälende Erinnerung.

2. 51jähriger Heizer, buntes Gliom im frontalen Marklager beiderseits.

Psychisch: Nachlässigkeit, Apathie, Stumpfheit auf Vorhalte, farblose Stimmungslage, Wunschlosigkeit. In Exploration Stillstehen in begonnenen Aufgaben, Staunen. Fünfstellige Zahlen richtig, sechsstellige mit Fehlern nachgesprochen. Exitus.

3. 18jähriger Bursche, großes, rasch wachsendes, nekrotisierendes Meningeom im frontalen Marklager beiderseits.

Psychisch: Verlust der Interessen, der Teilnahme, der Energie, blieb im Bett liegen, wurde sehr langsam in allen Verrichtungen. In Klinik wunsch- und antriebslos, stundenlanges leeres Herumsitzen, wiederholtes Untersichlassen ohne Reaktion, stellte letzteres dann in Abrede. Orientiert, Gedächtnis und Merkfähigkeit intakt, aber auffallende Verlangsamung aller Antworten. Im Schreiben Iteration. Exitus.

B e r i n g e r will die kausale Wirkung eines Benommenheitszustandes in der Entstehung des Antriebsmangels bei diesen Fällen ausschließen. Dagegen spreche die erhaltene Orientierung und Fähigkeit zur Auffassung und richtigen Beantwortung auch komplizierterer Fragen. Das Argument ist sicher stichhaltig. Unter Hinweis auf das über die Trübungszustände Gesagte scheint es mir aber nur erheblichere Benommenheitszustände auszuschließen, nicht leichtere. Wir haben noch bei mittlerer Somnolenz nach Mobilisierung einer aktiven Aufmerksamkeit ungestörte Auffassung und Merkfähigkeit, intaktes Gedächtnis und ausgezeichnete Intelligenzleistungen gesehen; die Orientierung ist erst bei fortgeschrittener Trübung und Verlust des Gegenstandsbewußtseins aufgehoben. Für die Benommenheit charakteristisch ist aber die Verlangsamung aller psychischen Akte und die rapide Ermüdbarkeit, so daß als Habitualzustand häufig ein leeres, stauniges Dösen mit Wunsch- und Antriebslosigkeit vorherrscht, ein Bild also, das kaum von den geschilderten zu unterscheiden ist und welches besonders von B a r u k und P f e i f e r als kennzeichnend für ein chronisches Hirndrucksyndrom beschrieben worden ist.

Die Schwierigkeit des Entscheides, ob ein Antriebsmangel bei einem Stirnhirntumor als Lokal- oder als Allgemeinsymptom aufgefaßt werden muß, ist deshalb recht groß, weil die Mehrzahl der Hirntumoren mit intrakranieller Drucksteigerung einhergehen. Die Abgrenzung wird sich demnach ähnlich zwei sich überschneidenden Kreisen, nach der jeweiligen Präponderanz der fraglichen Merkmale richten. Am sichersten wird ein dem beschriebenen klinischen Bild entsprechender Antriebsmangel als frontales Lokalzeichen bewertet werden können, wenn Hirndruckerscheinungen fehlen oder durch einen aktiven osmotischen oder chirurgischen Eingriff beseitigt werden können und der Antriebsmangel persistiert. Bei Vorliegen deutlicher neurologischer Hirndrucksymptome wird ein Antriebsmangel jedoch zunächst als Allgemeinsymptom bewertet werden müssen und erst dann gegebenenfalls Lokalbedeutung erlangen können, wenn die Intensität den Rahmen der möglichen Symptomatologie der jeweiligen Bewußtseinslage sprengt. Frühzeitiges isoliertes Auftreten von Antriebsmangel und Bewegungsarmut spricht zweifellos für frontale Genese.

Einige Autoren sprachen in Fällen von Stirnhirntumoren von einer besonderen Art von Somnolenz oder Stupor; K e n n e d y prägte z. B. den Ausdruck eines „frontal stupor", der weniger tief gehe als der auf Läsion des Bodens des dritten Ventrikels beruhende pathologische Schlaf, auf Weckreize aber im Gegensatz zu letzterem nicht verschwinde. S t r a u s s und K e s c h n e r, die 85 Stirnhirntumoren psychiatrisch untersucht haben, fanden diesen Zustand aber nicht spezifisch, sondern trafen ihn auch bei anderer Lokalisation. Die gleichen Autoren fanden bei Fällen mit einem Defizit der gedanklichen, motorischen und sprachlichen Spontaneität, die dem frontalen Antriebsmangel von K l e i s t entsprachen, durchaus nicht immer ein Befallensein oder ein sekundäres Beteiligtsein der Präfrontalregion, in welcher K l e i s t, B e r g e r, F o e r s t e r u. a. ein Zentrum für den „Antrieb" annehmen. Nach ihrer Auffassung ist psychische Verlangsamung an sich daher noch keineswegs kennzeichnend für frontale Lokalisation, sondern ein allgemeines hirnorganisches Zeichen. Wenn dieser extreme Standpunkt vielleicht etwas übertrieben ist, so stellt er doch eine ernste Warnung vor übereiligen lokalisatorischen Schlüssen dar und steht mit den Ergebnissen aus unserem Material in Einklang, daß eine spezifische frontale Symptomatologie im psychischen Bild von Tumorkranken zum mindesten eine außerordentliche Seltenheit darstellt. Im akuten Stadium von Verletzungen der Stirnlappen ist dagegen nach den meisten Autoren ein Stirnhirnsyndrom mit einer Antriebsstörung im Vordergrund ziemlich häufig.

Aus dem Dargelegten geht hervor, daß die Zustandsbilder, die sich um den Antriebsmangel gruppieren, sicher nicht einheitlich sind, unter den Autoren variieren und bald als mnestische Störung, bald als affektive Störung, bald als Charakterveränderung oder schließlich als reine Antriebsstörung gesehen und beschrieben werden; wir haben dazu auf die oft frappante Ähnlichkeit mit leichteren, chronischen Bewußtseinsstörungen hingewiesen und die Notwendigkeit einer Abgrenzung von diesen unterstrichen. R u f f i n folgert in seinem Stirnhirnreferat von 1939 in Resumierung der positiven Ergebnisse der Diskussionen über den Antriebsmangel, daß

1. Stirnhirnverletzte nach Ablauf der akuten Phase und bei Fehlen von Bewußtseinsstörungen häufig eine herabgesetzte geistige und gemütliche Initiative, Anteilnahme und Aktivität im Sinne einer Antriebsstörung aufweisen,

2. Kranke mit Stirnhirntumoren ebenfalls eine Bewegungsverarmung und Abnahme psychischer Antriebsleistungen aufweisen können und dies frühzeitig und vor Auftreten neurologischer Erscheinungen,

3. das Syndrom bei linksseitigem bzw. doppelseitigem Befallensein häufiger auftrete und

4. bestimmten Teilen des Stirnhirns eine Beziehung zur Antriebsstörung zugewiesen werde. (K l e i s t: vordere Teile der ersten und zweiten Windung, G o l d s t e i n: mittlere Hirnlappenpartie, beide Autoren: benachbarte Marklager.)

Der frontale Antriebsmangel stellt zweifellos die zentrale Störung des Stirnhirnsyndroms dar. Von ihm leiten sich auch im wesentlichen die von K l e i s t und anderen Autoren beschriebenen verschiedenen frontalen Apraxieformen ab, auf die hier nicht eingegangen sei. Ob es andere, im wesentlichen auf den Antriebsmangel zurückführbare Störungen gibt, insbesondere der *Intelligenz*, z. B. in Form spezieller Demenztypen, ist umstritten. Daß bei ausgeprägtem Antriebsmangel die Aufmerksamkeit sinkt und alle rezeptiven und produktiven psychischen Leistungen quantitativ und qualitativ sekundär leiden können, erscheint unzweifelhaft, worauf schon hingewiesen wurde. Wir möchten aber, immer vorausgesetzt, es liege nur eine zentrale Antriebsstörung vor und das Defizit an psychischen Leistungen sei mit ein Ausdruck der ersteren, nicht von einem besonderen Demenztyp sprechen, weil dann vorausgesetzt werden muß, die „Intelligenz" sei wenigstens potentiell noch vorhanden; das „Instrument der Intelligenz" wäre noch intakt, doch fehlte der „Treibstoff".

Auf dem Gebiet der Intelligenz wird aber von verschiedenen Autoren angenommen, es ließen sich auch von einem Antriebsmangel ganz oder weitgehend unabhängige intellektuelle Ausfälle mit Stirnhirnläsionen in lokalisatorische Beziehung setzen. K l e i s t spricht hier von seiner alogischen Denkstörung, G o l d s t e i n von der mangelhaften Situationserfassung, Kombination, Umstellung und Bewältigung des Wesentlichen aus Ganzheit und Gliederung.

F e u c h t w a n g e r, der zwar die Beeinträchtigung der intellektuellen Leistungen auf Affektivität und Antrieb zurückführt,
erblickt im Antrieb eine Willensfunktion und in den Intelligenzstörungen Stirnhirngeschädigter eine primäre Willens- und Gefühlsstörung. Alle derartigen lokalpathognomonischen Schädigungsbilder erscheinen uns indessen höchst hypothetisch. St r a u s s und
K e s c h n e r negieren auf Grund ihrer bereits erwähnten Arbeit
mit dem großen Material von 85 Stirnhirntumoren eine spezifische
frontale Intelligenzstörung. Sie stellen lediglich fest, daß psychische
Störungen sehr häufig (über 90%) auftraten und daß sie relativ
häufig als erste Symptome des Tumors in Erscheinung traten
(40%). Daß Syndrome wie bei Stirnhirntumoren sehr häufig auch
bei jeder anderen Lokalisation zur Beobachtung gelangen, entspricht den Erfahrungen der meisten Autoren, speziell von
S c h u s t e r und P f e i f e r, und deckt sich auch mit den unsrigen.
Wenn K e n n e d y im frühzeitigen isolierten Auftreten psychischer
Störungen doch eine praktische lokaldiagnostische Bedeutung derselben erblickt, so wenden S t r a u s s und K e s c h n e r mit Recht
ein, diese lokalisatorische Bedeutung liege nur dann vor, wenn das
Vorhandensein eines Tumors auf Grund anderer Befunde schon gesichert sei; das psychische Bild allein könne, ebensogut Ausdruck
eines anderen organischen Hirnleidens sein.

Zur Frage Stirnhirnsyndrom — Allgemeinsymptom ergeben
diese Feststellungen, daß das häufige und häufig frühzeitig-isolierte
Auftreten psychischer Störungen (besonders der Intelligenz in Richtung Demenz) bei Stirnhirntumoren nicht positiv gedeutet werden
kann als Ausdruck einer Lokalisation der gestörten psychischen
Leistungen in Stirnhirnregionen oder als Ausfall besonders wertvoller Teile, sondern weitgehend negativ zu verstehen ist als Ermöglichung der Entstehung eines ausgedehnten Allgemeinsyndroms,
welches sich zufolge des Sitzes der Geschwulst in neurologisch
„stummem" Gebiet in erster Linie im Psychischen manifestiert. Im
psychischen Störungsbild wäre also weniger eine spezifische Lokalsymptomatologie des Stirnhirns zu erblicken als das Hervortreten
und Vorherrschen einer im Psychischen zutage tretenden Allgemeinsymptomatologie wegen negativer neurologischer Lokalsymptomatologie. In der Konkurrenz zwischen neurologischen und
psychischen Symptomen gelangen erstere bei Sitz des Tumors im
„stummen" Stirnhirn begreiflicherweise ins Hintertreffen, der
Tumor erreicht größeren Umfang und höheres Alter und bewirkt
stärkere diffuse Kompression als andernorts, bevor neurologische
Zeichen seine Existenz verraten. Die Auffassung, die im organischen
Psychosyndrom eines Stirnhirntumors ein Allgemein- und nicht ein

Lokalsyndrom erblickt, lehrt, daß auch ein noch so schweres organisches Psychosyndrom in keiner Weise auf frontalen Sitz hinweist. Diese Feststellung ist zu unterstreichen, weil die verbreitete lokalisationstheoretische Annahme schon manchen Irrtum verschuldet hat. K r a y e n b ü h l hebt dies in einem Fall eines Mittelhirntumors mit Verlegung des Aquaeductus Sylvii hervor, bei welchem auf Grund eines schweren organischen Psychosyndroms mit hochgradiger Bradyphrenie zuerst eine Stirnhirnlokalisation angenommen wurde, bis die Encephalographie den mächtigen Occlusivhydrocephalus durch Aquäductstenose aufzeigte.

Veränderungen der Affektivität, wie Euphorie, Moria, Hypomanie oder Depression wurden bei Stirnhirntumoren sehr häufig beobachtet und von verschiedenen Autoren lokalisatorisch bewertet. Hieher gehört auch das mangelhafte Krankheitsgefühl und die mangelhafte Krankheitseinsicht. Begegnete die Auffassung solcher Veränderungen im Sinne der Lokalisationstheorie seit jeher gewichtigem Widerstand, so haben alle neueren Untersuchungen, vor allem auch die erwähnte von S t r a u s s und K e s c h n e r, die Unhaltbarkeit des lokalisatorischen Standpunktes bestätigt und gezeigt, daß gleichartige Veränderungen bei jeder anderen Lokalisation vorkommen. Heiß umstritten war lange die Wertigkeit der Witzelsucht und des Puerilismus. Wenn schon das Wesen verschieden gedeutet wurde (als Ausdruck einer hypomanischen Verstimmung, einer leichten Benommenheit, einer prämorbiden Eigenart der Persönlichkeit), so gingen die Ansichten über die lokalisatorische Bedeutung schon immer auseinander. Sicher ist, daß hieher gehörige Bilder bei jeder Lokalisation eines Tumors oder anderweitigen Prozesses, aber auch bei diffusen organischen Hirnleiden auftreten können. S t e r l i n g betont einen Unterschied zwischen der J a s t r o w i t z schen Moria und der O p p e n h e i m schen Witzelsucht. Während erstere aus einer euphorischen Verstimmung bei Demenz hervorgehe, sei letztere nicht an Euphorie und Demenz gebunden und allein für Stirnhirnschädigung spezifisch [1]. Der Unterschied wird in der übrigen Literatur meist nicht gemacht. Ausgesprochene Moria ist nicht sehr häufig; sie scheint bei Stirnhirnlokalisation ein wenig häufiger zu sein als bei anderem Sitz des Prozesses. Der Unterschied ist aber zu gering und das Auftreten bei Stirnhirnprozessen zu unregelmäßig, um dem Symptom eine nennenswerte lokalisatorische Bedeutung beimessen zu können.

---

[1] Auch K e h r e r wendet sich gegen die Witzelsucht, da keine aktive Sucht zum Witzemachen bestehe, sondern bloß ein reaktiver bzw. situativer Galgenhumor, der dem Konfabulieren beim „Korsakow" an die Seite zu stellen sei und wie dieser nicht spontan, sondern nur reaktiv auf entsprechende Fragen auftrete.

Dies ist die negative Schlußfolgerung jeder kritischen Sichtung einschlägigen Materials.

Wir sind vom komplexen Begriff der *Charakterveränderungen* ausgegangen, die frühzeitig mit pathologischen Stirnhirnprozessen in Beziehung gebracht wurden. Es ergab sich dabei, daß viele Formen derselben auf ein primäres Kernsyndrom zurückführbar sind, z. B. auf das organische Psychosyndrom, auf eine Bewußtseinstrübung, auf einen frontalen Antriebsmangel; die ersten beiden Syndrome sind sehr häufig, stellen aber Allgemeinerscheinungen dar, so daß die dazugehörigen Charakterveränderungen nicht auf das Stirnhirn bezogen werden können. Der frontale Antriebsmangel ist aber selten. Es stellt sich nun die Frage, ob es von den genannten Kernsyndromen unabhängige „primäre Charakterveränderungen" gibt, welche lokalisatorische Beziehungen zum Stirnhirn haben. Dies wird vor allem von K l e i s t angenommen, der bei einzelnen Stirnhirngeschädigten in erster Linie asoziale Merkmale, wie Lügenhaftigkeit, Untreue, Betrügen und Stehlen, Hetzerei und Querulanz, Prahlerei und Haltlosigkeit beobachtete. Häufig erwähnt ist Reizbarkeit. Während das Syndrom des Antriebsmangels häufiger bei Schädigungen der Stirnhirnkonvexitäten und des dazugehörigen Markes auftrat, wurde von mehreren Autoren (K l e i s t, P ö t z l, G o l d s t e i n, S c h u s t e r, O l i v e c r o n a u. a.) bei orbitalnahen Tumoren Erregung, Euphorie, Hypomanie und Triebhaftigkeit beobachtet, also ausgesprochene Charakterveränderungen im Sinne der Enthemmung. Derartige Veränderungen werden aber auch bei anderem Sitz des Tumors außerhalb des Stirnhirns beobachtet. Immerhin scheinen sie auch auf Grund unseres Materials bei Stirnhirnlokalisation häufiger zu sein; wir fanden unter 600 Tumoren sechsmal primäre Charakterveränderungen, davon fünfmal bei Stirnhirntumoren und einmal bei einem Occipitallappentumor. Das Material ist klein, doch legt es immerhin eine gewisse lokaldiagnostische Bedeutung im Verein mit den obgenannten Erfahrungen nahe. Wesentlich ist aber vor voreiligen Schlußfolgerungen, daß alle Charakterveränderungen im Zusammenhang mit leichten Trübungszuständen oder psychoorganischen Veränderungen ausgeschlossen werden.

Ich habe einen *Zusammenhang zwischen dem organischen Psychosyndrom* im Sinne von E. B l e u l e r und dem Stirnhirn negiert. B e r g e r hat, basierend auf 13 Stirnhirntumoren und einer Stirnhirnverletzung, eine Reihe psychischer Symptome herausgearbeitet und mit dem Stirnhirn und innerhalb desselben mit der medialen, unteren und hinteren Zone der Präfrontalregion in Beziehung gebracht, Merkmale indessen, die meines Erachtens alle

zum organischen Psychosyndrom oder zur Bewußtseinstrübung gehören, also zu Allgemeinsyndromen. Er nennt fehlende Krankheitseinsicht, unsinnige und sich oft widersprechende Äußerungen und
Handlungen und Nichtgewahrwerden von handgreiflichen Wider-
sprüchen, erhöhte Beeinflußbarkeit, Verwirrtheitszustände mit illu-
sionärer Verkennung der Umgebung und Halluzinationen; sodann
hebt er das Erhaltenbleiben erworbener Kenntnisse und Fähigkeiten
und das Fehlen von aphasischen, apraktischen und agnostischen
Symptomen hervor. Ich vermag hier, wie gesagt, keine spezifische
Stirnhirnsymptomatologie zu erblicken. Demgegenüber wird von
einzelnen Autoren in bezug auf diese Symptomenreihe doch eine
Präponderanz des Stirnhirns angenommen. Dies führt zu einer Diskussion des Begriffes der „Allgemeinsymptome", die nach P f e i f e r,
B a r u k, O. F o e r s t e r u. a. in erster Linie mit dem erhöhten
Hirndruck zusammenhängen und eine funktionelle Erschwerung
der gesamten Hirnleistungen darstellen. V. W e i z ä c k e r meint,
man müsse gerade hinter den „Allgemeinsymptomen" die Lokalsymptome suchen. Einen anderen Standpunkt nimmt G o l d s t e i n
ein, der in den „Allgemeinsymptomen" bei Gehirnleiden verschiedenster Lokalisation den Ausdruck einer selektiven Beeinträchtigung der hochdifferenzierten Stirnhirnfunktion erblickt. Die gleichen
„Allgemeinsymptome" werden aber von G a m p e r, F o e r s t e r
und S t e r t z auf das Zwischenhirn bezogen. Wofür sollen die „Allgemeinsymptome" Ausdruck sein, für eine diffuse Hirnschädigung,
für eine umschrieben frontale, für eine umschrieben diencephale...?
Man sieht, eine Abklärung täte bitter not.

Unter „Allgemeinsymptomen" bei Hirntumoren werden von den
Autoren, die solche gelten lassen, jene psychischen Veränderungen
verstanden, die auf einer Beeinträchtigung der Hirnfunktion als
Ganzheitsfunktion beruhen, insbesondere auf den Wirkungen des
Hirndruckes. Den körperlichen Symptomen desselben — Stauungspapille, Erbrechen, vertiefte Impressiones digitatae, Usur der Sella,
Hydrocephalus internus — steht als psychiatrisches Pendent gegenüber die bis zum Koma fortschreitende Reihe der Trübungszustände
des Bewußtseins einerseits und das bis zur organischen Demenz
fortschreitende organische Psychosyndrom anderseits. Die psychopathologischen und genetischen Beziehungen der beiden Syndromreihen wurden im Abschnitt „Organisches Psychosyndrom und
Bewußtseinstrübung" darzustellen versucht, besondere genetische
Gesichtspunkte über das letztere im Abschnitt „Schlafsucht und
Somnolenz". Als Ergebnis wurde herausgestellt, daß das Bewußtsein im Sinne von Trübungen nicht von einer bestimmten Stelle des
Hirns aus gestört werden kann, sondern von verschiedenen Stufen

aus in Form einer „Zentrierung". Den gleichen Hemmungseffekt
auf das Bewußtsein wie eine diffuse Rindenschädigung kann nach
dieser Auffassung eine umschriebene subkortikale und in wirksam-
ster Weise eine unter Umständen eng umschriebene Läsion im
Bereich von Hirnstamm und Medulla oblongata bedingen.

Die genetischen Beziehungen, welche nun das organische
Psychosyndrom zur Syndromreihe der Trübungszustände ohne
Zweifel besitzt, läßt hier die Frage aufwerfen, ob vielleicht wie bei
der Bewußtseinstrübung auch beim organischen Psychosyndrom
verschiedene Auslösungsniveaus — um nicht zu sagen mehrere
Auslösungsstellen — existieren, ob es auch hier etwas wie eine
„Zentrierung" gibt. Die historischen „Fronten" sind jedenfalls für
beide Syndromreihen die gleichen. Während die klassische Auffassung für beide eine diffuse Großhirnschädigung annahm, entwickelten R e i c h a r d t, K l e i s t und G a m p e r zunächst für die
Bewußtseinsstörung (insbesondere die „Bewußtlosigkeit") und daraufhin auch für das amnestische Syndrom eine Hirnstammtheorie.
Ganz abgesehen von der allgemeinen Modeströmung, früher der
Rinde zugeschriebene Funktionen oder Syndrome mehr und mehr
dem Hirnstamm oder besonderen Anteilen desselben zuzuordnen,
haben sich doch namhafte weitere Autoren der These angeschlossen,
die ein stammhirnbedingtes Syndrom gelten läßt, das entweder mit
dem amnestischen Syndrom identisch ist oder jedenfalls große Ähnlichkeit zu diesem aufweist. Ich erwähne G r ü n t h a l, E w a l d,
S t a e h e l i n. Sollte es ein hirnlokal bedingtes amnestisches Syndrom oder Korsakowsyndrom geben, das nach den genannten
Autoren speziell auf Läsionen der Corpora mamillaria und des
Thalamus, nach D e M o r s i e r auch des Stirnhirns beruhen würde,
so müßte der Begriff der „Allgemeinsymptome" bei Hirntumoren
tatsächlich revidiert werden.

In Anlehnung an das über die Zentrierung Gesagte neige ich zu
der Annahme, daß sich eine diffuse, chronische Hirnschädigung
immer im organischen Psychosyndrom manifestieren und daß den
klinisch konstatierten organischen Psychosyndromen tatsächlich in
der überwiegenden Mehrzahl der Fälle eine diffuse Hirnschädigung
zugrunde liegen wird. Daneben halte ich es aber für möglich,
daß in seltenen Fällen mit besonders gelagerten umschriebenen
Läsionen nicht an beliebigen Stellen, sondern an bestimmten Lokalisationen, von denen aus die kortikalen Funktionen besonders ausgedehnt beeinträchtigt werden können, ebenfalls das klinische Bild
eines amnestischen Syndroms auftreten kann. Klinisch käme dies
besonders in Frage bei ziemlich ausgedehnten infiltrierenden
Gliomen oder Erweichungen im Bereich des subkortikalen Markes,

des Thalamus und vielleicht auch der Corpora mamillaria oder anderen Formationen bei stets beiderseitigem Befall. Ich denke hier an die Fälle von G r ü n t h a l, S t e r n, M a b i l l e und P i t r e s, auf die ich weiter unten eingehen werde. Grundsätzlich würde es sich um die Auffassung handeln, daß das organische Psychosyndrom direkt immer Ausdruck einer geschädigten Rindenfunktion wäre, dieser aber nicht in allen Fällen eine anatomische Schädigung der Rinde selbst zugrunde liegen müßte, sondern auch eine Hemmung von der Rinde zufließenden subkortikalen Impulsen entsprechen könnte. Ob solchen subkortikal bedingten Fällen von organischem Psychosyndrom eine besondere Struktur oder Färbung im psychopathologischen Bild zukommt, möchte ich hier nicht entscheiden. Ich möchte lediglich der Ansicht von E w a l d gedenken, die sehr viel für sich hat und welcher auch S t a e h e l i n beipflichtet. E w a l d hält, wie einleitend angedeutet wurde, das amnestische Syndrom vom Korsakow auseinander. Er hält dafür, daß der senile amnestische Zustand vorwiegend kortikal sei, der Alkoholkorsakow vorwiegend stammhirnbedingt; der traumatische Korsakow nimmt nach E w a l d eine Mittelstellung zwischen den genannten Formen ein. S t a e h e l i n findet, daß beim „Mamillarkorsakow" vorwiegend die Ekphorie und aktive Aufmerksamkeit leidet, beim kortikalen amnestischen Syndrom vorwiegend die Retention der Engramme.

Ob bei subkortikalem organischem Psychosyndrom, dessen seltene Existenz mir möglich erscheint, speziell die Funktion der Stirnhirnrinde betroffen sein muß, ist schwer zu entscheiden. Die Erfahrungen bei Pickscher Atrophie lassen es als zum mindesten wahrscheinlich erscheinen, daß es insbesondere bei Schädigung von zum Stirnhirn führenden Bahnen, dann vielleicht auch bei Schädigung solcher, die zum Temporallappen führen, zum organischen Psychosyndrom kommen kann. Da isolierte oder vorwiegende Atrophien im Bereich der Parietal- und Occipitallappen nicht bekannt sind, ist keine Aussage darüber möglich, ob auch bei Alteration von nach diesen Hirnabschnitten führenden Bahnen ein organisches Psychosyndrom zustande kommen kann. Bezüglich des Stirnhirns kann somit nur gesagt werden, daß die bekannten Fälle (G r ü n t h a l, S t e r n, M a b i l l e und P i t r e s) Beziehungen zum Stirnhirn aufwiesen und daß andere Fälle nicht bekannt sind. Daraus aber bei bestehendem amnestischem Syndrom auf das Stirnhirn zu schließen, wäre sicher verfehlt, wie bereits betont wurde. Es ist sicher nicht nur vorsichtiger, sondern auch richtiger, die „Allgemeinsymptome" das sein zu lassen, was ihr Name aussagt, nämlich Ausdruck einer allgemeinen, d. h. diffusen Hirnschädigung. Ob im Rahmen dieser Gesamtschädigung der Ausfall „wertvollerer" Stirnhirnfunktionen besonders gravierend und tonangebend wirkt, ist eine für die topische Diagnostik nebensächliche Frage, die man mit P f e i f e r verneinen oder mit G o l d s t e i n bejahen kann. Wenn die Auffassung G o l d s t e i n s von einer Suprematie des Stirnhirns auch viel für sich hat, so vermag ich auf alle Fälle nicht lokaldiagnostische Schlüsse zu teilen, wie sie aus dieser Lehre abgeleitet werden können. Als Beispiel solcher Schlüsse erwähne ich eine Arbeit von H a l p e r n:

Es wird das psychische Verhalten von vier Balkentumorfällen beschrieben. In Fall 1 und 2 bestand Torpor, in Fall 3 „Verhalten wie eine Schizophrenie", aber mit Zwangsgreifen, im 4. Fall ein Korsakowsyndrom. Die Schlußfolgerung besteht darin, daß die in der „Balkenpathologie" aufgeführten Symptome zum Stirnhirn gehören. Die Art der Störung wird als „Regungslosigkeit, Ablenkbarkeit, Hängenbleiben" beschrieben und als Korsakowsyndrom aufgefaßt; in diesem wird eine charakteristische *frontale* Grundstörung erblickt, bestehend in der Unfähigkeit, das Wesentliche eines Vorganges zu erfassen, das Wesentliche vom Unwesentlichen zu unterscheiden.

Ich hätte die psychischen Symptome dieser Fälle, soweit sie sich psychopathologisch beurteilen lassen, samt und sonders als Allgemeinsymptome aufgefaßt und darin nichts für das Stirnhirn Spezifisches erblickt.

Mit dem bisher Ausgeführten erscheinen die Fragen der Stirnhirn- und Allgemeinsymptome einigermaßen erschöpft, soweit sie sich am Material von Hirntumorkranken stellen. Hinsichtlich einer Stirnhirnspezifität gelange ich zu vorwiegend negativen Ergebnissen. Als „Stirnhirnsyndrom" (es ist immer nur von psychischen Syndromen die Rede) verbleibt eigentlich nur der schwere frontale Antriebsmangel, in dem F o e r s t e r den Kern des Stirnhirnsyndroms erblickte. Aus der an anderem Material gewonnenen Stirnhirnpathologie sind aber noch andere charakteristische frontale Syndrome bekannt, vor allem das der Umschreibung „Verfall der Gesittung" (M e y n e r t) entsprechende Bild, wie es bei Pickscher Krankheit, vor allem aber bei traumatischen oder chirurgischen Verletzungen des Stirnhirns entstehen kann. Eindrücklich hat schon K l e i s t auf dieses Bild an Stirnhirnverletzten hingewiesen. Fatale Berühmtheit hat sodann der Fall von B r i c k n e r erlangt, bei dem D a n d y wegen eines Meningeoms eine ausgedehnte doppelseitige Stirnhirnresektion vorgenommen hat. L a n g e hat diesem Fall die Charakterisierung eines „schwer erträglichen, weil noch dazu intelligenten Triebwesens" gegeben, eines „impotenten, einnässenden, unverwüstlich heiteren, läppischen, dabei eigensinnigen, unberechenbaren, sexuell enthemmten, im Denken ablenkbaren und verlangsamten, initiativlosen Wesens". M o r e l nennt denselben Fall einen „weitgehend stereotypisierten, anosognostischen Defizitmenschen".

Wenn B r i c k n e r auch betont, daß die gleiche Resektion bei einem anderen Persönlichkeitstypus zu anderen Bildern geführt hätte, so weist der Fall doch eine Reihe wesentlicher Züge auf, wie wir sie heute nicht selten in mehr oder minder ausgeprägter Form nach präfrontaler Leukotomie zu beobachten in der Lage sind. Freilich ist auch da das Stirnhirnsyndrom, wenn es überhaupt zur Ausbildung kommt, von Fall zu Fall verschieden und offensichtlich nicht nur abhängig vom prämorbiden Persönlichkeitstypus, sondern auch von der Psychose, die zum Eingriff Anlaß gab. Es finden sich Fälle mit unproduktiver Hyperaktivität, doch überwiegt im allgemeinen Stumpfheit, Mangel an Interesse und Planung, Kontinuität des Verhaltens und willengelenkte Aktivität, so daß der Eindruck eines Verlustes des Persönlichkeitshintergrundes, einer Niveausenkung, einer Persönlichkeits- oder Charakterlosigkeit entsteht, um nur einige knappe Merkmale hervorzuheben. Das Bild erinnert weitgehend an die experimentellen Beobachtungen an Tierversuchen, vor allem von B i a n c h i, der bei bifrontal lobektomierten Affen neben einem Defekt der Auffassung und des Gedächtnisses eine starke Einbuße der Assoziationstätigkeit, ein Fehlen jeder Initiative und eine schwere Alteration der emotionalen Äußerungen feststellte, vor allem einen Schwund aller höheren Gefühle, wie Freundschaft, Dankbarkeit, Gemeinschaftsgefühl, Mütterlichkeit, während die primitiven Gefühle und Triebe erhalten oder gar verstärkt waren.

Das Bild des heiter-unbekümmerten, in den Tag hinein lebenden Stirnhirndefizitmenschen ist jedenfalls deutlich verschieden vom durch den Antriebsmangel gekennzeichneten Stirnhirnsyndrom mit bis zu Stupor oder Akinese ausgebildeter Regungs- und Reaktionslosigkeit, so daß nicht von einem Stirnhirnsyndrom in Einzahl gesprochen werden kann. Es gibt zweifellos verschiedene Formen von Stirnhirnsyndromen, die sich unter Umständen auch gegenseitig verflechten können. Abgesehen von der durch vorwiegenden Puerilismus oder durch dominierenden Antriebsmangel gekennzeichneten Form kann es Fälle geben, bei denen plötzlich die im Kurs der frontal-spezifischen Symptome gesunkene Witzelsucht wieder einmal in Erscheinung tritt. Daß für die Ausprägung des einen oder des anderen Bildes abgesehen von Ort und Umfang der Läsion der Persönlichkeitstypus wesentlich ist, wurde mehrfach betont.

Bei traumatischen und chirurgischen Stirnhirnläsionen fällt die Frage meistens dahin, ob im klinischen Bild „Allgemeinsymptome" enthalten sein können. Vieles spricht indessen dafür, daß dieses Bild nicht allein durch den frontal-spezifischen Ausfall bedingt ist, sondern neben den lokalisatorischen, auch einfachen massenstatistischen Kriterien folgt. Das Leistungsniveau sinkt vom Ausfall einer bestimmten Masse an Gehirnsubstanz an merkbar unter die frühere Linie, wobei die Frage der Lokalisation des Ausfalls von untergeordneter Bedeutung ist.

Die theoretischen Grundlagen der Stirnhirnsyndrome sind bei weitem noch nicht aufgeklärt. Die Entfernung von Hirngewebe ruft zweifellos viel geringere Störungen hervor als die Kompression oder toxische Schädigung des gleichen Gewebes. Die Lobektomien lehren viel mehr über die Funktion der residuären Anteile ohne den entfernten als über die Leistung des letzteren selbst. Für die praktische Diagnostik und die klinische Psychiatrie hat die Aufstellung von Stirnhirnsyndromen aber doch großen Wert unter der Voraussetzung, daß in jedem einzelnen Falle die Ganzheitsrolle des Gehirns gründlich abgewogen wird.

6. Komplexe und produktive Bilder

Die bis jetzt betrachteten, bei Hirntumoren vorkommenden Psychosyndrome erschöpfen den größten Teil des Beobachtungsgutes. Psychopathologisch liegt ihnen durchwegs eine quantitative oder qualitative Beeinträchtigung geistiger und affektiver Normalfunktionen zugrunde. Mit einem für die meisten hieher gehörigen Bilder zutreffenden Sammelbegriff kann man diese Syndrome, vom Leistungsprinzip aus gesehen, als *defizitär* kennzeichnen.

Bei einigen Kranken fanden wir demgegenüber Symptome, die nicht als defizitär bezeichnet werden können, sondern wo man eher von komplexen und von produktiven Bildern sprechen kann. Von den in unserer Kasuistik beschriebenen Fällen gehören die Fälle 17 bis 28 hieher. Die Literatur ist außerordentlich reich an ebenfalls hieher gehörenden Mitteilungen. Es sei versucht, die fraglichen Syndrome kurz zu charakterisieren.

Dem Zustandsbild nach können folgende Bilder auseinandergehalten werden:

a) „Primäre" Charakterveränderung;
b) Uncinatus-Auren;
c) schizophrenieähnliche Zustände;
d) manische und depressive Zustände;
e) hysteriforme Zustände;
f) akute exogene Reaktionstypen.

a) Primäre Charakterveränderung

Mit dem Prädikat „primär" können hier Charakterveränderungen verstanden werden, die ganz oder zum mindesten über längere Zeit ohne Hinzutreten organischer bzw. defizitärer psychischer Symptome bestehen. Ich verfüge über keine eigene hieher gehörige Beobachtung. In der eigenen Kasuistik ist sehr oft von Charakterveränderungen die Rede, doch sind diese mit Ausdruck der psychoorganischen Schädigung. Alle Charakterveränderungen bei organischem Psychosyndrom, bei Bewußtseinstrübung, bei epileptischer Wesensveränderung und bei Stirnhirnsyndrom wurden eingehend diskutiert und gehören nicht hieher; denn genau genommen zeigen alle psychisch irgendwie alterierten Hirntumorkranken Veränderungen ihres Charakters, d. h. ihrer Persönlichkeitseigenart, ihrer Reaktionsform, ihres Temperamentes. Wenn gleichzeitig organisch-psychische Symptome bestehen, stellt die Charakterveränderung aber nichts Besonderes, für die Hirntumorkrankheit irgendwie Einmaliges dar, sondern steht auf der gleichen Ebene wie die bei anderen organischen Hirnkrankheiten sehr häufigen Charakterveränderungen, die oft eine „Demaskierung" und Karikierung der prämorbiden Persönlichkeit darstellen, eine oft ins Groteske zugespitzte Betonung von Eigenarten, die in leichterem Maße schon der gesunden Persönlichkeit anhafteten. Obschon solche Charakterveränderungen den mnestischen Ausfallserscheinungen oft zeitlich vorangehen, würden wir sie hinsichtlich ihrer Stellung zum organischen Psychosyndrom als „sekundär" auffassen, als fakultative, periphere Bestandteile des organischen Psychosyndroms.

Persönlich hege ich Zweifel, ob es „primäre", von den letztgenannten wesensverschiedene Charakterveränderungen gibt, bei denen sich also auch bei genauer Untersuchung keine organisch-psychischen Erscheinungen aufdecken ließen oder in absehbarer Zeit entwickeln würden. Um den Fällen der Literatur gerecht zu werden und jene unserer erweiterten Statistik zu berücksichtigen, die wir nicht selber untersuchen konnten, bei denen aber hinsichtlich des psychischen Status an erster Stelle eine Charakterveränderung beschrieben wird, sei die Existenz solcher „primärer" Charakterveränderungen mit den Vorbehalten einer späteren anderslautenden Abklärung angenommen.

Bezüglich der Häufigkeit ergibt unsere Statistik in 6 von 600 Fällen, also in 1%, derartige isolierte Charakterveränderungen. Wahrscheinlich wäre die Anzahl noch geringer, wenn eine eigene Untersuchung nach den Konzeptionen dieser Arbeit an diesen Fällen hätte erfolgen können. Vielleicht wären überhaupt keine Fälle als

„primäre" Charakterveränderung zurückgeblieben, sondern wären alle „sekundäre" geworden. Auf alle Fälle kann gesagt werden, daß isolierte Charakterveränderungen ohne psychoorganische Symptome bei Hirntumoren sehr selten sind im Gegensatz zur Häufigkeit von mit anderen psychischen Syndromen kombinierten und teilweise aus diesen resultierenden Charakterveränderungen.

Über die Qualität der „primären" Charakterveränderungen ist nicht viel zu sagen. In der Literatur wird oft Reizbarkeit beschrieben. Ferner ist die Rede von „Verfall der Gesittung". Eine einheitliche Störung gibt es jedenfalls nicht.

b) Uncinatus-Auren

Die Uncinatus-Auren stellen ein so charakteristisches produktives Syndrom dar, daß sie kaum verkannt werden. Die beiden schon von J a c k s o n beschriebenen und auseinandergehaltenen Bilder der „dreamy states" und „uncinate fits" fanden sich in reiner Form in unserem Falle 17. Die Merkmale wurden dort bereits gewürdigt. Es handelt sich um paroxysmale halluzinatorische Erlebnisse, die vom Kranken als fremdartig empfunden, in der Regel kritisch bewertet und kaum je wahnhaft interpretiert werden. Auf Grund ihres anfallsweisen Auftretens und ihrer Ähnlichkeit mit sensorischen Auren der Epilepsie werden die Traumzustände und Uncusanfälle von den meisten Autoren als besondere epileptiforme Manifestation aufgefaßt und lokalisatorisch mit dem Schläfenlappen in Beziehung gebracht (A r t o m, K n a p p, O p p e n h e i m, C u s h i n g). B e r t o z z i spricht in einer neueren, eingehenden Studie über die Geruchshalluzinationen bei Schläfenlappentumor von einer „Halluzinose des temporalen Archipalliums" und vergleicht diese sensorischen Phänomene mit der Jackson-Epilepsie, zu welcher am meisten Parallelen bestehen. Wie bei dieser sei eine Reizung der Rinde durch den pathologischen Prozeß anzunehmen. Bezüglich der Lokalisation der gereizten Zentren herrscht keine Übereinstimmung; es ist ungewiß, ob Geruch und Geschmack eine getrennte (B e c h t e r e w, H e n - s c h e n) oder gemeinsame (E d i n g e r) zentrale Repräsentation haben. Am ehesten wird eine Reizung des Uncus angenommen, wie schon der Name sagt.

Der organische Charakter der Uncinatus-Auren ist meistens leicht erkennbar. Es liegt meist eine besonnene und nicht eine verwirrte Bewußtseinslage vor. Manchmal empfindet der Kranke die Sensation selber als einseitig. Der diagnostische Wert des Sypmtoms wird durch dessen subjektive Natur etwas herabgesetzt, da die Kranken oft lange nichts davon berichten. Nur selten sind die Auren mit motorischen Erscheinungen, z. B. Schmeck- und Schmatzbewegungen, verbunden. Beim Nachweis des Symptoms kommt ihm aber großer lokaldiagnostischer Wert zu, vor allem für den (bei Rechtshändern) neurologisch stummen rechten Schläfenlappen.

c) Schizophrenieähnliche Zustände

Die Kasuistik der Hirntumoren ist ziemlich reich an hieher gehörigen Mitteilungen. Ihre Verwertbarkeit wird erschwert durch die unscharfe Umgrenzung des Begriffes Schizophrenie und die noch weniger homogenen Vorstellungen, die in den verschiedenen Sprachgebieten darüber existieren.

Bei akuten Syndromen ist die Differentialdiagnose zwischen einem schizophrenen und einem organischen Prozeß nach alten Erfahrungen oft sehr schwierig, manchmal unmöglich. Akute Verwirrtheitspsychosen mit Inkohärenz, unangepaßter Affektivität, wechselnder Erregung usf. können durchaus als Katatonien aufgefaßt werden, aber organisch und in Sonderfällen durch Hirntumor bedingt sein. Es bestehen hier alle differentialdiagnostischen Schwierigkeiten der exogenen Psychosen gegenüber der Schizophrenie. Unser Fall 24 gibt ein Beispiel dafür. Aber auch subakute Bilder, z. B. paranoide oder halluzinoseartige Syndrome können vorkommen und zu Verwechslung mit Schizophrenie Anlaß geben. Daß die Gefahr indessen nicht so groß ist, wie man auf Grund der häufigen Publikationen solcher Zustände denken könnte, zeigt unsere Statistik. Wir fanden unter 600 Tumoren sechsmal schizophrene und schizophrenieähnliche Bilder, also verhältnismäßig selten (1%).

Über die möglichen Beziehungen zwischen echter Schizophrenie und Hirntumor wurde im Anschluß an die eigenen hiehergehörigen Fälle 19 bis 24 einiges gesagt. Ein zufälliges Nebeneinanderbestehen ohne gegenseitige Beeinflussung ist bei der relativen Häufigkeit beider Krankheiten durchaus nicht ungewöhnlich und dürfte nach unseren Erfahrungen das häufigste Verhältnis darstellen.

d) Manische und depressive Zustände

Diese spielen in der Hirntumorliteratur eine große Rolle. Viel besprochen wurde die Mitteilung F o e r s t e r s über die experimentelle Auslösung maniakalischer Zustände durch operative Reizung der Infundibulargegend am vorderen Teil des dritten Ventrikels. In weiteren Arbeiten hat F o e r s t e r die Häufigkeit maniakalischer Zustandsbilder bei Tumoren im oralen Abschnitt des Hirnstammes, besonders im Hypothalamus, unterstrichen und dem Syndrom eine gewichtige herddiagnostische Bedeutung zugeschrieben. S t e r n und D a n c e y haben 1941 unter Mitteilung eines eigenen Falles die

Literatur referiert, aus welcher übereinstimmend hervorgeht, daß der meso-diencephalen Region für die Auslösung manischer Zustände eine Bedeutung zukommt. Die depressiven Zustände wurden namentlich von B a r u k eingehend beschrieben.

Im eigenen Material von 600 Krankengeschichten fanden wir nur in 2 Fällen manisches Verhalten, in 14 Fällen depressive Züge, davon nur einmal ein echt melancholisches Bild. In den anderen Fällen bestanden Zeichen psychoorganischer Alteration. Tumorsitz in zentralen Hirnpartien scheint auch in unseren Fällen eine gewisse Rolle zu spielen; unter 28 Tumoren des Hirnstammes fanden sich manische oder depressive Bilder viermal (14%), während sie sich unter 572 Tumoren anderen Sitzes nur zwölfmal (2%) fanden. Wie in der Statistik ausgeführt, ist die Zählung bewußt eher zu weitherzig, indem viele psychoorganisch-depressive Fälle gezählt wurden. Trotzdem machen die hiehergehörigen Fälle auf die Gesamtzahl der Tumoren nur 2,7% aus, sind also weit seltener, als auf Grund der Literatur vermutet werden könnte. In keinem Fall war das manische oder melancholische Bild so rein, daß es als zirkuläre Psychose verkannt worden wäre.

e) Hysteriforme Zustände

In zwei Fällen unseres Materials entwickelten sich mit dem Hirntumor hysterische Bilder. Beide zeigten aber schon prämorbid entsprechende Anlagen. In der Literatur öfters beschrieben sind neurasthenische Zustände. F o e r s t e r spricht geradezu von einem pseudoneurasthenischen Vorstadium der Hirntumorkrankheit, indem als erste, uncharakteristische Symptome geistige Ermüdbarkeit, mangelnde Konzentrationsfähigkeit, Nachlassen der Merkfähigkeit, Reizbarkeit und depressiv-hypochondrische Verstimmung auftreten können. Wir haben diese Symptomenreihe als erstes Stadium des Hirndruckes und der Bewußtseinstrübung erörtert, also bereits zu den defizitären Erscheinungen gerechnet. Produktive hysterische Manifestationen sind offenbar viel seltener.

f) Akute exogene Reaktionstypen

Erfolgen in einer Tumorentwicklung akute pathophysiologische Vorgänge, vor allem Blutungen, Schwellungen, plötzliche Okklusionen der Liquorzirkulation u. ä., so kann es klinisch zu Syndromen kommen, die zu den akuten exogenen Reaktionstypen gehören, wie Delirien, Dämmerzuständen, akuten motorischen Erregungen, Verwirrtheitszuständen, amentiellen, katatonen und komatösen Zuständen, epileptischen Anfällen, Halluzinosen. Wir haben am eigenen Material keinen hiehergehörenden Fall beobachtet, wenn wir von den epileptischen Anfällen absehen. Dies ist wohl durch die Auslese an einer neurochirurgischen Station bedingt. In psychiatrischen Anstalten gelangen aber nicht so selten Tumorkranke unter solchen akuten psychotischen Zuständen zur Aufnahme. Ferner waren in der Zeit, da Hirntumorkranke ihrem Schicksal überlassen werden mußten, solche Komplikationen häufiger, sofern nicht der übliche Ausgang in zunehmende und im Koma und Exitus endende Bewußtseinstrübung erfolgte. Einer Arbeit von B a d t über 57 nicht diagnostizierte Hirntumoren des vorwiegend hohen Alters ist zu entnehmen, daß in 33 Fällen der Beginn des Leidens apoplektiform war, so daß arteriosklerotische Erweichungen angenommen wurden. Delirante Zustandsbilder lagen am gleichen Material siebenmal vor. Die akuten exogenen Reaktionstypen scheinen somit bei Evolution des Tumors im Senium oder Präsenium häufiger zu sein. Die Diagnose wird merkwürdigerweise nicht nur psychiatrisch erschwert durch die Konkurrenz der organischen Alterspsychosen, sondern auch durch somatische Besonderheiten, die B a d t hervorhebt (überraschende Seltenheit von Kopfschmerz, Stauungspapille und Erbrechen).

Überblicken wir die skizzierten komplexen und produktiven Bilder, so ergeben sie eine gewisse Bestätigung für die oft zitierte Behauptung, ein Hirntumor könne sich hinter jedem psychopathologischen Syndrom verbergen und könne jede andere endo-, exo- oder gar psychogene Psychose imitieren. Die diagnostischen Konsequenzen sind evident; man muß in der Psychiatrie immer an die Möglichkeit eines Hirntumors denken. Nicht weniger folgenschwer sind aber die pathogenetischen Fragen, die im Gefolge dieser Feststellung auftauchen. Kann der anatomische Vorgang des wachsenden Tumors nicht nur die große Gruppe jener defizitären Psychosyndrome verursachen, sondern auch die bunte Varietät der soeben aufgezeigten „komplexen" und „produktiven" Bilder, die noch erweitert werden könnte? Ich erwähne z. B. noch poriomane Zustände bei einem Stirnhirntumor (D e v i c und C o m m e n t) und einen Fall von Erotomanie bei Tumor in der Gegend des rechten Lobulus paracentralis (E r i c k s o n).

Die Frage ist von O. W a n n e r in Form einer erbbiologischen Analyse unseres gemeinsamen Materials untersucht worden. Er hat die Fälle in drei Gruppen eingeteilt:

1. Organisch Geschädigte;
2. nicht Geschädigte;
3. heterogene Bilder.

Die 1. Gruppe enthält Kranke mit psychisch-defizitären Syndromen, die 2. Gruppe psychisch unauffällige, die 3. Gruppe jene „produktiven" und „komplexen" Bilder, von denen soeben die Rede war. Das Ziel der Untersuchung bestand darin, abzuklären, ob in der Pathogenese der psychischen Störungen bei Hirntumoren außerhalb des organischen Hirngeschehens liegende Faktoren eine Rolle spielten. Das Ergebnis ist von großem Interesse: Die hereditäre Belastung mit psychiatrischen Erkrankungsfällen und psychisch auffälligen Persönlichkeiten ist bei den Gruppen 1 und 2, d. h. bei den organisch Geschädigten und den psychisch nicht Geschädigten, gleich wie bei der Durchschnittsbevölkerung, bei der Gruppe 3 mit den komplexen und produktiven Bildern ist sie dagegen zehn- bis zwölfmal höher. Die besondere Struktur und Färbung der letzteren beruht somit nicht auf dem Tumorgeschehen, sondern auf der Konstitution. Das organische Geschehen bewirkt direkt nur ein organisch-psychisches Bild — wenn die Psyche überhaupt alteriert wird — kann aber offenbar konstitutionelle Dispositionen mobilisieren, die dann mit dem organischen Syndrom interferieren. In einzelnen Fällen können die auf der Konstitution beruhenden Symptome dominieren oder allein sichtbar werden, so daß die organische Auslösung übersehen werden kann. Die Untersuchung zeigt auf alle Fälle, daß die durch aktive psychische Symptome ausgezeichnete Gruppe im Gegensatz zu den defizitären Bildern eine besondere Pathogenese besitzt, so daß mit Recht von *heterogenen* Bildern gesprochen werden kann.

Die Feststellung bestätigt eine allgemeine psychiatrische Erfahrung, daß die klinisch erkennbaren und studierbaren Psychosyndrome nicht nur der Ausdruck des einen oder des anderen Krankheitsprozesses sind, sondern die Resultante von zwei wesensverschiedenen Gestaltungsfaktoren: dem unmittelbaren subjektiven und objektiven Krankheitsgeschehen einerseits und dem dazu Stellung nehmenden, kraft seiner Eigenarten so oder anders reagierenden, einmalig-individuellen Persönlichkeitsgefüge. Ist das letztere von normalem Durchschnitt, so kommt es unter dem Hirntumor wie unter einer anderen organischen Hirnkrankheit zu einem rein organischen Bild, in dem freilich die Charakterbesonderheiten im „normalen" Spielraum mitwirken und besondere Färbungen des Syndrombildes zeitigen können. Wohnen der Persönlichkeit aber auf Grund einer hereditären Belastung und einer besonderen Konstitution Dispositionen zu pathologischen, z. B. depressiven, maniformen, paranoiden, hysterischen Reaktionen inne, so können diese wahrscheinlich durch verschiedene exogene oder unter Umständen auch psychogene Einflüsse aktiviert werden und zu einem mani

festen psychotischen Bild Anlaß geben. Es darf bei der Häufigkeit
der Hirntumoren daher nicht verwundern, wenn gelegentlich bei
Betroffensein solcher Persönlichkeiten ungewöhnlich bunte psychotische Bilder zur Entwicklung gelangen. Wissenschaftlich wäre es
aber ungenau, zu sagen, ein Hirntumor könne eben „alles" machen.
Die Besonderheit der Psychose liegt dann nicht am Tumor, sondern
an der Konstitution.

Die Rolle der Konstitution und Heredität verdient in diesem
Sinne bei der Pathogenese der psychischen Störungen bei Hirntumoren hervorgehoben zu werden. Bei den organisch-defizitären
Bildern darf man keine vom Durchschnitt abweichende Heredität
erwarten. Aus diesem Grunde haben diesbezügliche Untersuchungen
zu keinen positiven Ergebnissen geführt. S c h u s t e r fand z. B.
bei 10% aller Tumorpsychosen „hereditäre oder erworbene Dispositionen zu Geisteskrankheiten"; es schien ihm höchstens, daß
„gewisse Psychoseformen durch hereditäre Disposition begünstigt
wurden". R e d l i c h schrieb der Heredität keine Bedeutung zu und
auch P f e i f e r nur eine geringe. Anderseits vertraten eine Reihe
von Autoren, darunter vor allem T h o m a, K a p l a n und B r u n s
den extremen anderen Standpunkt, daß die angeborene oder erworbene Disposition für alle psychischen Störungen bei Hirntumoren verantwortlich seien und der Tumor nur auslösend wirke.
Bei hysterischen Bildern stellten besonders B r u n s, S c h u s t e r
und K r a e p e l i n eine vor dem Tumorleiden vorbestandene hysterische Disposition fest. Die Arbeit von W a n n e r klärt die Verhältnisse in der Weise, daß die Großzahl der psychischen Störungen
bei Hirngeschwülsten, die alle ein organisches Gepräge haben, pathogenetisch eine unmittelbare Folge der Tumorentwicklung darstellen
und nur bei einem zahlenmäßig geringen Teil der Fälle eine andere,
nicht bloß organische Pathogenese in Frage kommt. In letzteren
Fällen, die sich durch das Hinzutreten „nicht organischer" bzw.
heterogener Symptome auszeichnen, ist der Konstitution eine maß-
gebliche und dem organischen Hirngeschehen nur eine auslösende
Rolle zuzuschreiben.

Unter den hier aufgeführten komplexen und produktiven Syndromen gilt das Gesagte für die primären Charakterveränderungen,
die schizophrenieähnlichen, manisch-depressiven und hysterischen
Bilder. Keine Geltung hat es für die Uncinatus-Auren, die rein organisch und „fokal" sind, eine stark eingeschränkte Geltung für die
exogenen Reaktionstypen. Für gewisse Formen der letzteren wird
eine Bedeutung der Konstitution angenommen, so für die Dämmerzustände, Amentiabilder und katatonen Zustände, keine aber für
die Delirien.

Die heterogenen Bilder, bei denen eine andere als die bloß organische Pathogenese in Frage kommt, spielen zahlenmäßig eine kleine Rolle. Bei Hinzuzählung aller, auch neben organischen Symptomen bestehenden Depressionen gelangen wir, auf unsere 600 Tumorfälle bezogen, auf 27, d. h. 4,5%. Die geringe Zahl der farbigeren Psychosen bei Hirntumoren bestätigt den geäußerten Eindruck einer weitgehenden, von psychoorganischer Symptomatologie beherrschten Monotonie.

IV. Die Psychiatrie der Hirngeschwülste an größerem statistischen Material

Wie mehrmals erwähnt, hat uns die eigene Untersuchung von 60 Patienten mit Hirntumoren bezüglich der psychischen Folgeerscheinungen, die dabei auftreten können, einen in mancher Hinsicht anderen Eindruck gemacht als das Studium der einschlägigen Literatur. Wenn in dieser die Häufigkeit von Trübungszuständen des Bewußtseins und von Korsakowbildern auch hervorgehoben wird, so nehmen die farbigeren Bilder, wie Charakterveränderungen, manische Zustände, depressive Bilder usf., allgemein einen so großen Raum ein, daß der Eindruck einer hervorragenden Häufigkeit solcher Syndrome entsteht. Einige Autoren heben einzelnes besonders hervor, wie B a r u k die Depressionszustände; M o n i z äußerte die Ansicht, das Verhalten der Hirntumorkranken unter 30 Jahren gleiche der Dementia praecox; M a t z d o r f f sprach von „symptomatischer Schizophrenie" bei Hirntumor; oft wird die A n t o n sche Anosognosie hervorgehoben, von E h r e n w a l d die Nichtwahrnehmung der eigenen Menstruation; v. W o e r k o m spricht von einer Störung des Aufgabenbewußtseins; die Summe der Einzelbeschreibungen, die besondere Symptome entdecken und in komplizierte psychologische oder psychopathologische Formeln gießen und sich wo immer möglich in lokalisatorischen Folgerungen ergehen, ist unübersehbar. Oft ist von lebhaften halluzinatorischen Syndromen die Rede, dann von Wahnbildungen, Erregungs- und Dämmerzuständen. Es fehlen nicht dipso- und poriomane Bilder.

Demgegenüber haben wir ein Vorherrschen der Bilder festgestellt, die sich als organisch zusammenfassen lassen und sich insbesondere in das Trübungs- und in das amnestische Syndrom einfügen. Wir hatten geradezu den Eindruck einer Monotonie in der Klassifizierbarkeit, auch wenn die hinzugehörigen Bilder recht vielgestaltig sein konnten.

Bei diesem scheinbaren Widerspruch mußte die Frage auftauchen, was nun in der Hirntumor-Psychopathologie richtig sei, bunte Mannigfaltigkeit oder weitgehende Einförmigkeit der psychischen Begleitbilder. Ist die Formulierung richtig, daß ein Hirntumor „alles" in der Psychiatrie Bekannte machen kann, oder sind weitgehende Einschränkungen am Platze? Zur Klärung dieser Frage haben wir das eigene Material erweitert durch Beizug von Krankengeschichten bis auf eine Gesamtzahl von 600 Hirntumoren. Da alle Krankengeschichten aus der K r a y e n b ü h l schen Klinik stammen, in welcher seit 13 Jahren auch die psychischen Merkmale systematisch aufgezeichnet und einheitlich benannt sind, auch wenn eingehende psychiatrische Untersuchungen naturgemäß nur in Ausnahmefällen durchgeführt werden konnten, erscheint uns die Sichtung und Auswertung dieses homogen protokollierten Materials für legitim, wenngleich die Fälle nicht von uns untersucht sind.

Die 600 Krankengeschichten wurden auf psychische Symptome gesichtet, diese klassifiziert und nach Syndromen gezählt, wobei eine gewisse Uniformierung nicht zu vermeiden war und individuelle Färbungen den Hauptmerkmalen weichen mußten. Es wurden folgende psychische Sachverhalte auseinandergehalten:

1. Psychisch unauffällige Patienten.
2. Organisches Psychosyndrom im Sinne von E. B l e u l e r;
   a) leichte Fälle,
   b) mittlere und schwere.
3. Bewußtseinstrübung aller Grade.
4. Tumorepilepsie;
   a) Anfälle und Absenzen,
   b) Wesensänderung und Demenz.
5. Primäre Charakterveränderung.
6. Schizophrenieähnliche Zustände.
7. Manische und depressive Bilder.
8. „Stirnhirnsyndrom."
9. „Stammhirnsyndrom."
10. „Zwischenhirnsyndrom."
11. Aphasie, Agnosie, Apraxie.
12. Uncinatus-Auren.

Bei Kombination mehrerer Syndrome am gleichen Fall wurden alle einzeln gezählt, so daß sich die Zahlen auf das Syndrom und nicht auf die Patientenzahl bezieht.

Durch Gliederung der Syndrome wurde deren Beziehung zur Tumorlokalisation und zum Alter des Kranken untersucht. Bezüglich der Lokalisation habe ich mich genau an die neurochirurgische Beschreibung gehalten und bei Ausdehnung auf mehrere Hirnteile die Hauptlokalisation berücksichtigt. Zur Berücksichtigung des Alters wurden die Fälle in folgende vier Klassen aufgeteilt:

I. Altersklasse: 0 bis 20 Jahre
II. Altersklasse: 21 bis 40 Jahre
III. Altersklasse: 41 bis 60 Jahre
IV. Altersklasse: über 60 Jahre

Im Interesse einer unvoreingenommenen Erfassung aller aufgezeichneten Beobachtungen wurden diese auch dann, wenn eine Beziehung zur *Tumorlokalisation* von vornherein unwahrscheinlich erschien, nach Lokalisationen getrennt gezählt.

1. Psychisch unauffällige Patienten

Lokalisation des Tumors	*Total-Fälle*	*Verteilung nach Altersklassen*				
		Total	I	II	III	IV
1. *Frontallappen*	173		9	57	99	8
Davon unauffällig		34=20%	5=55%	12=21%	16=16%	1=12%
2. *Parietallappen*	60		1	19	37	3
Davon unauffällig		6=10%	—	1= 5%	4=11%	1=33%
3. *Temporallappen*	77		7	25	42	3
Davon unauffällig		12=16%	4=57%	7=28%	1= 2%	—= 0%
4. *Occipitallappen*	32		2	5	20	5
Davon unauffällig		5=16%	—= 0%	1=20%	3=15%	1=20%
5. *Kleinhirn*	63		21	20	17	5
Davon unauffällig		35=56%	12=57%	16=80%	6=30%	1=20%
6. *Kl.-Br.-Winkel*	50		2	16	30	2
Davon unauffällig		33=66%	1=50%	10=62%	21=70%	1=50%
7. *Sella u. Hypoph.*	56		4	19	30	3
Davon unauffällig		36=64%	2=50%	11=58%	20=60%	3=100%
8. *Hirnstamm*	28		6	10	11	1
Davon unauffällig		8=28%	3=50%	4=40%	—= 0%	1
9. *Ventrikeltumoren* *Mittelhirn* *Balken* *Multiple Lokal.*	61		14	22	25	0
Davon unauffällig		14=23%	9=64%	5=23%	—= 0%	—
Zusammen	600		66	193	311	30
Davon unauffällig		183=30%	36=55%	67=35%	71=23%	8=27%

Die Zusammenstellung ergibt folgendes: Die vier Großhirnregionen weisen den niedersten Prozentsatz von nur 10 bis 20% psychischer Integrität auf. Den größten Anteil psychischer Unversehrtheit zeigen Tumoren im Kleinhirn, Kleinhirnbrückenwinkel und Sellagegend, nämlich 56—66%. Die zentralen und multiplen Lokalisationen befinden sich mit 23 bis 28% zwischen diesen beiden Gruppen, doch näher der ersteren.

Gesamthaft zeigen nur 30% keine psychischen Veränderungen, 70% sind demnach bei Klinikaufnahme psychisch betroffen. Diese Zahl liegt innerhalb der in der Literatur erwähnten Ziffern, wenn auch meistens niedrigere Angaben um 50 bis 60% vorherrschen. Wir haben indessen die epileptischen Anfälle zu den psychisch positiven Symptomen gezählt, auch wenn keine Wesensveränderung oder Demenz vorlag, was eine empfindliche Erhöhung gegenüber den Zahlen der Literatur bedingt, welche die epileptischen Anfälle allein nicht zur psychischen Symptomatologie zählen.

Die Bedeutung des Alters springt sofort in die Augen. Im Gesamtdurchschnitt und besonders bei den Lokalisationen mit für eine Beurteilung der prozentualen Verteilung hinreichenden Fällen fällt die Zahl der psychischen Unversehrtheit mit zunehmendem Alter deutlich ab. Am augenfälligsten ist diese Tendenz bei der Stirnregion ersichtlich, wo der Prozentsatz von der I. zur IV. Altersklasse von 55% auf 12% abfällt. Jede Altersklasse weist bei dieser Lokalisation eine genügende Anzahl von Fällen auf, so daß Zufälle unwahrscheinlich werden. Ebenfalls deutlich ist der Abfall bei der temporalen Lokalisation, wo allerdings der Wert 0% der IV. Altersklasse bei der geringen Zahl von drei hiehergehörenden Fällen nicht als bindend genommen werden darf. Das gleiche gilt für andere Lokalisationen mit zu geringer Zahl von Fällen, namentlich im Alter von über 60 Jahren, so daß dort theoretische Zahlen von 100% psychischer Integrität nichts besagen, welche an Zahlen von 1 bis 3 Fällen gewonnen wurden.

Die Tabelle bestätigt, daß das organische Psychosyndrom, wie schon oft festgestellt, bei jeder Lokalisation vorkommt, und zwar in einer verblüffend konstanten Häufigkeit von 26 bis 37%. Von diesem Rahmen, in welchen sich alle anderen Lokalisationen einfügen, bilden einzig die Kleinhirn- mit 17% und die Sellatumoren mit 14% eine Ausnahme. Die nicht größere Häufigkeit des organischen Psychosyndroms bei Stirnhirnlokalisation gegenüber den anderen Großhirnlokalisationen verdient hervorgehoben zu werden, da auf Grund der gegenteiligen Auffassung doch mitunter die Annahme einer Stirnhirnlokalisation bei Vorliegen eines organischen Psychosyndroms favorisiert wurde. Man könnte höchstens im Verhältnis

2. Organisches Psychosyndrom
(Im Sinne von E. Bleuler)

Lokalisation	Total-Fälle	Total	Verteilung nach Altersklassen			
			I	II	III	IV
1. *Frontallappen*	173		9	57	99	8
Leichtes Syndrom / Mittel und schwer		20 / 35 =32%	— / — = 0%	6 / 2 =14%	12 / 29 =41%	2 / 4 =75%
2. *Parietallappen*	60		1	19	37	3
Leichtes Syndrom / Mittel und schwer		9 / 7 =27%	— / — = 0%	2 / — =10%	6 / 6 =32%	1 / 1 =66%
3. *Temporallappen*	77		7	25	42	3
Leichtes Syndrom / Mittel und schwer		14 / 8 =28%	— / — = 0%	7 / — =28%	6 / 7 =31%	1 / 1 =66%
4 *Occipitallappen*	32		2	5	20	5
Leichtes Syndrom / Mittel und schwer		5 / 7 =37%	— / — = 0%	— / — = 0%	3 / 7 =50%	2 / — =40%
5 *Kleinhirn*	63		21	20	17	5
Leichtes Syndrom / Mittel und schwer		7 / 4 =17%	— / — = 0%	— / — = 0%	3 / 4 =41%	4 / — =80%
6. *Kl.-Br.-Winkel*	50		2	16	30	2
Leichtes Syndrom / Mittel und schwer		12 / 1 =26%	— / — = 0%	4 / — =25%	7 / 1 =27%	1 / — =50%
7 *Sella u. Hypoph.*	56		4	19	30	3
Leichtes Syndrom / Mittel und schwer		4 / 4 =14%	— / — = 0%	1 / — = 5%	3 / 4 =23%	— / — = 0%
8. *Hirnstamm*	28		6	10	11	1
Leichtes Syndrom / Mittel und schwer		1 / 5 =21%	— / — = 0%	— / — = 0%	1 / 5 =54%	— / —
9. *Ventrikeltumoren* *Mittelhirn* *Balken* *Multiple Lokal.*	61		14	22	25	0
Leichtes Syndrom / Mittel und schwer		10 / 6 =26%	— / — = 0%	6 / 1 =33%	4 / 5 =36%	— / — = 0%
Zusammen	600		66	193	311	30
Davon leicht organ. / Mittel und schwer		82 / 77 =26%	— / — = 0%	26 / 3 =15%	45 / 68 =36%	11 / 6 =57%

der mittelschweren und schweren organischen Psychosyndrome zu
den leichten bei Befall des Stirnhirns ein besonderes Hervortreten
der ersteren zubilligen. Während bei den meisten anderen Lokalisationen die leichten Alterationen vorwiegen, übertreffen die schwereren Formen die leichten um mehr als die Hälfte mit der für eine
statistische Wertung zwar wenig aussagenden Zahl von 35 : 20.
Aber auch beim Occipitallappen überwiegen die schwereren Formen,
wenn auch mit der statistisch nichts aussagenden Verhältniszahl
7 : 5. Dennoch fühlen wir uns zu irgendwelchen lokalisatorischen
Schlußfolgerungen nicht legitimiert, auch nicht in der reservierten
Form, daß nur schwere organische Psychosyndrome für das Stirnhirn sprechen würden, weil die relative Häufigkeit schwerer organischer Psychosyndrome bei anderen Lokalisationen immer noch
erheblich genug ist, um Irrtümer zu ergeben.

Wenn eine nennenswerte Abhängigkeit des organischen Psychosyndroms von der Lokalisation nicht zu folgern ist, so zeigt indessen
die Differenzierung nach Altersklassen eine ganz deutliche Abhängigkeit vom Alter. Die Zusammenstellung stellt nahezu ein Spiegel-
bild der Verhältnisse dar, wie sie für die psychische Symptomlosigkeit angetroffen wurden. Während unter 20 Jahren überhaupt
keine organischen Psychosyndrome figurieren, steigt ihre prozentuale Häufigkeit in der II. Altersklasse auf 15%, in der III. auf 36%
und in der IV. auf 57%. Der gleiche ansteigende Verlauf mit zunehmendem Alter ist bei allen Einzellokalisationen festzustellen. Die
Zahlen zeigen aber nicht nur eine Zunahme der numerisch gezählten organischen Psychosyndrome mit dem Alter, sondern eine
ausgeprägte Verschiebung von den leichteren zu den schwereren
Formen. So haben wir in der II. Altersklasse bis 40 Jahre unter
unseren 600 Patienten 26 leichte und nur drei schwerere organische
Psychosyndrome, in der III. Altersklasse aber bei 45 leichten
Formen 68 schwere; während die leichten Formen sich beim Über-
gang von der II. in die III. Altersklasse kaum verdoppelten, haben
sich die schweren verzwanzigfacht. Über 60 Jahren überwiegen die
leichten Formen mit 11 : 6, doch sind diese Zahlen wiederum zu
gering für eine überzeugende statistische Bedeutung. *Wir können
auf Grund dieser Übersicht nicht mehr daran zweifeln, daß der
Faktor des Alters, wie wir früher betont haben, eine überragende
Rolle für die Ausbildung des organischen Psychosyndroms bei Hirntumoren darstellt.* Es zeichnet sich eine Grenzzone bei ungefähr
35 bis 40 Jahren ab, unterhalb welcher keine, über welcher dagegen
mit zunehmendem Alter häufiger und erheblicher eine psychoorganische Schädigung zustande kommt. *Unter Hinweis auf unsere*

Ausführungen über das chronische organische Psychosyndrom und die Bewußtseinstrübung gelangen wir zu der Annahme, daß das Hirn je nach seiner Resistenz, die eben mit zunehmendem Alter abnimmt, mit der einen oder anderen Reaktionsform antwortet. Setzen wir bei zwei verschieden alten Patienten, z. B. von 25 und 50 Jahren, eine physikalisch- und eventuell chemisch-toxisch gleich stark und gleich lange wirkende Noxe voraus — bei Tumoren in erster Linie den chronischen oder intermittierenden Hirndruck — so haben wir beim jüngeren Kranken mit der reversiblen Schädigungsform einer mehr oder minder ausgeprägten Benommenheit zu rechnen, beim älteren jedoch mit dem viel stabileren organischen Psychosyndrom.

Ich habe auf die recht gleichmäßige Häufigkeit der organischen Psychosyndrome bei allen Lokalisationen hingewiesen mit Ausnahme der Tumoren des Kleinhirns und des Sellagebietes, bei welchen die Häufigkeit dieses Syndroms in einer deutlich niedrigeren Größenordnung steht (17% und 14% gegenüber sonst 26% bis 37%). Diese Ausnahmen sind nicht etwa zufällig und rätselhaft, sondern aus der Onkologie und aus der Hirnpathologie durchaus erklärbar. Im Gegensatz zu anderen Tumoren bevorzugen die Kleinhirntumoren das jugendliche Alter. Wir finden das Maximum der Hirntumoren dieser Lokalisation nicht in der III. Altersklasse wie bei den anderen Lokalisationen, sondern in der I. und II. Altersklasse. Das relative Vorherrschen jüngerer Patienten, die, wie wir gezeigt haben, keine psychoorganische Hirnschädigung beobachten lassen, drückt den Prozentsatz der organischen Psychosyndrome somit unter den übrigen Durchschnitt. Bei den Tumoren der Sellagegend liegt die Erklärung für die größere Seltenheit der organischen Psychosyndrome im frühzeitigen Auftreten von Sehstörungen, die den Patienten häufiger als bei anderer Tumorlokalisation vor dem Erscheinen von Allgemeinsymptomen des Hirndrucks zum Arzt führen.

Betrachten wir zunächst die prozentuale Häufigkeit der Bewußtseinstrübung nach der Lokalisation, so erkennen wir eine relative Konstanz zwischen 20% und 41% der Fälle. Die höheren Zahlen betreffen die Occipitalregion, ihr folgen die zentralen und multiplen Lokalisationen sub 9., dann Stirnhirn und Hirnstamm mit je 32%, Temporallappen mit 31%, Parietallappen mit 20%. Die nicht sehr großen, aber doch deutlichen Zahlenunterschiede innerhalb dieser Gruppe sind vielleicht Ausdruck der näheren oder ferneren Beziehungen der einzelnen Lokalisationen mit dem Ventrikelsystem und der damit wechselnden Neigung zur Erzeugung intrakranieller Druckerhöhung.

3. Bewußtseinstrübung

Lokalisation	Total-Fälle	Verteilung nach Altersklassen				
		Total	I	II	III	IV
1. *Frontallappen* Bewußtseinstrübg.	173	56 = 32%	9 — = 0%	57 21 = 37%	99 33 = 33%	8 2 = 25%
2. *Parietallappen* Bewußtseinstrübg.	60	12 = 20%	1 — = 0%	19 2 = 10%	37 10 = 27%	3 — = 0%
3. *Temporallappen* Bewußtseinstrübg.	77	24 = 31%	7 — = 0%	25 5 = 20%	42 17 = 40%	3 2 = 66%
4. *Occipitallappen* Bewußtseinstrübg.	32	13 = 41%	2 — = 0%	5 4 = 80%	20 8 = 40%	5 1 = 20%
5. *Kleinhirn* Bewußtseinstrübg.	63	9 = 14%	21 2 = 9%	20 3 = 15%	17 4 = 23%	5 — = 0%
6. *Kl.-Br.-Winkel* Bewußtseinstrübg.	50	5 = 10%	2 1 = 50%	16 2 = 12%	30 2 = 6%	2 — = 0%
7. *Sella u. Hypoph.* Bewußtseinstrübg.	56	3 = 5%	4 1 = 25%	19 2 = 10%	30 — = 0%	3 — = 0%
8. *Hirnstamm* Bewußtseinstrübg.	28	9 = 32%	6 1 = 17%	10 3 = 30%	11 5 = 45%	1 — = 0%
9. *Ventrikeltumoren Mittelhirn Balken Multiple Lokal.* Bewußtseinstrübg.	61	23 = 38%	14 3 = 21%	22 6 = 27%	25 14 = 56%	0 —
Zusammen Davon Bew.-Trbg.	600	154=26%	66 8 = 25%	193 48=25%	311 93 = 30%	30 5 =17%

Erheblich seltener ist die Bewußtseinstrübung nach unserer Zusammenstellung bei Lokalisation des Tumors im Kleinhirn, im Kleinhirnbrückenwinkel und in der Sellagegend. Die Zahl von 14% für das Kleinhirn verwundert, da die Beziehungen zum Ventrikelsystem seitens des Kleinhirns doch recht innige sind und allgemein gilt, daß Tumoren der hinteren Schädelgrube besonders häufig und rasch zu Hirndruckerhöhung führen. Es können zweierlei Erklärungen für diesen scheinbaren Widerspruch in Frage kommen. So kann erwogen werden, daß die Kleinhirntumoren frühzeitiger neurologische Erscheinungen machen als das Gros der Großhirntumoren und den Kranken rascher zum Arzt und zur Operation führen. Dieser Sachverhalt vermag indessen die Ausnahmestellung des Kleinhirns hinsichtlich der Häufigkeit der Bewußtseinstrübung im Stadium der Klinikaufnahme unseres Erachtens nur zum Teil zu erklären. Erinnern wir uns aber der Bedeutung des Altersfaktors als wichtigsten Index der Resistenz des Gehirns gegenüber der Noxe Hirndruck, so drängt sich sofort eine andere Erklärung auf. Wie bereits hervorgehoben wurde und aus unserer Zusammenstellung ersichtlich, ist die Altersverteilung der Kleinhirntumoren eine andere als jene der übrigen Hirntumoren. Die jüngeren Altersklassen unter 20 und unter 40 Jahren sind ausgesprochen häufiger als bei anderen Lokalisationen und vertreten in unserer Statistik 41 von total 63 Kleinhirntumoren, also zwei Drittel, wogegen sie bei den Großhirnlokalisationen durchschnittlich bloß ein Drittel ausmachen. Aus der doppelten Häufigkeit resistenterer Gehirne erklärt sich somit, etwas grob ausgedrückt, die nur halb so große Häufigkeit der Bewußtseinstrübung. — Beim Kleinhirnbrückenwinkel mit nur 10% Bewußtseinstrübung wird die Erklärung dagegen in erster Linie im frühzeitigen Befall von Hirnnerven lange vor Auftreten von Hirndruckerscheinungen zu suchen sein. Das gleiche gilt für die Tumoren der Sellagegend mit ihren frühzeitigen und alarmierenden Visusstörungen, wo Bewußtseinsstörungen nur in 5% der Fälle bei Klinikaufnahme registriert wurden.

Bei der Betrachtung der unterschiedlichen Häufigkeit der Bewußtseinstrübung nach dem Altersaufbau müßte bei dem über die Resistenz des Gehirns Gesagten eine kontinuierliche Zunahme parallel dem Alter erwartet werden. Im Gesamtdurchschnitt der 600 Fälle trifft dies im Prinzip zu, jedoch lange nicht so eindrücklich wie beim organischen Psychosyndrom, und bei den Einzellokalisationen sind die Verhältnisse nicht selten umgekehrt. Auch hier liegt aber nur ein scheinbarer Widerspruch vor. Nach unseren Darlegungen bewirkt der chronische Hirndruck bei Patienten unterhalb 35 bis 40 Jahren fast ausschließlich Bewußtseinstrübungen, bei Patienten über dieser Altersgrenze aber vorwiegend organische Psychosyndrome. (Subakuter und akuter Hirndruck erzeugt bei beiden Altersgruppen Bewußtseinstrübung, die sich bei der zweiten Gruppe zu einem vorbestandenen organischen Psychosyndrom hinzuaddieren kann.) Wenn also der Anstieg der Häufigkeit der Bewußtseinstrübung mit zunehmendem Alter nicht so augenfällig ist und in einzelnen Lokalisationen eine solche Tendenz überhaupt nicht festzustellen ist, so ist zu bedenken, daß das Defizit in den höheren Altersklassen auf deren Beschlagnahme durch das organische Psychosyndrom beruht.

Bei der Zählung der nachfolgenden psychischen Merkmale haben wir keinerlei Abhängigkeit vom Altersaufbau festgestellt. Bei der viel geringeren Häufigkeit der von einzelnen Lokalisationen abhängenden Symptome würden zudem die statistisch ermittelten Zahlen ohne jegliche Bedeutung sein. Es handelt sich somit im folgenden nur mehr um die Frage der absoluten Häufigkeit der Symptome und jene einer allfälligen Abhängigkeit von der Lokalisation.

4. Symptomatische Epilepsie

Lokalisation	*Total-Fälle*	a) *Generalisierte Anfälle und Absenzen*	b) *Jackson-Anfälle*	c) *Epileptische Wesensänderung und Demens*
1. Frontallappen	*173*	$18 = 10\%$	$20 = 11\%$	$4 = 2\ \%$
2. Parietallappen	*60*	$8 = 13\%$	$16 = 27\%$	$2 = 3\ \%$
3. Temporallappen	*77*	$12 = 16\%$	$3 = 4\%$	$2 = 2\ \%$
4. Occipitallappen	*32*	$2 = 6\%$	—	—
5. Kleinhirn	*63*	—	$1 = 2\%$	—
6. Kl.-Br.-Winkel	*50*	—	—	—
7. Sella und Hypoph.	*56*	$2 = 4\%$	—	$1 = 2\ \%$
8. Hirnstamm	*28*	$2 = 7\%$	$1 = 3\%$	—
9. Ventrikeltumoren Mittelhirn Balken Multiple Lokal.	*61*	$3 = 5\%$	$3 = 5\%$	—
Zusammen	*600*	$47 = 8\%$	$44 = 7\%$	$9 = 1,5\%$

Die Zusammenstellung illustriert die bekannte Tatsache, daß generalisierte epileptische Anfälle bei ziemlich jeder Lokalisation vorkommen. Immerhin kann man sagen, daß dies für das gesamte Großhirn und die vordere Stamm- und Basisregion gilt, während Tumoren im Kleinhirn und Kleinhirnbrückenwinkel in unserer Statistik nie generalisierte epileptische Anfälle aufwiesen. Einmal wurden bei einem Kleinhirntumor Jackson-Anfälle registriert. — Bezüglich der Regionen des Großhirns weist die temporale und parietale Lokalisation mit 16% und 13% am meisten Allgemeinanfälle und Absenzen auf, das Stirnhirn folgt mit 10%, während das Occipitalhirn mit 6% eher nachsteht. Eine gewisse Bevorzugung der mittleren Großhirnpartien, also der Parietal- und Temporalregion, war bekannt. Bei zentraler und Stammlokalisation ist das Syndrom weit seltener.

Daß Jackson-Anfälle die Frontoparietalgegend privilegieren, den Parietallappen mit 27%, ist ebenfalls bekannt und im Hinblick auf die motorischen und sensorischen Felder eine Banalität. Die vereinzelten Vorkommen von Jackson-Anfällen bei anderer Lokalisation sind als Fernwirkung auf obgenannte Felder aufzufassen.

Die Erscheinungen der chronischen Epilepsie, die Wesensveränderung und Demenz, kommen naturgemäß nur bei längerer Dauer epileptischer Anfälle vor. Wie bei der genuinen und der traumatischen Epilepsie beide Formen zu Wesensänderung und Demenz führen können, so sieht man die Folgezustände innerhalb der symptomatischen Epilepsie der Hirntumoren sowohl beim Bestehen von generalisierten Anfällen oder Absenzen als auch von bloßen Jackson-Anfällen. Gelegentlich bestehen zwar beide Erscheinungsformen nebeneinander, doch trafen wir einige Fälle isolierter Jackson-Anfälle, bei denen die Spätformen der chronischen Epilepsie anzutreffen waren (siehe Kapitel Epilepsie).

Auf unsere 600 Patienten bezogen, traten generalisierte Anfälle und Absenzen praktisch gleich häufig auf wie die Jacksonanfälle (8% respektive 7%), während die Häufigkeit der Wesensveränderung und Demenz viel geringer ist.

5. Primäre Charakterveränderung

In einer beschränkten Zahl von Krankengeschichten fanden sich Charakterveränderungen verzeichnet, die zum mindesten im Beginn der Tumorentwicklung das Bild beherrschten. Eine Abhängigkeit vom Alter fand sich nicht und bezüglich einer solchen von der Lokalisation sind die Zahlen für eine Deutung zu gering. Unter unseren 600 Patienten konnten wir nämlich bloß 6, d. h. 1%, mit derartiger primärer Charakterveränderung zählen. Fünf Fälle betrafen das Stirnhirn, ein Fall den Occipitallappen. Die frontale Lokalisation wurde in der Literatur sehr häufig, erstmals ausdrücklich wohl von L. W e l t, für die Charakterveränderungen verantwortlich gemacht. Unsere fünf Stirnhirnfälle dieser Kategorie scheinen diese alte These bis zu einem gewissen Grade zu bestätigen, wenn die Zahl auch für bindende Schlüsse nicht ausreicht. Jedenfalls spricht unsere Zählung nicht gegen eine besondere Bedeutung der Stirnhirnlokalisation beim Auftreten primärer Charakterveränderungen.

6. Schizophrenieähnliche Bilder

Wie schon erwähnt, fand sich eine an Schizophrenie gemahnende und teilweise als solche interpretierte oder auch in der Folge bestätigte Symptomatik an unseren 600 Fällen sechsmal, also in 1%. Die Einzelfälle wurden in der Kasuistik kurz beschrieben, die dahingehörigen Fragen dort und im Kapitel über die komplexen und produktiven Bilder erörtert, so daß seitens der Statistik nichts beizufügen ist.

7. Manisch-depressive Bilder

Depressive Zustände bei Hirntumoren werden in der Literatur als häufig beschrieben, manische als durchaus nicht selten. Besonders B a r u k betonte die Häufigkeit der ersteren und erwähnte auch einen Fall von Suizid. In unserer Untersuchung haben wir zwar nicht so selten leichtere depressive Färbungen angetroffen, aber nur in einem einzigen Fall eine schwerere depressive, länger dauernde Verstimmung mit Versündigungsideen bei einem mit vorwiegend depressiven Schizophrenien erheblich belasteten Patienten (Rudolf R., Nr. 28). Im übrigen müssen manische Bilder wohl abgegrenzt werden von euphorischer Enthemmung und melancholische von der Apathie und Affektlabilität bei organischem Psychosyndrom und Benommenheit. Bei Ermittlung unserer statistischen Zahlen am größeren Material haben wir jedoch im Hinblick auf die in der Literatur betonte Häufigkeit solcher Bilder bewußt large interpretiert und alle aufgezeichneten Verstimmungen berücksichtigt, wie folgende wörtlichen Einträge zeigen:

1. Fall: 26jährige Frau; Tumor: Mächtiges Astrocytom, von Mantelkante linkes Stirnhirn bis Basis und Stammganglien reichend.

Psychisch: Euphorisch, leicht hypomanisch, schwatzhaft, kritiklos, leichte Witzelsucht, gesteigerte passive Aufmerksamkeit, psychisch enthemmt, macht über alles treffende, aber unangebrachte Bemerkungen. (Der Fall wurde in unserer Kasuistik schon kurz erwähnt, Nr. 26.)

2. Fall: 66jährige Frau; Tumor: Glioblastoma multiforme rechtes Stirnhirn.

Psychisch: Anamnestisch depressive Verstimmungen, Abnahme der Arbeitslust. Objektiv organisches Psychosyndrom mit ausgesprochener Affektlabilität und örtlicher und zeitweise zeitlicher Desorientierung.

3. Fall: 39jähriger Mann; Tumor: Mächtiges Astrocytomrezidiv linkes Stirnhirn.
Psychisch: Depressives Zustandsbild, dazu motorische Aphasie.

4. Fall: 56jähriger Mann; Tumor: Glioblastoma multiforme links frontotemporal.
Psychisch: Seit 3 Monaten psychisch verändert, depressiv, Wortfindungsstörungen, vergeßlich. Objektiv soporös.

5. Fall: 28jährige Frau; Tumor: Großcyst. Angiogliom rechter Schläfenlappen.
Psychisch: Subjektiv etwas depressiv, objektiv etwas abweisend und widerwillig, später jedoch besser.

6. Fall: 29jähriger Mann; Tumor: Glioblastoma multiforme linker Schläfenlappen.
Psychisch: Seit $4^1/_2$ Jahren Depressionen, seit einem Monat schlecht gelaunt und gereizt, seit 2 Wochen zunehmende Gedächtnisabnahme. — Vater Suizid mit 65 Jahren. — Depressionen vor $4^1/_2$ Jahren traten im Zusammenhang mit dienstlichen Angelegenheiten als Bahnbeamter auf. Objektiv sensorisch und motorisch, Aphasie, agnostisch-apraktische Störungen, Agraphie.

7. Fall: 55jähriger Mann; Tumor: Hypernephrommetastase linkes Parietalhirn.

Psychisch: Subjektiv zunehmend depressiv und vergeßlich. Objektive Wortfindungsstörungen, Erkennungsstörungen, personelle, örtliche und zeitliche Desorientierung, Perseveration, Affektlabilität und Inkontinenz.

8. Fall: 39jährige Frau; Tumor: Großes Meningeom rechts parietal.

Psychisch: Sensitive und von jeher schwermütige Frau, reaktive Depression, nicht unbedingt psychoorganisch, wenn auch vielleicht eine solche Komponente mitspielt. (Fachpsychiater.)

9. Fall: 48jährige Frau; Tumor: Tuberkulom an Falx rechts parietal.

Psychisch: Organisch verändert, langsam, mit schlechtem Gedächtnis und reaktive Depression.

10. Fall: 60jähriger Mann; Tumor: Angiom Kleinhirn rechts bei Morbus Lindau.

Psychisch: Unspezifische organische Gedächtnisschwäche. 7 Tage *nach* Operation Auftreten von depressiven Wahnideen, glaubt, die ganze Krankheit sei syphilitisch und fürchtet, die ganze Familie angesteckt zu haben. Nach wenigen Tagen wieder mehr Distanz von den Wahnideen.

11. Fall: 60jähriger Mann; Tumor: Mächtiges Hämangiom Kleinhirn.

Psychisch: Seitens der Ehefrau von jeher als eigenartig empfunden, gab mehrmals das Geschäft auf, weil er sich schikaniert glaubte. Dazu chronischer Alkoholismus, Eifersucht, Abnahme der Libido, Energielosigkeit, Apathie, Reizbarkeit, Gedächtnisabnahme.

Ein halbes Jahr postoperativ: Zustandsbild, das ganz an eine arteriosklerotische oder präsenile Depression erinnert. Ausgesprochene Affektinkontinenz. 2 Monate später etwas ansprechbarer, lebendiger.

12. Fall: 29jährige Frau; Tumor: Medulloblastom der Brücke und des 4. Ventrikels.

Psychisch: Depressiv und verlangsamt.

13. Fall: 41jähriger Mann; Tumor: Carcinommetastase rechte Stammganglien, in rechten Seitenventrikel eingebrochen, den Nucleus caudatus und Thalamus opticus durchsetzend.

Psychisch: Beginn seit 3 Monaten mit Gedächtnisschwäche für Frischerlebtes, depressiver Stimmung, Tremor der Beine. Einweisung in Nervensanatorium, Feststellung eines organischen Psychosyndroms, Annahme einer progressiven Paralyse und Malariaimpfung bis Eintreffen der negativen WaR.

14. Fall: 31jähriger Mann; Tumor: Astrocytom im Foramen Magendii.

Psychisch: Seit 2 Jahren Abnahme der Arbeitslust, Depressionen. Objektiv deutliche Verlangsamung der Psyche und depressiv.

15. Fall: 34jähriger Mann; Tumor: Gliom rechte Stammganglien.

Psychisch: Etwas apathisch, depressiv.

16. Fall: 33jähriger Mann; Tumor: Entspricht Fall 25 unserer Kasuistik. Manisches Syndrom bei Kleinhirnbrückenwinkeltumor.

Auf Grund dieser Beschreibungen können wir echt manische Bilder nur bei Fall 1 und 16 annehmen, echt melancholische überhaupt keine. Die depressiven Bilder scheinen vielmehr vorwiegend als Begleitsymptom zu organischen Psychosyndromen oder Benommenheit, teilweise psychoreaktiv. Lange vor einem rasch wachsenden Tumor (Fall 6) oder nach der Operation auftretende

Depressionszustände (Fall 10) fallen nicht unter die psychische Symptomatologie des Tumors selbst, wurden aber in unserer Zählung (eigentlich fälschlicherweise) samt den Fällen, wo psychoorganische Veränderungen verzeichnet waren, mitberücksichtigt, um der Kritik zu begegnen, wir hätten einseitig die psychoorganischen Veränderungen hervorgehoben und die Verstimmungen vernachlässigt.

Die aufgeführten Fälle verteilen sich auf alle Hirnregionen unter Ausschluß der Occipital- und Sellagegend. Die manisch-depressiven Bilder scheinen lokalisatorisch die zentralen Hirnpartien (Zwischen-Mittelhirn, Hirnstamm) gegenüber den Formationen des Hirnmantels zu bevorzugen (14% gegenüber 2 bis 3%), was für die Richtigkeit der K l e i s t schen Anschauungen über diese phylogenetisch älteren Hirnteile als Zentren der Trieb- und Affektdynamik spricht. Angesichts der kleinen Zahlen verzichten wir auf eine tabellarische Übersicht. Gesamthaft erreichen die mitgeteilten 16 Fälle auf unsere 600 Krankengeschichten eine Häufigkeit von 2,7% bei unseres Erachtens bewußt zu larger Zählung. Würden wir nur jene Fälle berücksichtigen, die wie eine echte Manie oder Melancholie aussahen, so kämen wir nur auf $^1/_2$%.

Diese niedere Zahl fällt auf, insbesondere gegenüber B a r u k, der melancholische und depressive Zustände in ihrer Häufigkeit den Bewußtseinstrübungen anreiht. Er erwähnt dann freilich, daß die depressiven Bilder oft nicht echten Melancholien entsprechen, sondern neurasthenischen und psychasthenischen Zuständen oder durchaus begründeten psychoreaktiven Depressionen. Den ausgezeichneten Schilderungen dieser Zustände durch B a r u k ist nichts beizufügen.

Die Seltenheit depressiver Zustände hob auch schon K e h r e r gegenüber P u u s e p p hervor, der diese als wichtigste psychische Störung und als Ausdruck eines besonders schweren Krankheitsbewußtseins ansah. K e h r e r betrachtet gerade das erstaunliche Ausbleiben psychoreaktiver Veränderungen, auch gegenüber schweren körperlichen Ausfällen, die merkwürdige stoische Gelassenheit, die mitunter einen hochgradigen Mangel an Krankheitsgefühl und -bewußtsein erreicht, als charakteristisch; mit Recht erblickt er darin ein auf diffuse Schädigung hinweisendes, organisches Hirnsyndrom.

8. Stirnhirnsyndrom

Das Stirnhirnsyndrom, dessen Charakteristik und Differenzierung von den Allgemeinsymptomen wir besprochen haben, haben wir in keinem der eigenen Fälle beobachten können. In unserem statistischen Material fanden wir es in folgenden Fällen verzeichnet:

1. Fall: 59jährige Frau; Tumor: 70 g schweres Glioblastoma multiforme im dorso-medialen Abschnitt (Mantelkante) des linken Stirnhirns cortical und sub-cortical.

Psychisch: Schweres Stirnhirnsyndrom mit schwerster Antriebslosigkeit und Echolalie. Dazu mnestisch alteriert und sprachlich hochgradiger Mutismus respektive sprachliche Akinese infolge Antriebsstörung. Anamnese kaum zu erheben, starrt vor sich hin, sagt nur ja oder nein oder lacht und echolaliert. Aber nicht urin- und kotinkontinent. — Postoperativ wieder psychisch mobiler, aber ein wenig paranoid.

2. Fall: 55jährige Frau; Tumor: Mächtiges Gliom rechts präfrontal.

Psychisch: Ausgesprochenes psychoorganisches Syndrom mit schlechter Auffassung, starker Verlangsamung, ausgesprochener Antriebslosigkeit. Läßt oft Wasser unter sich.

3. Fall: 42jährige Frau; Tumor: 140 g schweres Mantelkantengliom rechts frontal.

Psychisch: Deutlich verändert im Sinne des Stirnhirnsyndroms (blödes unpassendes Witzeln, gesteigerte Nervosität und Erregbarkeit).

In drei weiteren Fällen waren Antriebsstörungen neben einem amnestischen Syndrom vermerkt. Mehrmals war Witzelsucht angegeben. Auf 173 Stirnhirntumoren bezogen, waren psychische Stirnhirnzeichen somit verhältnismäßig selten anzutreffen, die als sicher verwertet werden konnten. Die Witzelsucht fand sich auch bei anderer Lokalisation, allerdings etwas weniger häufig.

9. Stammhirnsyndrom

Körperliche Stammhirnsymptome waren in vier von unseren 600 Fällen verzeichnet, psychische Merkmale fanden sich dagegen nicht, die auf das Stammhirn hätten bezogen werden können.

10. Zwischenhirnsyndrom

Keine der Aufzeichnungen in den 540 beigezogenen Krankengeschichten und keine von den eigenen 60 Beobachtungen entsprach dem Bild, wie es etwa von S t e r t z oder von G. E. S t ö r r i n g als für eine Zwischenhirnschädigung kennzeichnend beschrieben wurde. Schlafsucht als Lokalsymptom fanden wir dagegen in unserem Fall 12 und weiterhin:

1. Mächtiges, extrasellär vordringendes Hypophysenadenom; psychisch deutlich reduziert, schwerfällig, keine Krankheitseinsicht, möchte immer wieder einschlafen. Körperlich Genitalhypoplasie.

2. Großes Meningeom am Tuberculum sellae; psychisch: Schlafsucht.

3. Großcystischer Tumor linke Stammganglien; psychisch: Schlafsucht, ferner motorische und sensorische Aphasie.

4. Carcinommetastase rechte Stammganglien; psychisch: seit drei Monaten Gedächtnisschwäche, depressive Verstimmung, bei Untersuchung organisches Psychosyndrom. Im Vordergrund der Symptomatologie aber Schlafsucht, ferner visuelle Halluzinationen und Mikropsien. An der gemeinsamen Vorstellung glaubte er sich in einem Kino und meinte, für eine bedeutende Filmrolle engagiert zu werden. Sprache meist schlecht artikuliert, immer wieder Schlaftendenz.

Zusammen mit unserem Fall 12 und dem unter Uncinatus-Auren erwähnten weiteren Fall finden wir unter unserem statistischen Material von 600 Hirntumoren also sechsmal echte Schlafsucht. Lokalisatorisch ist immer die Zwischenhirn- oder Hirnstammgegend befallen. Echte Schlafsucht besitzt demnach, wie bei Besprechung des Symptoms auseinandergesetzt, lokaldiagnostischen Wert.

Psychische Veränderungen im Zusammenhang mit endokrinen Störungen fanden sich bei Dystrophia adiposogenitalis und hypophysärem Zwergwuchs bei drei Hypophysenadenomen und einem Pinealoblastom. Es handelte sich um psychischen Infantilismus in verschiedenen Spielarten. Zwei selber beobachtete Fälle mit akromegalen Veränderungen waren psychisch in keiner Weise auffällig.

11. Aphasie, Agnosie, Apraxie

Bei diesen exquisiten Lokalsymptomen ergibt die statistische Zählung über die Verteilung nach Lokalisationen erwartungsgemäß nichts Neues. Auf unsere 600 Fälle bezogen, geht rund jeder zehnte Hirntumor (9,3%) mit einem dieser Lokalsymptome einher, am häufigsten mit Aphasie. Das Stirnhirn lehnt sich an diesen Allgemeindurchschnitt an (10,9%), während bei Parietal-, Temporal- und Occipitaltumoren die Häufigkeit doppelt so groß ist (21,6%, 22%, 18,7%). Diese erhebliche Häufigkeit beleuchtet immerhin die Bedeutung der Symptome dieser Gruppe.

12. Uncinatus-Auren

Solche fanden sich unter den 600 Tumoren 17mal (2,8%). Die lokalisatorische Bedeutung erhellt aus dem Auftreten dieses Symptoms in 15% bei temporaler, 3% bei parietaler und 1% bei frontaler Lokalisation. Letzter Fall ist besonders interessant: Es handelte sich um eine 26jährige Frau mit einem mandarinengroßen beidseitigen Olfactoriusmeningeom. Psychisch bestand Schlafsucht mit ständiger Müdigkeit, ferner spürte Patientin typische Uncinatusattacken, nahm vorübergehend Gerüche wahr und schnupperte herum. Objektiv bestand eine beidseitige Anosmie. Es ist dies der

einzige Fall, bei welchem K r a y e n b ü h l bei rein peripherer
Olfactoriusschädigung Uncinatusattacken beobachtete, die hier also
nicht für temporale Lokalisation sprachen. Ferner bestand psychisch
ein Stirnhirnsyndrom mit Euphorie, Logorrhoe und Witzelsucht
ohne Schädigung der intellektuellen Funktionen. Bei der Patientin
fand sich somit die einzigartige Kombination von drei psychischen
Lokalsymptomen: Schlafsucht, Stirnhirnsyndrom, periphere Unci-
natus- (hier besser Olfactorius-) Anfällen.

Zu einer weiteren Klärung der Verteilung der psychischen Bilder
bei Hirntumoren habe ich die Fälle mit organischem Psychosyndrom, Bewußtseinstrübung und allgemeiner Epilepsie zusammen-
gefaßt in eine Gruppe von *„allgemein-organischer Reaktionsform"*
und dieser die Fälle mit *„lokalorganischer Reaktionsform"* und jene
der *„heterogenen Fälle"* gegenübergestellt, auch wenn eine lokale
Symptomatik allenfalls mit der „lokalen" oder „heterogenen" kombiniert war. Es ergibt sich:

    1. Allgemein-organische Reaktionsform   66,5%

    2. Lokal-organische Reaktionsform   29,0%

    3. Heterogene Fälle   4,5%

Unter 2. figurieren die Aphasien, Agnosien, Apraxien, Jackson-
anfälle und Uncinatus-Auren, unter 3. alle komplexen und produktiven Bilder von bunterer Struktur, bei denen wir das Mitwirken
konstitutioneller Faktoren festgestellt haben. *Die Aufstellung zeigt
ein erdrückendes Überwiegen der organischen Syndrome 1 und 2,
bestätigt also ganz unseren Eindruck großer Einförmigkeit. Nur
4% aller Tumorpsychosen fallen aus diesem Rahmen.*

In einer letzten Zählung wurde untersucht, ob die Seite des Befalls (rechts — links) oder die histologische Natur des Tumors
(benigne — maligne) für die psychischen Folgen eine Rolle spielt.
Das Resultat ist negativ.

V. Psychische Erscheinungen bei anderen umschriebenen cerebralen Prozessen

Wiewohl ich die Frage der hirnlokalen Psychosyndrome systematisch nur am Material von Hirntumoren untersucht habe, ist eine
Berücksichtigung anderer Hirnprozesse im Hinblick auf alle in der
Einleitung angeführten Nachteile des Tumormaterials zum mindesten anhangsweise angezeigt. Es können auseinandergehalten

werden degenerative Prozesse, vaskuläre, entzündliche und toxische Prozesse, traumatische und operative Läsionen und schließlich anhangsweise hirnlokale Alterationen bei Endokrinopathien.

1. Degenerative Prozesse

Hier ist in erster Linie die *Picksche Atrophie* zu erwähnen. Trotz augenfälligen Befalles der Stirn- oder Schläfenlappen besteht freilich, wie wir einer neueren Monographie über die P i c k sche Krankheit von K. v. B a g h entnehmen, in den meisten Fällen eine leichte oder gar fortgeschrittene allgemeine Atrophie, von welcher einzig stets die Occipitallappen verschont bleiben.

Psychopathologisch ist die Krankheit durch das amnestische Syndrom gekennzeichnet. Wie gerade in der erwähnten Monographie betont wird, ist aber in vielen Fällen wenigstens am Anfang das gute Erhaltensein der intellektuellen und mnestischen Funktionen, vorab aller eingeschliffenen Leistungen, auffallend im Gegensatz zu Verhaltensstörungen. In 12 von 30 Fällen v. B a g h s war das durch „Enthemmung" und „Verfall der Gesittung" gekennzeichnete „Stirnhirnsyndrom" sehr ausgesprochen, wobei von Interesse ist, daß sich darunter auch Fälle mit vorwiegender Schläfenlappenatrophie oder nur beginnender Stirnhirnatrophie im hinteren Orbitalbereich fanden. Diese Feststellung bestätigt die Erfahrung, daß sich die einzelnen Formen der Pickschen Krankheit psychopathologisch nicht sicher unterscheiden lassen. Auch anatomisch ist eine klare Abgrenzung in bestimmte Lokalisationen nicht möglich. Gegenüber rein diffusen Hirnprozessen wie den senilen Erkrankungen bietet die Picksche Krankheit psychopathologisch aber sicher Besonderheiten, die der schweren umschriebenen Schrumpfung zuzuschreiben sind, vor allem die erwähnten Verhaltensstörungen und Triebenthemmungen oder die Stumpfheit und den Antriebsmangel, was alles als Wesensänderung imponiert.

Zu unserem Problem der hirnlokalen Psychosyndrome liefert die Picksche Atrophie somit kein reines Material. Es kommt wohl in der Regel zu einer Kombination von Allgemeinsymptomen (dem organischen Psychosyndrom) im Sinne von E. B l e u l e r mit Lokalsymptomen vorab des Stirnhirns. Das frühere Auftreten oder spätere Vorherrschen von Verhaltensstörungen gegenüber dem Ausfall der mnestischen und intellektuellen Funktionen könnte in dem Sinne gedeutet werden, daß die umschriebenen erheblichen Schrumpfungen als primärer Vorgang zur mehr hirnlokalen Symptomatologie von „Verhaltensstörungen", die leichtere diffuse Atrophie als sekundäre Begleiterscheinung zum vorwiegend mnestischen

Versagen führen würden. Bezüglich des Stirnhirns ist auffallend, daß bei vielen Fällen mit schwerer Stirnhirnatrophie keine Enthemmungssymptome auftreten. v. B a g h denkt an die Möglichkeit einer Kompensation derselben durch gleichzeitig bestehenden Antriebsmangel, indem er entsprechend den K l e i s t schen Anschauungen den letzteren der Konvexität, den „Verfall der Gesittung" dem Orbitalteil des Stirnhirns zuordnet. S p a t z mißt nicht nur der basalen Stirnhirnrinde, sondern auch basalen Teilen des Schläfenlappens eine Bedeutung für die höchsten psychischen Leistungen bei, womit sich das „Stirnhirnsyndrom" der Schläfenlappenfälle erklären ließe.

Wenig geklärt ist die Natur der psychischen Störungen bei *Huntingtonscher Chorea.* Diese trägt nach den meisten Autoren ein besonderes psychopathologisches Gepräge. Die pathologische Anatomie zeigt nach H a l l e r v o r d e n neben leichteren bis schweren diffusen Degenerationserscheinungen der Großhirnrinde insbesondere eine vorherrschende Atrophie im Bereich des Stammhirns, besonders im Neostriatum und Nucleus caudatus. Das psychische Bild wird in der Literatur meistens als Psychopathie oder als Verblödung charakterisiert. Nach eigenen Erfahrungen möchte ich es als Mischung eines psychischen Stammhirnsyndroms mit einer „epileptischen Wesensveränderung" oder einem gewöhnlichen organischen Psychosyndrom (amnestischen Syndrom) bei wechselndem Akzent bald auf dem umschriebenen Stammhirnsyndrom und bald auf dem diffusen Allgemeinsyndrom auffassen. Diese Ansicht soll in einer anderen Arbeit eingehender begründet werden. Als psychische Stammhirnzeichen sind in erster Linie die Störungen der Trieb- und Antriebssteuerung und der Affektivität aufzufassen, wie sie in der Literatur immer wieder anzutreffen sind: „Auffallend häufig sexuelle Triebstörungen, abnorme Persönlichkeiten, gemütlos-triebhafte Typen mit frühzeitiger und häufiger Kriminalität, mit Neigung zum Vagabundieren und zu Roheitsdelikten" (P a n s e). „Scheue, gedrückte Wesen, arbeitsunlustig, apathisch, anderseits leicht erregbar, jähzornig, mit Neigung zu plötzlichen Stimmungsschwankungen, Sittlichkeitsdelikten. Daneben hysterische Züge, manisch-depressive Zustände, Wahnideen" (F r a n k). „Depressive und euphorische Phasen, Reizbarkeit, Streitsucht, Eifersucht, Neigung zu Gewalttätigkeiten, abnorme sexuelle Neigungen" (L i o n und K a h n); schon H u n t i n g t o n betonte die Neigung zu sexuellen Enthemmungen und zu Selbstmorden. Als Symptome der „epileptischen Wesensveränderung" würde ich auffassen die Störungen der Assoziationstätigkeit mit Verlangsamung, Weitschweifigkeit, Inkohärenz, fehlendem Denkziel, Neigung zu kritiklosen

Übertreibungen und Konfabulationen bis zu organisch-wahnhaften Vorstellungen, ferner die mangelhafte Einschätzung des eigenen Krankheitszustandes mit oft vorherrschender Euphorie oder heiter-unbekümmertem Optimismus. Bei Bestehen dieses Bildes und Progredienz trägt die daraus hervorgehende Demenz ebenfalls epileptische Züge; das Gedächtnis wird gleichmäßig alteriert, so daß Frisch- und Altgedächtnis verschwommen-ungenau werden.

In Analogie an das bei Besprechung der symptomatischen Epilepsie Gesagte möchte ich die dort erwähnte Arbeitshypothese von M. B l e u l e r von der „epileptischen" Wesensveränderung bei Friedreichscher Ataxie somit teilweise (nebst Annahme einer wesentlichen Stammhirnkomponente) auf die H u n t i n g t o n sche Chorea ausdehnen und bei letzterer wie bei ersterer die Vermutung aussprechen, daß es bei Ausbruch der Krankheit in mittlerem Alter — jenseits der Adoleszenz und vor dem Präsenium — und langsamem Fortschreiten der diffusen atrophischen Veränderungen zur charakteristischen Wesensänderung und Demenz kommt, welcher das Prädikat „epileptisch" eigen ist. Bei spätem Erkrankungsbeginn wäre demgegenüber mit einem einfachen organischen Psychosyndrom, einer gewöhnlichen organischen Demenz, zu rechnen, bei juvenilem Beginn mit Schwachsinn und hinzutretender Verblödung.

Für die Betrachtung unserer Ausgangsfrage der hirnlokalen Psychosyndrome scheint mir die Chorea Huntington insofern interessant, als ein wesentlicher Teil ihrer psychischen Symptomatologie meines Erachtens auf die anatomisch bekannte Stammhirnschädigung zu beziehen ist. Ich finde diese Ansicht in der Literatur einzig in einer Arbeit von B e r t h a und K o l m e r angedeutet.

Bei einem vorher als progressive Paralyse aufgefaßten und auch erfolglos spezifisch behandelten Falle von *olivoponto-cerebellarer Atrophie* (D é j e r i n e und T h o m a s) hat K r a y e n b ü h l eine psychische Störung vom Stirnhirncharakter beobachtet. Da es sich um eine elektive Erkrankung des Stirnhirn-Brücken-Kleinhirnsystems handelt, die insbesondere Großhirnrindenschädigungen vermissen läßt, sind die psychischen Folgeerscheinungen dieser Krankheit von großem Interesse, die den neurologischen vorangehen können.

Auf die Bedeutung der *Encephalitis epidemica* für die psychiatrische Stammhirnforschung kann in diesem Zusammenhang nur kurz hingewiesen werden. Die Besonderheiten des psychischen Bildes sowohl der jugendlichen hyperthymischen Postencephalitiker wie auch der apathisch-egozentrischen älteren Parkinsonisten sind zu bekannt, als daß sie hier erörtert werden müßten. Die anatomisch sichergestellten entzündlich-degenerativen Prozesse am Stammhirn und das klinisch-psychiatrische Studium der postencephalitischen psychischen Veränderungen bilden das Fundament der Stammhirn-Psychopathologie.

Die psychischen Störungen von *Parkinson-Kranken* hat A u b r u n untersucht. Er fand eine Verminderung der Aufmerksamkeit und Störung des assoziativen Ablaufs, aber keine konstante Beeinträchtigung der Intelligenz. Die Spontaneität ist verringert, die Reaktionszeit um durchschnittlich 60% verlängert, die Ausdauer herabgesetzt, die Ermüdbarkeit häufig erhöht. Als besonders charakteristisch wird von A u b r u n die Abschwächung der emotionalen Reaktivität betrachtet. Das Ansprechen auf emotionale Reize erfolgt nach längerer Latenz und ist von kürzerer Dauer als normal. Schließlich fand er Herabsetzung oder Fehlen der Träume. Die Erscheinungen entsprechen also weitgehend jenen der älteren Postencephalitiker.

Von einer Krankheit mit umschriebenen cerebralen Degenerationsvorgängen hat M. B l e u l e r die stammhirnspezifische Natur der dabei auftretenden psychischen Merkmale erkannt, der *Dystrophia myotonica* S t e i n e r t. S t o l b a ist der Familie des Ausgangsfalles von M. B l e u l e r nachgegangen und hat bei der ganzen Sippe ein psychisches Stammhirnsyndrom nachweisen können, das sich auszeichnete durch allgemeine Antriebsschwäche, Apathie, Bradyphrenie, gelegentliche Hemmungslosigkeit mit Neigung zu Impulshandlungen und körperlich erhöhtes Schlafbedürfnis. Die Feststellung dieses psychischen Syndroms liefert nach S t o l b a eine Stütze für die heute vorherrschende Ansicht, daß es sich bei der myotonischen Dystrophie um eine degenerative Erkrankung im Gebiete des Hirnstammes und nicht um eine primäre Myopathie handelt.

S t e r n hat einen Fall von früher und rasch verlaufender, mit 41 Jahren beginnender Demenz beschrieben, welcher anatomisch eine symmetrische *Degeneration im Thalamus* entsprach. Der Fall wird als sonst unbekannte Systemerkrankung aufgefaßt und stellt hinsichtlich Psychopathologie von Herderkrankungen ein Gegenstück zum Fall von G r ü n t h a l dar, der eine gefäßbedingte symmetrische Thalamusschädigung bei klinisch fortschreitender Demenz beobachtete.

2. Vaskuläre und toxische Prozesse

Isolierte *Erweichungsherde* machen im allgemeinen keine bleibenden psychischen Symptome, wenn man von den nicht rein psychischen, sondern neurologischen Syndromen der Aphasie, Agnosie und Apraxie absieht. Die akuten und regressiven Erscheinungen aber sind nicht lokalspezifisch, sondern stellen einen exogenen Reaktionstyp dar, wie er bei jeder akuten Allgemeinschädigung auftreten kann, beim Herdprozeß auf Grund von Nachbarschafts- und Fernwirkungen, deren klinische Wirkung als Diaschisis bezeichnet werden kann.

Nun hat aber doch schon P. S c h u s t e r bei Thalamusherden neben körperlichen Symptomen auch psychische Veränderungen beobachtet und genetisch auf den umschriebenen Gewebsschaden bezogen. Hieher gehört auch der bereits erwähnte Fall von G r ü n t h a l, bei welchem histologisch eine umschriebene Zerstörung bestimmter Thalamuskerne vorlag, währenddem die Großhirnrinde intakt erschien. Für eine allfällige nicht nachweisbare Mitbeteiligung der letzteren könnte freilich das niedrige Gesamtgewicht des Gehirns und die Erweiterung des Ventrikelsystems sprechen. Klinisch bestand eine sich über zweieinhalb Jahrzehnte erstreckende Demenz. G r ü n t h a l macht für diese einzig den Thalamusherd verantwortlich. Da Kerne ausgefallen sind, welche Verbindungen mit dem Pol und dem oberen Teil der Stirnhirnrinde besitzen, folgert G r ü n t h a l, daß Schwund bestimmter Thalamusteile, die mit dem Stirnhirn in Beziehung stehen, dieselben oder wenigstens sehr ähnliche psychische Bilder bedingt, wie sie der Schwund des Stirnhirns selbst erzeugt. H a r t m a n n konnte nämlich umgekehrt in einem Fall von Pickscher Krankheit eine retrograde Degeneration jener Thalamuskerne nachweisen, die mit den atrophischen Rindengebieten in Verbindung standen.

. Bei einem Fall von Erweichung im linken kaudalen Thalamus habe ich einen nach dem Insult auftretenden, drei Wochen dauernden Dämmerzustand mit unstillbarer heftigster Erregung und einen daran anschließenden, bis zum vier Wochen später eintretenden Tode dauernden stumpf-apathischen Demenzzustand beobachtet. Am Hirn fand sich außer dem Thalamusherd und einer auf einer früheren Apoplexie beruhenden Pyramidenbahndegeneration makro- und mikroskopisch nichts Pathologisches. Das klinisch-psychiatrische Bild wurde auf die Herdläsion bezogen.

Einer der interessantesten Fälle von bleibender psychischer Schädigung im Gefolge einer Erweichung ist zweifellos der Fall von M a b i l l e und P i t r e s. Der beim Insult 34jährige Patient zeigte bis zu seinem 23 Jahre später erfolgenden Tode einen totalen Verlust der Merkfähigkeit bei vollständig erhaltenem Altgedächtnis bis zum Insultdatum, so daß das geistige Leben auf dem damals erreichten Alter stillstand. Anatomisch fanden sich symmetrische Erweichungsherde unmittelbar vor dem Kopf des Nucleus caudatus im Centrum semiovale; die Herde hatten die Präfrontalregion funktionell ausgeschaltet. Psychopathologisch stimmt mit diesem Fall der vielfach von G r ü n t h a l und G. E. S t ö r r i n g beschriebene

Fall überein, bei welchem sich nach Leuchtgasvergiftung ein bleibender totaler Merkverlust einstellte. G r ü n t h a l sprach die Vermutung aus, daß nicht eine diffuse, sondern eine umschriebene Schädigung diesem seltenen klinischen Bilde zugrunde liegen dürfte. Über eine allfällige Verifikation des Befundes ist mir nichts bekannt, doch wäre diese auch in diesem Falle von höchstem Interesse [1].

Bei *Kohlenoxydvergiftungen* sind im übrigen neben diffusen cerebralen Schädigungen wiederholt ausgesprochene Bevorzugungen des Hirnstammes beobachtet worden. In unserer Klinik werden zur Zeit zwei solche Fälle mit ausgesprochenem psychischem Stammhirnsyndrom gepflegt. Im Vordergrund steht bei beiden eine hochgradige Apathie und Initiativarmut, Spärlichkeit und Kürze der Assoziationen und Stumpfheit. Ein Fall ist bemerkenswert insofern, als mit langsamer Besserung der Stumpfheit, die zuvor einer mutistischen Katatonie nahekam, eine zunehmende Neigung zu kleinen triebhaften Boshaftigkeiten und hinterlistigem Schabernack in Erscheinung tritt, was ganz an die Enthemmungsphänomene der jugendlichen Postencephalitiker erinnert. Die Patientin hat z. B. wiederholt wehrlose senile oder bettlägerige Mitpatientinnen im Vorübergehen gleichsam spielerisch geohrfeigt oder an den Haaren gerauft, ohne ein Wort zu sagen und ohne jegliche Veranlassung.

Von großem Interesse ist die Frage psychischer Folgeerscheinungen nach *Carotisligatur.* Diese ist in Form katamnestischer Untersuchungen an Patienten, bei denen wegen intrakranieller Aneurysmen eine Carotis ligiert wurde, von K r a y e n b ü h l und S t o l b a abgeklärt worden. Von 14 Fällen zeigten 5 keinerlei psychische Schädigungen, die anderen waren leicht psychoorganisch alteriert (im Sinne von E. B l e u l e r), im allgemeinen aber wahrscheinlich mehr durch das Grundleiden als durch den Eingriff. Spezifische Symptome fanden sich keine, und auch ein Zusammenhang zwischen dem psychischen Zustand und der Lokalisation war nirgends zu erkennen. Zwischen links- und rechtsseitiger Ligatur bestand kein Unterschied.

Ein im letzten Jahrzehnt nicht so seltenes Material von in der Regel vaskulärer fokaler Hirnschädigung liefern die bei Insulinkuren gelegentlich eintretenden *Insulinzwischenfälle,* die einem akuten exogenen Reaktionstypus entsprechen und psychopathologisch meistens ein regressives Bild cerebraler Schädigung zeigen vom Koma über Verwirrtheit bis zur Bewußtseinsklarheit mit mehr oder weniger ausgeprägtem und meistens auch rückbildungsfähigem organischem Psychosyndrom. Gelegentlich gelangten aber auch Fälle

---

[1] Vgl. Anmerkung S. 70.

mit bleibender Demenz oder tödlichem Ausgang zur Beobachtung. G r ü n t h a l hat kürzlich den Fall eines Insulinkomas bei einer älteren Diabetikerin beschrieben, bei welcher als anatomisches Substrat eines klinisch nach dem Koma hinterbleibenden schweren Demenzzustandes einzig eine symmetrische umschriebene Zerstörung der Ammonshornrinde beider Hemisphären vorlag. G r ü n t h a l schließt daraus, daß die Unversehrtheit dieser Hirnformation eine Vorbedingung für die koordinierte und differenzierte intellektuelle und affektive Aktivität darstellt.

Einen hiehergehörigen Fall hat ferner B r o u w e r mitgeteilt: Er fand beim klinischen Bild eines Korsakow mit Desorientierung, Affektlabilität und Wutanfällen und körperlichen Erscheinungen eines Diabetes insipidus und einer Dystrophia adiposogenitalis anatomisch eine circumscripte Encephalitis im Tuber cinereum unter Mitbeteiligung der Corpora mamillaria. Ein Hydrocephalus internus fehlte. B r o u w e r faßt die Psychose im Sinne von G a m p e r und G r ü n t h a l als Mamillarkorsakow auf.

Hypothetischer Natur sind die von G. E. St ö r r i n g als thalamische Psychosen beschriebenen Fälle, bei denen er neben körperlichen Thalamuszeichen optisch-haptische Halluzinationen, Makropsien, emotionell-hyperästhetische Schwächezustände, Störungen der Schlaf-Wachregulation, Delirien und hysteriform-triebhafte Zustände beobachtete. Es ist aber B o n h o e f f e r beizupflichten, daß es sich bei diesen psychischen Erscheinungen wohl nicht um lokale Symptome, sondern um Zeichen toxischer, diffuser Alteration handelte.

Unter den *chemischen Giften und Pharmaka* gibt es ohne Zweifel zahlreiche, die eine weitgehend elektive Wirkung auf umschriebene Hirnformationen haben, z. B. solche des Hirnstammes. Zu erwähnen sind z. B. das Mangan, die Tropaalkaloide, das Lobelin. Unter der Applikation des neuen Sympathikolytikums „Dibenamin" habe ich in einem Fünftel der Fälle eigenartige akute Psychosen vom Typus eines exogenen, organischen Dämmerzustandes beobachtet und beschrieben und hiebei pathogenetisch eine umschriebene Alteration im Hirnstamm, speziell im Bereich des Wach-Schlafsteuerungszentrums, angenommen. Bezüglich der Begründung verweise ich auf die Arbeit selbst.

3. Traumatische und operative Läsionen

Die akuten psychischen Folgen von Hirnverletzungen interessieren hier nicht, da eine Lokalspezifität kaum je zu beobachten ist, wenn von den „Werkzeugstörungen" der Aphasie, Apraxie und Agnosie abgesehen wird. Klinisch kommen exogene Reaktionstypen zustande, die keine Herdbedeutung haben, sondern Allgemeinsymptome sind. Als nicht sehr alltäglich können höchstens länger dauernde Halluzinosen und paranoide Zustände erwähnt werden, wie ich sie nach Tumoroperationen neben deliriösen Psychosen in drei Fällen beobachtete. Als einigermaßen lokalpathognomonisch wird nach S c h e i d höchstens das seltene „apathische Syndrom" von A l l e r s aufgefaßt und von R e i c h a r d t, K l e i s t, B u m k e und G u t t m a n n auf eine Stirnhirnschädigung bezogen. Mit den Lokalisationsversuchen der Bewußtlosigkeit und der anderen Kommotionssymptome, wie sie von K l e i s t, K l e i n und K r a l sowie G a m p e r u. a. angestellt wurden, habe ich mich bei Besprechung der Schlafsucht und Somnolenz skeptisch auseinandergesetzt.

Über die chronischen Spätfolgen umschriebener Hirnverletzungen existiert eine umfangreiche Literatur, aber alles andere als eine einigermaßen einheitliche oder allseits anerkannte Deutung. Aus dem Hirnverletztenlazarett Nietleben faßt P f e i f e r eine Leistungseinbuße zwischen 10 und 50% als Ergebnis der psychologischen Leistungs- und Arbeitsprüfungen zusammen und anerkennt eine deutliche Abhängigkeit von der Lokalisation. Die Occipitalverletzten erwiesen sich hinsichtlich optischer Funktionen (z. B. optische Merkfähigkeit) doppelt so stark beeinträchtigt wie andere Traumatiker, die Schläfenlappenverletzten hinsichtlich akustischer Funktionen (z. B. akustische Merkfähigkeit) um 10 bis 30%. Hinsichtlich höherer intellektueller Qualitäten und Assoziationsgeschwindigkeit waren die Stirnhirn- und Schläfenlappenfälle am meisten geschädigt, bezüglich komplexer Leistungen, kombinatorischer Phantasie, logischer Kritik usf. weitaus am meisten die Stirnhirnfälle, die auch bei Willens- und Aufmerksamkeits- oder Antriebsleistungen das größte Defizit zeigten; hier traten auch die schwersten Störungen des Affektlebens in Erscheinung. Je nach Ausfall treten zudem die entsprechenden „Werkzeugstörungen" hinzu. Von verschiedenen Autoren wurden die Rechenstörungen zu lokalisieren gesucht, teils in und teils ohne Verbindung mit verschiedenen Aphasieformen. Auf die vielen Einzelmeinungen der zahlreichen Autoren kann nicht eingegangen werden. Allgemein unterstreicht P f e i f e r, daß bei den Hirnverletzten nicht von einer „allgemeinen Demenz" gesprochen werden darf, sondern nur von einer Leistungsverminderung auf bestimmten Funktionsgebieten.

Seither wurde mit vielen neuen Formulierungen versucht, dem Wesen der psychischen Persönlichkeit der Hirnverletzten näherzukommen. Davon seien nur einzelne erwähnt: F e u c h t w a n g e r spricht von einer „Verarmung der psychischen Situation"; unter letzterer versteht er die „Gesamtheit der Beziehungen gegenständlicher, gefühlsmäßiger und tätigkeitsmäßiger Natur, in der ein Sachverhalt innerhalb einer Zeitspanne erlebt wird". Goldstein spricht, ausgehend von der Gestaltpsychologie, von einer „Gestaltstörung" der Hirngeschädigten und versteht darunter eine „Beeinträchtigung der Fähigkeit, Gegebenheiten als wohl strukturierte Ganzheiten zu haben". Als Grundzug hebt er die Unfähigkeit zur Simultanerfassung einer Sache bei im wesentlichen erhaltener Fähigkeit der sukzessiven Erfassung und Aufgabenlösung hervor. Die Hirnverletzten wirken dadurch primitiver, konkreter, reizgebundener. Der gleiche Gesichtspunkt wurde freilich auch auf diffus Hirngeschädigte übertragen, so von v. Stockert auf die paralytische und subkortikale Demenz, von Bürger-Prinz, Laubenthal und Kaila auf den amnestischen Symptomenkomplex, von Hirsch und Jakob im speziellen auf die senile Demenz. Auch auf den Schwachsinn läßt er sich weitgehend anwenden. — v. Woerkom hat, speziell in Stirnhirnfällen, auf das Fehlen eines „Aufgabenbewußtseins", eine fehlende Antizipation bei den Prüfungen der Komplexergänzung nach Selz, hingewiesen. Schließlich hat Head auf Grund der Behaviour-Psychologie die Grundstörung in einer „Unmöglichkeit des symbolischen Ausdrucks" erblickt. Er berührt hiemit die Auffassung Goldsteins von der Unfähigkeit zur Abstraktion, denn auch Symbolisieren ist Abstrahieren. Scheid endlich betrachtet die Goldsteinsche Störung als Abart der „Einstellstörungen" (Grünthal); die Störung des „kategorialen Verhaltens" (Goldstein) wäre nach ihm nicht spezifisch für eine fokale oder diffuse Hirnschädigung, sondern für eine bestimmte Bewußtseinshaltung, die auch beim Normalen vorkommt; gegenüber diesem bestünden beim Hirngeschädigten nur quantitative Unterschiede.

Auch Scheid betont, daß echte Demenzen nach Hirnläsionen selten sind. Der Defekt liegt meistens in der Persönlichkeit. Die Denkleistungen sind potentiell noch erhalten. Bezüglich der „Persönlichkeitsveränderung" der Hirngeschädigten hat Stertz den Begriff des „Persönlichkeitsniveaus" geprägt. Er versteht damit den „Grad der Entfaltung einer Persönlichkeit". Der Hirnverletzte wäre ausgezeichnet durch eine „dauernde Niveausenkung". — Unter den Wesensveränderungen unterscheidet K. Schneider drei Typen, die mit den Stichworten „euphorisch-treuherzig", „apathischstumpf" und „reizbar-explosibel" gekennzeichnet werden können. Diesen reiht Scheid den seltenen Typ der „Moral-insanity"-Fälle an. Hier wären auch die Kleistschen Lokalisationsversuche innerhalb des Stirnhirns zu erwähnen.

Auf Grund neuerer Untersuchungen an Hirnverletzten spricht v. Weizsäcker von einer Abwandlung der Elementarfunktionen, von einem größeren „Zeit-, Flächen- und Intensitätsbedarf der Hirnverletzten zur Erreichung einer normalen Leistung in Verschmelzung, Adaption, Sehschärfe, Nachbild und Orientierung". Allgemein hat der Hirnverletzte je nach Minderung der intakten Hirnmasse einen erhöhten Energiebedarf.

Von besonders aktuellem Interesse sind die operativen Läsionen, die Lobektomien. Hierüber sind die Akten noch nicht geschlossen und erscheinen laufend neue Publikationen. Eine kurze Übersicht über das Kapitel „Hirnchirurgie und Lokalisationslehre" hat noch J. L a n g e gegeben. Abtragungen der ganzen rechten Hemisphäre hinterließen keine geistigen Störungen, abgesehen von leichter anfänglicher Euphorie in einem Falle G a r d n e r s. Z o l l i n g e r entfernte in einem Falle von Medulloblastom die ganze linke, führende Hemisphäre; postoperativ war der Sprachschatz bis zum nach 17 Tagen an Meningitis erfolgenden Tode größer als vor dem Eingriff. Entfernung des führenden Occipitallappens führt zu optisch-agnostischen Störungen, des anderen zu keinerlei Störungen des optischen Erkennens. Exzision des führenden Temporallappens führt zu sensorischer und amnestischer Aphasie, doch sind in jugendlichen Fällen gute erzieherische Sprachfortschritte beobachtet worden. Bezüglich des Stirnhirns ist die Kasuistik berühmt; die wesentlichen Fälle fanden in „Psychosurgery" von F r e e m a n und W a t t s, einige auch bei M o r e l, eingehende Würdigung. Der Fall von B r i c k n e r wurde im Kapitel über das Stirnhirnsyndrom zitiert. In unserer Klinik verfügen wir über eine klinisch ähnliche Beobachtung bei einem jetzt 22jährigen Mädchen, bei welchem im Alter von 9 Jahren die vorderen zwei Drittel des rechten Stirnlappens wegen eines Astrocytoms entfernt wurden. Der seitherige Zustand ist bei erhaltenen intellektuellen Funktionen gekennzeichnet durch einen höchsten Grad von Triebhaftigkeit und Enthemmung, Bindungsunfähigkeit, sexuelle Haltlosigkeit, Rücksichtslosigkeit und Renitenz sowie Affektlabilität mit Wechsel von euphorischer Wurstigkeit mit Witzelsucht bis zu schweren tobsüchtigen Erregungszuständen.

Abgesehen von Ort und Umfang eines Hirnsubstanzverlustes ist die Bedeutung der prämorbiden Persönlichkeit hervorzuheben, wie bereits angedeutet wurde. Gleiche Läsionen können je nach Struktur derselben recht unterschiedliche Folgeerscheinungen haben. So fand z. B. B l i c k e n s d o r f e r aus unserer Klinik bei Bearbeitung von Occipitallappenfällen in der K r a y e n b ü h l schen Klinik eine gleichartige Persönlichkeitsveränderung bei einem Patienten mit Occipitallappentumor wie bei einem nahen Verwandten mit Stirnhirntumor.

Die Bedeutung der Konstitution für die Frage der Folgen von Hirnverletzungen bzw. chirurgischen Läsionen ist schon verschiedentlich hervorgehoben worden und bildet unter anderem das Kernstück der Studie von R y l a n d e r. Er fand bei einseitig frontal Lobektomierten gemütliche Veränderungen und stellte insbesondere fest, daß syntone Persönlichkeiten mit pyknischem Habitus mit Euphorie reagierten, leptosom-schizoide mit Depression, während Mischtypen gemischt reagierten.

Wichtig ist die Feststellung von F r e e m a n und W a t t s, daß die Entfernung von Hirngewebe allgemein viel geringere Störungen verursacht als die Kompression und Intoxikation.

Die Erfahrungen der Hirnchirurgie, speziell an Lobektomierten, haben vieles gelehrt. Richtig heben F r e e m a n und W a t t s bezüglich des Stirnhirns aber hervor, daß die Lobektomien viel mehr lehrten über die Funktion des Gehirns ohne die Stirnlappen als über die Funktion der Stirnlappen selbst.

4. Endokrinologie und Hirnpathologie

Im Rahmen der anderweitigen umschriebenen Hirnprozesse ist noch auf die Frage von Endokrinopathien hinzuweisen. Die Beziehungen zwischen Endokrinologie und Psychopathologie bilden seit mehreren Jahren Gegenstand eingehender Untersuchungen von M. B l e u l e r. Kürzlich ist eine erste zusammenfassende Darstellung der bisherigen Untersuchungen und Ergebnisse der bezüglichen Arbeiten von M. B l e u l e r und Mitarbeitern publiziert worden.

Bei einem von W i p f beschriebenen Fall von multipler Blutdrüsensklerose fand sich das Bild eines chronischen psychopathologischen Zwischenhirnsyndroms und bei Akromegaloiden wurden Psychopathieformen nachgewiesen, die weitgehend leichteren bis mittelschweren postencephalitischen Störungen entsprachen. Es handelt sich im einzelnen vor allem um Verstimmungen und Antriebsstörungen. M. B l e u l e r erwähnt auch hier die Ähnlichkeit mit dem S t e r t z schen Zwischenhirnsyndrom. Im weiteren geht er auf die grundsätzliche Frage der hirnlokalen Psychosyndrome ein und zeigt, daß die in der Literatur oft als gesichert und bekannt vorausgesetzten ortsspezifischen Syndrome, wie das Stirnhirn- und das Stammhirnsyndrom, wenig voneinander verschieden sind und auch gegenüber den als Syndrome des Zwischenhirn-Hypophysenapparates beschriebenen Zustandsbildern und Psychopathieformen nicht scharf abgegrenzt werden können, so daß die Frage ortsspezifischer Psychosyndrome heute noch gar nicht spruchreif sei und statt dessen allgemeiner und vorsichtiger von einem (nicht ortsspezifischen) „hirnlokalen Psychosyndrom" gesprochen werden könne, das dem „organischen Psychosyndrom" der diffusen Hirnschädigung gegenüberzustellen wäre. — Bei den genannten und weiteren (Morbus Cushing) Endokrinopathien überhaupt von „hirnlokalen" Störungen zu sprechen, rechtfertigt sich aus der Betrachtung der Hypophyse und des Zwischenhirns als weitgehender funktioneller Einheit. Freilich kann die Beteiligung des Gehirns an Endokrinopathien nicht ohne weiteres den substantiellen Hirnschädigungen gleichgesetzt werden, mit denen sich diese Arbeit in erster Linie befaßt, so daß ich mich mit diesen kurzen Hinweisen begnüge. Es sei hier einzig noch ein Fall von B r o u w e r angeführt, der bei einem hypothalamischen Syndrom mit Adipositas, Pubertas praecox, Polydaktylie und epileptischen Anfällen und dem psychischen Bild einer Psychopathie mit Wutausbrüchen anatomisch eine hyperplastische Mißbildung im Tuber cinereum fand. B r o u w e r schließt aus diesem und einigen ähnlichen Fällen, daß der Hypothalamus für die Psychiatrie Bedeutung hat.

Hiemit seien die knappen Ausführungen über psychische Störungen bei anderen umschriebenen cerebralen Prozessen als den Hirntumoren abgeschlossen. Der Weitschichtigkeit des Materials entsprechend mußte ich mich auf Referierung der wesentlichen Literatur beschränken und konnte ich nur zum geringeren Teil eigene Erfahrungen verwerten, speziell auf dem Gebiet der Hirnverletzungen. Entsprechend der Ausgangsfrage nach der Existenz und Natur der „hirnlokalen Psychosyndrome" schien mir aber das eigene Material der Hirntumoren nicht zu genügen und die Berücksichtigung anderer fokaler Prozesse oder Ausfälle notwendig. An Hand des gesamten Materials sollen in einem letzten Abschnitt die Ergebnisse herausgestellt werden.

VI. Ergebnisse

1. Zur Psychiatrie der Hirngeschwülste

A. Die psychopathologischen Symptome der Hirngeschwülste

Überblickt man eine größere Zahl von Hirntumorkranken, so liegt eine erste Feststellung darin, daß zwar vielfach psychische Störungen auftreten, recht häufig aber auch vollkommen fehlen, selbst bei voluminöser Ausdehnung der Geschwulst. Anderseits können kleine Tumoren schwerste psychische Störungen zur Folge haben. Dies weist auf eine ziemlich komplexe Pathogenese.

Das Verhältnis der Fälle mit positiver und negativer psychischer Symptomatologie ist naturgemäß wechselnd je nach Auswahl des

Untersuchungsgutes, weiß man doch, daß die seelischen Folgeerscheinungen einer wachsenden intrakraniellen Geschwulst in einer bestimmten Entwicklungsphase derselben erst auftreten und ohne Therapie meistens progressiv, seltener etwas wellenförmig zunehmen. Dies erklärt die Unterschiede in den Angaben der verschiedenen Autoren über die absolute Häufigkeit der psychischen Störungen. *In einem Material von 600 Hirntumorpatienten der Krayenbühl schen Klinik fanden sich psychische Störungen vor der Behandlung in 70% der Fälle.*

Bezüglich der Natur der psychischen Störungen sticht ohne weiteres in die Augen, daß die erdrückende Mehrzahl derselben *organisches Gepräge* hat. Im Vordergrund stehen die Formenkreise des chronischen *organischen Psychosyndroms* (im engeren Sinne von E. B l e u l e r) und der akuteren *Bewußtseinstrübung.* Da die beiden Syndrome nicht selten Ähnlichkeit oder fast Übereinstimmung einzelner Symptome zeigen können, z. B. Desorientiertheit, ungenaue Auffassung, Merkstörung u. a., ist es oft nicht leicht, sie im klinischen Einzelfall scharf auseinanderzuhalten. Es wurde deshalb versucht, die Kriterien und Einzelerscheinungen der beiden Syndrome zur Darstellung der Berührungs- und Differenzpunkte mit einiger Schematisierung herauszustellen. Der Vergleich zeigt, daß es einerseits quantitative Kriterien sind, anderseits solche eines anderen Kombinations- oder Mischungsverhältnisses der Einzelmerkmale, auf Grund welcher die Syndrome (abgesehen von ihrem Verlauf) unterschieden werden können. Es bedarf kaum der Hervorhebung, daß es sich bei den Trübungszuständen nur um leichte, hauptsächlich um die Benommenheit, handelt, bei welcher eine Verwechslung mit dem organischen Psychosyndrom möglich ist. Die schwereren Zustände des Sopors, Torpors und Komas sind unverkennbar.

An Kriterien für die Unterscheidung erstgenannter Zustände ist in erster Linie folgendes zu unterstreichen: Starkes Hervortreten der Merkfähigkeitsstörung bei Fehlen oder Zurücktreten einer Aufmerksamkeitsstörung spricht für organisches Psychosyndrom; starkes Hervortreten der Aufmerksamkeitsstörung und Fehlen oder relatives Zurücktreten der Merkfähigkeitsstörung spricht für Benommenheit; bei der Aufmerksamkeitsstörung ist besonders charakteristisch die Herabsetzung der passiven, habituellen Aufmerksamkeit, während die aktive Aufmerksamkeit auf äußeren Antrieb kurzfristig noch recht gut sein kann; mit der Beeinträchtigung der passiven Aufmerksamkeit und einer hinzukommenden Konzentrationsschwäche geht meistens Hand in Hand eine allfällige Inkohärenz des Gedankenganges mit dem Bild der Verwirrtheit.

Hochgradige Ermüdbarkeit bei allen geistigen Leistungen und damit zusammenhängend gute Anfangsleistungen, Verlangsamung und Verschlechterung in der Folge, sprechen aber für Bewußtseinstrübung, eher gleichmäßiges Versagen für organisches Psychosyndrom.

Bezüglich der Affektivität ist das chronische organische Psychosyndrom ausgezeichnet durch die typische organische Affektlabilität (die allerdings auch fehlen kann), während bei der Bewußtseinstrübung im allgemeinen nicht eine gleichartige, von außen abhängige und wandelbare Labilität besteht, sondern eine fixiertere, entweder stumpf-apathische, moros-dysphorische oder heiter unbekümmerte Grundstimmung, die aber von innen her Schwankungen unterliegt, die, besonders bei der dysphorischen Grundstimmung, eine hochgradige Unberechenbarkeit ergeben. Sehr oft besteht bei der Bewußtseinstrübung Reizbarkeit, mitunter allerdings auch beim organischen Psychosyndrom. (Von bewußtseinsgetrübten Erregungszuständen ist hier nicht die Rede.)

Die Differenzierung der beiden Syndrome wird erschwert durch die häufige Kombination und Durchmischung im Falle von Hirntumoren. Das daraus entstehende Komplexsyndrom erscheint mir für Hirntumor weitgehend charakteristisch und kommt sonst höchstens in Endstadien senil-arteriosklerotischer Demenz oder akuteren Phasen chronischer Vergiftungen vor. Da solche Faktoren — Ausnahmen vorbehalten — meist leicht ausgeschlossen werden können, *kommt dem Komplexsyndrom als schwerwiegendes Verdachtsmoment für Hirntumor meines Erachtens eine gewisse Bedeutung bei.*

Das *organische Psychosyndrom* im engeren Sinne von E. B l e u l e r an sich weist bei Hirntumoren im Vergleich zu anderen mit diesem Erscheinungsbild einhergehenden Hirnkrankheiten keine Besonderheiten auf. Wie immer sind mittelschwere und schwere Ausprägungen leicht zu erkennen, leichte und Spurformen oft aber schwierig nachzuweisen. Oftmals läßt sich bei äußerlich und subjektiv völlig unveränderten Persönlichkeiten als einziges Zeichen eine leichte Einbuße der Merkfähigkeit aufzeigen. Nicht selten verraten aber leichtere oder tiefergreifende Veränderungen der Gesamtpersönlichkeit, manchmal schleichend zunehmende Wesensänderungen, die Entstehung eines organischen Psychosyndroms. Gleiches ist ja auch von anderen organischen Hirnkrankheiten bekannt, wie der Pickschen Atrophie, der progressiven Paralyse, der senil-arteriosklerotischen Demenz u. a. Allerdings stellen solche Prodrome genetisch oft nicht ausschließlich organisch bedingte Veränderungen dar, sondern es können hiebei Wesensmerkmale und Persönlichkeitsdispositionen verdeutlicht, zugespitzt, karikiert oder manifestiert werden und schließlich noch psychoreaktive Momente hinzukommen, namentlich bei Bestehen chronischer Kopfschmerzen oder Auftreten körperlicher Behinderungen, so daß es sich auf alle Fälle nicht um etwas Einheitliches handelt. Gewissen Fällen des „pseudoneurasthenischen Vorstadiums" der Hirntumorkrankheit im Sinne von O. F o e r s t e r liegt zweifellos ein leichtes organisches Psychosyndrom zugrunde, handelt es sich doch auch bei solchen pseudoneurasthenischen Bildern nie um etwas Spezifisches; bei beginnender Hirnarteriosklerose sind sie z. B. ziemlich häufig.

Von den *Trübungszuständen* bietet die leichte Benommenheit am meisten diagnostische Schwierigkeiten. Sie wird vielleicht noch häufiger übersehen als ein leichtes organisches Psychosyndrom. Am Anfang, in vereinzelten Fällen aber auch über Wochen und Monate hinaus, kann sie sich einzig in Denkmüdigkeit und körperlicher Müdigkeit und allgemeiner Schlaffheit, dann in einer Erschwerung der Vorstellungsabläufe und Neigung zum gedankenleeren und untätigen Dösen, in einer Abnahme der Interessen und Preisgabe von Liebhabereien, in einer Abkehr von fremden Menschen und Lärm kundtun. Es kann zum Bild einer gewissen Stumpfheit mit Verlust der Reagilität kommen, politische Ereignisse oder selbst wichtigere Vorkommnisse im näheren Bekannten- und Verwandtenkreis berühren den Kranken nicht mehr, lassen ihn scheinbar kühl. Alle diese Symptome betreffen die Gesamtpersönlichkeit, die im übrigen oft noch lange, wenn auch mit zunehmender Mühe, ihre eingeschliffene Alltagsarbeit zu verrichten vermag, so daß keineswegs an eine Bewußtseinstrübung gedacht wird. Nun heißt aber „Bewußtsein" nach M o r i t z G e i g e r Erleben der primären zentripetalen und zentrifugalen psychischen Akte durch eine kenntnisnehmende, auf diese Primärfunktionen gerichtete Sekundärfunktion oder „Abspiegelung", die schon beim Normalen alle Intensitätsgrade durchlaufen kann vom dunklen Spüren bis zum klaren hellen Wissen; das Bewußtsein kann damit alle Abstufungen der Deutlichkeit und Bestimmtheit annehmen. Untersucht man Kranke mit dem geschilderten Zustand, so läßt sich ohne weiteres nachweisen, daß trotz erhaltener Fähigkeit zu gewohnten Verrichtungen von einem klaren und hellen Bewußtsein im Sinne einer lebendigen, aufmerksamen, korrigierenden und anpassenden Verfolgung des eigenen Seins und Handelns keine Rede sein kann; die Kranken wirken schlaff, verlangsamt, schwerbesinnlich, antriebsarm, unaufmerksam, unpersönlich, automatenhaft in ihren Verrichtungen, die großenteils „unterbewußt" getan werden. Da solche Zustände kontinuierlich übergehen in die eigentliche Benommenheit mit lakunärem Erleben und

Inkohärenz, besteht kein Grund, sie nicht zu den Bewußtseinstrübungen zu zählen, wiewohl noch keine Benommenheit im engeren Sinne vorliegt. Von der Somnolenz sind sie erscheinungsbildlich deutlich verschieden, wenn sie auch vielleicht genetisch dasselbe sind. In der einschlägigen Literatur habe ich das beschriebene Bild bei Hirntumoren nirgends vorgefunden. Es scheint mir indessen in der Psychopathologie der Hirntumoren recht charakteristisch. Da es im Begriff der Somnolenz nicht aufgeht, mit diesem aber genetisch in Beziehung steht und fließend in die Somnolenz übergeht, möchte ich das Bild als *„Präsomnolenz"* bezeichnen.

Es ist unzweifelhaft, daß wie beim leichten organischen Psychosyndrom auch bei der Präsomnolenz komplexere Charakter- und Wesensveränderungen zustande kommen können, die in erster Linie als solche imponieren und beschrieben werden können. Ferner stimmt das Bild in weitgehendem Sinne wiederum mit dem „pseudoneurasthenischen Vorstadium" von O. F o e r s t e r überein, wenngleich zu betonen ist, daß letzteres lange nicht immer einer Präsomnolenz entsprechen wird. Die Präsomnolenz zielt auf die Somnolenz hin wie diese zu tieferen Bewußtseinstrübungen, während das pseudoneurasthenische Syndrom viel allgemeiner ist und bei der Hirntumorkrankheit auf der gleichen Ebene steht wie bei irgendeinem anderen somatischen Grundleiden.

Bei der Präsomnolenz und bei der Somnolenz ist noch auf eine Besonderheit hinzuweisen. Alle Trübungszustände zeigen bei Hirntumoren nicht selten *Intensitätsschwankungen.* Diese können spontan oder auf äußere Ursache zustande kommen, vermutlich unter Schwankungen des intrakraniellen Überdruckes. In der Literatur findet sich vielfach der Hinweis, so auch bei P f e i f e r, daß die Korsakowsche Psychose bei Hirntumoren häufige Schwankungen zeige. P f e i f e r schließt daraus, daß der Korsakow nicht Ausdruck einer organischen Zerstörung bestimmter Hirnpartien ist, sondern einer funktionellen Erschwerung von Hirnrindenleistungen infolge des Hirndruckes. Diese Auffassung scheint mir nur sehr bedingt richtig. Schwankungen finden sich nach meinen Beobachtungen in erster Linie bei allen Zuständen von Bewußtseinstrübung und somit auch bei den auf ein organisches Psychosyndrom aufgepfropften Trübungszuständen; daß aber die „Basis", das psychoorganische Syndrom, Intensitätsschwankungen erlebt oder erheblich mitmacht, scheint mir zum mindesten fraglich. Handelt es sich doch um ein viel stabileres und meines Erachtens nur langfristig und oft unvollständig nach Wegfall der Noxe rückbildungsfähiges Syndrom im Gegensatz zum akuteren, labileren Trübungssyndrom. Anderseits berichtet v. S t o c k e r t, der die Hirnstammtheorie von R e i c h a r d t und G a m p e r für das Korsakowsche Syndrom vertritt, von einem 27jährigen Craniopharyngeompatienten mit Korsakow und Euphorie, die nach Glucoseinjektionen abklangen; diese rasche Reversibilität und das jugendliche Alter des Kranken (unter der „Korsakowgrenze", die nach meinen Untersuchungen bei Hirntumoren um die vierziger Jahre herum liegt) spricht meines Erachtens absolut für die Bewußtseinstrübung und gegen Korsakow; eine weitere Illustration für die häufige Schwierigkeit der Differenzierung zwischen organischem Psychosyndrom und Bewußtseinstrübung.

Damit möchte ich gerade das Trübungssyndrom als Prototyp einer bloß funktionellen Erschwerung der Hirnrindenleistungen bis zur totalen Außerfunktionssetzung bei organisch unversehrtem Substrat ansprechen. Die Leistungsfähigkeit der Rinde ist potentiell erhalten, aber durch die Noxe gelähmt. Geht letztere zurück, so kehrt die Funktion wieder. Sie kann auch unter momentan erhöhtem Energieaufwand, z. B. auf äußeren Antrieb hin, kurzfristig hergestellt werden, bis die Müdigkeit und Lähmung wieder überhandnimmt.

Es wurde nun gezeigt, wie auffallend die Ähnlichkeit des als Präsomnolenz bezeichneten Zustandsbildes mit dem von S t e r t z herausgestellten *Zwischenhirnsyndrom* ist. Sie geht so weit, daß ich an erscheinungsbildliche Übereinstimmung denken möchte, besonders bei Kombination mit Schlafsucht. S t e r t z charakterisiert das Bild als allgemeine Niveausenkung, hauptsächlich in energetischem Sinne, mit ebenfalls funktioneller Erschwerung oder Ausschaltung der potentiell erhaltenen kortikalen Leistungen, die aber nicht in Gang gesetzt werden. Zusammen mit der meist flach-euphorischen Stimmungslage entstehe das Bild einer Art Demenz, die an die Korsakowsche Psychose erinnere. Damit weist auch S t e r t z auf die große Ähnlichkeit seines Syndroms mit dem organischen Psychosyndrom im Sinne von E. B l e u l e r hin. Ob das S t e r t z sche Syndrom auch genetisch der Präsomnolenz entspricht, soll in den Bemerkungen zur Pathogenese kurz erörtert werden.

Bezüglich der *Häufigkeit des organischen Psychosyndroms im engeren Sinne und der Bewußtseinstrübung* sei auf die Statistik im IV. Teil der Arbeit hingewiesen. Im Material der 600 Tumoren fanden sich die beiden Syndrome *je in einem Viertel der Fälle (26,5% bzw. 25,6%).*

Die *anderen organisch-psychischen Formenkreise* treten gegenüber den beiden erstgenannten zahlenmäßig zurück. Im einzelnen ergibt sich folgendes:

Die *symptomatische Epilepsie* findet sich in unserem Material gesamthaft in *15%* der Fälle, generalisierte Anfälle und Absenzen in *8%*, epileptische Wesensveränderung und Demenz in *1,5%*. Erscheinungsbildlich bietet die Tumorepilepsie gegenüber anderweitigen Formen der symptomatischen Epilepsie höchstens insoweit etwas besonderes, als sie verhältnismäßig häufig mit anderen psychopathologischen Tumorsymptomen vergesellschaftet ist. Die *Kombination allgemeiner Epilepsie mit solchem,* besonders mit Bewußtseinstrübung oder organischem Psychosyndrom, das sich gegenüber einer epileptischen Demenz unterscheiden läßt, *kann daher als einigermaßen charakteristisch für Tumorgenese bezeichnet werden,* auch wenn lokale Symptome fehlen. Freilich gehen auch andere, zu organischer Demenz führende Hirnprozesse nicht selten mit epileptischen Anfällen einher, wie z. B. die Picksche Krankheit, die Chorea Huntington, die progressive Paralyse und die Hirnarteriosklerose, so daß dem Kriterium keine erhebliche Bedeutung zukommt, wenn auch noch der genuinen Epilepsie gedacht wird, bei welcher neben Demenzerscheinungen auch Bewußtseinstrübungen vorkommen können, so in den Dämmerzuständen.

Daß die Tumorepilepsie über Jahre und Jahrzehnte hinaus in allen Teilen einer genuinen Epilepsie gleichen kann, ist eine schon lange bekannte und in der Literatur gewürdigte Tatsache, die sich auch in unserem Material bestätigt. Insbesondere kann sich genau wie bei der genuinen Epilepsie eine *typische Wesensveränderung und Demenz* entwickeln. Zur Genese soll weiter unten einiges vermerkt werden.

Von besonderem Interesse sind die lokalisatorisch bedeutsamen *Uncinatus-Auren,* die auf eine Reizung der temporalen Riechrinde zu beziehen sind; es handelt sich bei den „uncinate fits" um paroxysmal auftretende, elementare Pseudohalluzinationen des Geruchs und Geschmacks, bei den „dreamy states" um ebenfalls paroxysmal auftretende visionär- bzw. illusionär-ekstatische Entrückungszustände. Beide Syndrome stehen aller Wahrscheinlichkeit nach mit dem epileptischen Formenkreis in Beziehung und stellen sich als besondere Auraformen dar. Die übrigen, selteneren Erscheinungen der Tumorepilepsie, andere Auraformen, Dämmerzustände und seltene poriomane Bilder, unterscheiden sich nicht von jenen der genuinen Epilepsie. Im Zusammenhang mit den Uncinatus-Auren verdient eine Beobachtung von K. Krayenbühl besondere Erwähnung, bei welcher das Symptom nicht durch Reizung der Riechrinde, sondern durch Kompression der peripheren Riechbahn zustande kam.

Eine weitere Gruppe organischer Störungen stellen die ins neurologisch-psychiatrische Grenzgebiet gehörenden „*Werkzeugstörungen*" der *Aphasie, Agnosie* und *Apraxie* dar. Im psychiatrischen Aspekt interessiert hier in erster Linie die *amnestische Aphasie,* deren Differenzierung von der Wortfindungsstörung bei organischem Psychosyndrom Schwierigkeiten bereiten kann. Im Hinblick auf deren lokalisatorische Bedeutung ist die Erkennung der amnestischen Aphasie aber wichtig. Die Kriterien wurden in einem besonderen Kapitel erörtert. An einem Fall von motorischer Teilaphasie mit Rechenstörungen, die ins Gebiet der Akalkulie gehen, wurden auffällige Störungen der Begriffsbildung und des Differenzierungsvermögens aufgezeigt, die bei einer normalintelligenten Patientin geradezu an Schwachsinn erinnerten. Die Störung wurde auf das bestehende Wort- und damit verbundene Assoziationsdefizit zurückgeführt und als Beleg für die in der Literatur schon vertretene Ansicht aufgefaßt, daß der Vokalisation eine rückwirkende Bedeutung für die Assoziationstätigkeit, dem gesprochenen oder gedachten Wortsymbol eine fördernde rückläufige Wirkung auf den Vorstellungsablauf zukommt (Fall 16).

Die diagnostische Bedeutung der „Werkzeugstörungen" ergibt sich aus deren *Häufigkeit von 9,3%* in unserem Material von 600 Tumoren.

Ebenfalls deutlich organischen Gepräges ist das Symptom der *Schlafsucht.* Auf die Notwendigkeit und nicht seltene Schwierigkeit der Abgrenzung gegenüber der Somnolenz wurde ausführlich eingegangen. Kennzeichnend ist ein pathologischer Hang zu an sich normalem Schlaf wie bei der Narkolepsie mit momentaner Erweckbarkeit zu hellem, wachem Bewußtsein und den dem normalen Schlaf eigenen Einschlaf-, Aufwach- und Traumerlebnissen. Die Differenzierung gegenüber Trübungszuständen ist bei Hirntumoren deshalb öfters schwierig, weil Kombinationen mit letzteren häufiger sind als reine Formen. In Anbetracht der anerkannten, auf die Region des Zwischenhirn-Hypophysensystems hinweisenden lokalisatorischen Bedeutung ist es aber wünschbar, auch innerhalb eines Trübungssyndroms nach Möglichkeit eine Komponente echter Schlafsucht herausdifferenzieren zu können. Die Kriterien sind dann nicht mehr absolut, sondern quantitativ im Sinne eines besonderen Mischungsverhältnisses. — In unserem Material von 600 Tumoren fand sich echte Schlafsucht in *2,3% der Fälle.* Sitz des Tumors in zentralen Gebieten von Sella, Hypophyse und Hirnstamm bestätigt den lokaldiagnostischen Wert des Symptoms.

In 5 Fällen der 600 Tumoren, also bei *0,5%,* fand sich ein *Stirnhirnsyndrom* mit schwerer, zum Teil bis zu Akinese gehender Antriebsstörung. Das Bild kann einer Katatonie gleichen, trägt aber im gesamten auch deutlich organischen Charakter.

Im Gegensatz zu den bisherigen organisch-psychischen Zustandsbildern traten bei einer kleinen Minderzahl unserer Hirntumorkranken *andere, nicht primär organische Syndrome* auf, in erster
Linie mit Veränderungen auf dem Gebiete der *Affektivität* und des
Verhaltens. Es handelt sich um *maniforme, depressive* und *schizophrenieartige Zustände, hysteriform-neurasthenische Bilder* und
Charakterveränderungen, die nicht in einem bisher erwähnten
Formenkreise eingebaut erschienen. Neben den psychopathologischen Elementen dieser Gruppe bestanden aber nicht selten auch
organische Merkmale eines der vorgenannten Syndrome. Die
Häufigkeit der Fälle dieser Gruppe mit vorwiegend affektiven Störungen beträgt 4,5%. In Hinblick auf die Komplexität der hiehergehörigen Zustände wird die Gruppe als jene der *„heterogenen
Bilder"* gekennzeichnet. In der Kasuistik wurde gezeigt, daß einige
echte Schizophrenien hier figurieren, bei denen zufällig auch eine
Hirngeschwulst bestand. Die psychischen Symptome sind hier
natürlich nicht dem Tumor, sondern der Schizophrenie zuzuschreiben. Einzig in einem Fall scheint ein Hirntumor zum Bild
einer chronischen Hebephrenie mit organischen Zügen geführt zu
haben (Fall 21). Die viel farbigere Symptomatologie der Fälle dieser
Gruppe findet ihren Niederschlag in einer besonders zahlreichen
publizistischen Würdigung, welche die zahlenmäßige Bedeutung
weit übersteigt. In pathogenetischer Hinsicht bieten diese Fälle freilich besonderes Interesse.

B. Zur Pathogenese
der psychischen Störungen bei Hirntumoren

Es besteht kein Gegengrund, in allen *psychischen Störungen von
organischem Gepräge den direkten Ausdruck des organischen Hirngeschehens* zu erblicken. Es betrifft dies, wie wir sehen werden,
95,5% aller Tumoren mit psychischen Störungen.
Welcher Natur das organische Hirngeschehen pathophysiologisch
ist, läßt sich im Einzelfall kaum je sicher entscheiden, doch ist mit
mehreren Mechanismen zu rechnen. Im Vordergrund steht zweifellos der lokale, aber auch diffus wirkende mechanische Druck der
wachsenden Geschwulst. Dann ist mit sekundären Wirkungen auf
Nachbarschaft und Ferne zu rechnen, in erster Linie im Sinne von
Störungen der Blut-, Liquor- und Lymphzirkulation, in gewissen
Fällen vielleicht auch auf toxischem Wege. Auf die Bedeutung von
Hirnödem und Hirnschwellung, wie sie in verschiedener Ausdehnung sogar durch sehr kleine Tumoren verursacht werden
können, wurde hingewiesen. Bei akuteren oder subakuten Vor-

gängen kann ein analoger Mechanismus, besonders wenn er sich als reversibel erweist, als Diaschisis bezeichnet werden, wie dies R i e s e in Übertragung des von v. M o n a k o w geprägten Begriffes auf Hirntumoren tut.

Es ist anzunehmen, daß expansives Geschwulstwachstum primär zu lokalen und diffusen Druckerscheinungen und sekundär zu Gewebsschädigung, vor allem auf Grund von Kompressionsanämie, führt, infiltrierendes Wachstum primär zu Gewebsschädigung und erst sekundär zu Druckerscheinungen. Es könnte vermutet werden, daß sich daraus Unterschiede in den psychischen Folgeerscheinungen ergeben. Mit Bezug auf die allgemeine Häufigkeit psychischer Störungen ergibt unser Material keine Bestätigung für eine derartige Vermutung. Eine gewisse Bedeutung hat dagegen nach meiner Auffassung die Wachstumsgeschwindigkeit der Geschwulst. Schnelles Wachstum bewirkt an psychischen Störungen in erster Linie mittlere und schwere Bewußtseinstrübung, langsame Bilder von leichter chronischer Bewußtseinstrübung („Präsomnolenz") oder von chronischem organischem Psychosyndrom.

Die subakute und akute Bewußtseinstrübung stellt nichts anderes als einen exogenen Reaktionstypus im Sinne B o n h o e f f e r s dar. Bei der chronischen Bewußtseinstrübung und beim amnestischen Syndrom schienen aber die Verhältnisse nicht so einfach zu liegen. Bei Verfolgung der mich besonders interessierenden Frage, warum in einem Fall eine chronische Trübung, im anderen ein amnestisches Syndrom zustande kommt, gewann ich an den eigenen Beobachtungen den Eindruck, daß es nicht am Tumor allein liegt, sondern am *„Terrain"*; bezüglich des Tumors erschien mir der Faktor der *„Dosierung"* im Vordergrund, worunter die Relation der Quantität an schädigendem Agens zur Zeit zu verstehen ist, bezüglich des „Terrains" eine vorerst nicht näher definierte Vorstellung von einer der Noxe entgegenwirkenden, mehr oder minder vorhandenen *individuellen Resistenz.*

Die Übersicht über die eigenen Beobachtungen unter diesem Gesichtswinkel ließ zwanglos eine *Bedeutung des Alters* vermuten. *Es fiel mir auf — und ich glaube dieser Beobachtung mit M. B l e u l e r verallgemeinernde Bedeutung in der Psychiatrie und Hirnpathologie beimessen zu dürfen —, daß das chronische organische Psychosyndrom in kindlichem Alter überhaupt nicht, in der ersten Hälfte des Erwachsenenalters überaus selten und höchstens in leichter Ausprägung, jenseits der vierziger Jahre aber immer häufiger und mit zunehmendem Alter in schwerer Form auftritt.* Am kleineren eigenen Material von 60 Tumoren hätte für diese Beobachtung Zufälligkeit geltend gemacht werden können. Ich habe das Material

daher auf 600 erweitert durch Beizug von 540 früheren Krankengeschichten der K r a y e n b ü h l schen Klinik, die ich alle in
Altersklassen aufgeteilt und auf die psychischen Syndrome durch-
gemustert habe. *Die Bedeutung des Alters springt an diesem
größeren Material deutlich in die Augen.* Schon die erste Statistik
der psychischen Symptomlosigkeit zeigt eine Häufung dieser Fälle
in den jugendlichen, eine Abnahme in den älteren Altersklassen, was
als Ausdruck einer *mit dem Alter abnehmenden, allgemeinen Hirn-
resistenz* gedeutet wird. In Übereinstimmung damit zeigt die
*Zählung des organischen Psychosyndroms einerseits eine deutliche
numerische Zunahme, anderseits eine Verschiebung von den leichten
zu den mittelschweren und schweren Formen mit zunehmendem
Alter.* Unter 20 Jahren tritt das organische Psychosyndrom bei
66 hiehergehörigen Tumoren kein einziges Mal auf; von 20 bis
40 Jahren erscheint es unter 193 Fällen 29mal (15%), aber nur
dreimal in erheblicherer Ausprägung; bei 26 handelt es sich um
leichte Formen; von 40 bis 60 Jahren findet sich das Syndrom unter
311 Tumoren in 113 Fällen (36%), wobei die schweren Formen mit
68 überwiegen; unter 30 Tumoren über 60 Jahren besteht in
17 Fällen (57%) ein amnestisches Syndrom.

*Eine jenseits der Vierzig einsetzende, mit weiterem Altern zu-
nehmende Prädisposition des Hirns zum organischen Psychosyndrom und damit zum Bild der einfachen organischen Demenz
ist damit erwiesen.* Das chronische organische Psychosyndrom ist
damit Ausdruck einer Reaktionsform des alternden Gehirns auf eine
chronische diffuse Hirnnoxe. Das jugendliche Hirn reagiert auf die
gleiche chronische Noxe in unseren Hirntumorfällen mit dem im
Prinzip reversiblen, viel labileren Syndrom einer chronischen
leichten Bewußtseinstrübung, bei welcher keine organische Substratschädigung angenommen werden muß. Führt ein anderweitiger
pathologischer Prozeß im noch nicht alternden Hirn zu einer diffusen, chronisch-progressiven Substratschädigung, so ist nach der
im Kapitel der symptomatischen Epilepsie ausgeführten Arbeitshypothese von M. B l e u l e r hinsichtlich des klinischen Bildes nicht
mit einem einfachen amnestischen Psychosyndrom zu rechnen,
sondern viel eher mit einer *Wesensänderung,* die unter Umständen
der *epileptischen* entsprechen kann. In Fällen von Tumorepilepsie
konnte ich diese Auffassung von M. B l e u l e r tatsächlich bestätigen. Wie im Kapitel über die symptomatische Epilepsie gezeigt
werden konnte, führt „Tumorepilepsie" im mittleren Alter zur charakteristischen epileptischen Wesensveränderung, in vorgerücktem
zum einfachen amnestischen Psychosyndrom; ein Fall von Imbezillität bei einem Kind könnte im Sinne der weiteren Annahme

von M. B l e u l e r gedeutet werden, daß Epilepsie im Kindesalter
zum Bild einfacher Schwachsinnformen führt.

Die Häufung von Demenzbildern im Alter und die Beziehung der
psychischen Tumorepilepsie (Wesensänderung) zu einer mittleren
Altersstufe unterstreicht ganz allgemein die Bedeutung des Altersfaktors in der Pathogenese der psychopathologischen Hirntumor-
folgen. Aber auch in der übrigen Psychiatrie ist dem Altersfaktor
mehr Beachtung beizumessen, als dies bisher geschah.

Daß die gleiche Noxe das eine Mal zu Bewußtseinstrübung, das
andere Mal zum organischen Psychosyndrom führen kann, spricht
für die genetische Verwandtschaft der beiden Syndrome. Das stabile
organische Psychosyndrom kann dann entsprechend der Formulierung B u m k e s als chronisch gewordener akuter exogener Reaktionstyp aufgefaßt werden, hier als „chronisch gewordene Bewußtseinstrübung".

Die erscheinungsbildlich dargelegte Ähnlichkeit der als *„Präsomnolenz" bezeichneten leichten chronischen Bewußtseinstrübung*
mit dem S t e r t z schen Zwischenhirnsyndrom kann — hypothetisch — auch pathogenetisch begründet werden. Beidemal läge eine
mangelhafte Ingangsetzung des substantiell intakten Cortexappa-
rates vor, aber nicht vom gleichen Angriffspunkt aus. Setzen wir
für die normale Rindentätigkeit eine ständige Tonisierung durch
vom Hirnstamm und Zwischenhirn zufließende Impulse voraus, so
beruht die funktionelle Beeinträchtigung der Rinde beim S t e r t z-
schen Syndrom auf einer Störung dieser subkortikalen Antriebe
durch einen in den Antriebszentren selbst sitzenden pathologischen
Prozeß, bei der Präsomnolenz und Somnolenz auf einer Störung des
Rindenapparates selbst durch die diffus lähmende Noxe. Trotz
einmal weitgehend umschriebenem, das andere Mal diffusem Angriffspunkt wäre das Endergebnis das gleiche, allenfalls ein ähnliches.

Zum „Terrain" gehört außer der erörterten „Resistenz" auch die
Summe konstitutioneller Dispositionen. Daß organische Psychosen
von in der Persönlichkeit liegenden Eigenarten, die dann besonders
zugespitzt zutage treten, eine eigentümliche Färbung erhalten
können, welcher nicht organisches, sondern charakterologisches
Gepräge zukommt, wurde bereits gesagt. Von den „defizitären"
psychopathologischen Tumorfolgen wurde eine Gruppe mit komplexen und produktiven Syndromen ausgesondert, zu welcher die
bunten schizophrenieartigen, manischen, depressiven und anderen
Bilder gehören. Diese sind, wie auf Grund der Untersuchung von
W a n n e r über die Familien der Hirntumorkranken hervorgeht,
nicht dem organischen Tumorgeschehen zuzuschreiben, sondern

der Konstitution und Heredität. *Bei der kleinen, 4,5% unseres Materials umfassenden Gruppe der heterogenen Bilder ist der spezifische Charakter der Psychose somit nicht unmittelbare Folge des organischen Hirngeschehens, sondern der durch diesen manifestierten, individuellen Disposition. Heredität und Konstitution haben in der Pathogenese dieser aus dem Rahmen der „defizitären" Syndrome herausfallenden bunten Fälle überragende Bedeutung.*

C. Querschnitt durch das statistische Material

Eine Übersicht über die 600 Fälle nach führenden psychischen Syndromen und allfälliger Lokalbedeutung ergibt (von 417 Fällen mit psychischen Erscheinungen):

1. Allgemein-organische Reaktionsform   66,5%
2. Lokal-organische Reaktionsform (eventuell neben 1) 29,0%
3. „Heterogene" Bilder (eventuell neben 1 und 2)   4,5%

(Unter Einschluß der Kombinationsfälle findet sich eine allgemein-organische Reaktionsform in gesamthaft 83% der Fälle.)

Unter 1. figurieren die „Allgemeinsymptome" des organischen Psychosyndroms und der Bewußtseinstrübung, welcher keine lokalisatorische Bedeutung zukommt. Unter 2. sind die Syndrome mit lokaldiagnostischer Bedeutung gezählt, wobei aber die mehr neurologischen als psychiatrischen „Werkzeugstörungen" mitberücksichtigt sind. Werden diese ausgesondert, so bleiben bloß 5,5% aller Fälle, denen ein lokaldiagnostisch verwertbares psychisches Syndrom eigen ist; es sind dies dreimal Schlafsucht, 17mal Uncinatus-Auren und dreimal ein Stirnhirnsyndrom. *Die psychischen Störungen haben also nur in einem kleinen Prozentsatz (5,5%) einigermaßen sichere, verwertbare lokaldiagnostische Bedeutung.*

Zusammenfassung

1. Psychische Störungen fanden sich an einem Material von 600 Fällen von Hirntumoren in 70% (417 Fälle).

2. In der Mehrheit (83%) entsprechen die psychischen Folgen von Hirntumoren subakuten und chronisch gewordenen exogenen Reaktionstypen. Im einzelnen fand sich Bewußtseinstrübung in 38%, ein organisches Psychosyndrom im Sinne von E. Bleuler in 38% und symptomatische Epilepsie in 12% der Fälle mit psychischen Störungen. Kombination der genannten Syndrome erscheint einigermaßen charakteristisch für Hirntumor.

3. Die organische Natur der psychischen Störungen ist wie bei anderen organischen Psychosen oft lange verdeckt in Form wenig charakteristischer Persönlichkeitsveränderungen.

4. Die Bedeutung chronischer leichter Bewußtseinstrübung wird hervorgehoben („Präsomnolenz"). Sie scheint Beziehungen zum Bild des S t e r t z schen Zwischenhirnsyndroms zu haben.

5. In der Pathogenese der psychischen Störungen spielt der organische Prozeß die Hauptrolle einschließlich des Zeitfaktors seiner Evolution. Die Bedeutung der Konstitution tritt bei der Mehrzahl der Tumorpsychosen in den Hintergrund. Freilich kann die individuelle Veranlagung besondere Färbungen im organischen Bild bedingen. In einer Minderzahl mit heterogenem Psychosebild (4,5%) ist eine spezifische hereditäre und konstitutionelle Disposition unverkennbar und hat der organische Prozeß vorwiegend auslösende Bedeutung.

6. Außer der Konstitution spielt das Alter des Kranken, vermutlich als Ausdruck der Resistenz des Gehirns, in der Pathogenese eine hervorragende Rolle. Die gleiche Noxe (meist chronischer Hirndruck) führt beim jugendlichen und adulten Hirn zum reversiblen Syndrom der Bewußtseinstrübung mit dem Richtungsziel des Komas, beim alternden Hirn (ungefähr von 35 bis 40 Jahren an) zum viel stabileren organischen Psychosyndrom mit dem Richtungsziel der Demenz.

7. Die Mehrzahl der psychischen Störungen bei Hirntumoren ist Ausdruck einer allgemeinen funktionellen Beeinträchtigung oder diffusen organischen Schädigung. Von den psychischen Symptomen unseres Materials haben einzig die Schlafsucht, die Uncinatus-Auren und Stirnhirnsyndrome lokaldiagnostische Bedeutung und betreffen bloß 5,5% des Gesamtmaterials.

2. Zur Frage der hirnlokalen Psychosyndrome

A. Schlußfolgerungen aus der Psychiatrie der Hirngeschwülste

Einleitend habe ich die Nachteile des Tumormaterials für die Verwertung im Sinne des Problems der hirnlokalen Psychosyndrome aufgezählt. Hochgeschraubte Erwartungen können an diesem Material nicht in Erfüllung gehen. Die häufigsten klinisch-psychiatrischen Bilder, alle Grade von Bewußtseinstrübung und das amnestische Syndrom, stellen nicht hirnlokale, sondern Allgemeinsymptome dar. Gerade in diesem Punkt bestehen aber bei den Autoren Meinungsverschiedenheiten. Die Vertreter einer fokalen Genese der Bewußtseinstrübung (K l e i s t, F o e r s t e r) und des organischen Psychosyndroms (R e i c h a r d t, G a m p e r u. a.) haben auch Hirntumoren für die Stützung ihres Standpunktes herbeigezogen. Das eigene, 600 Tumoren erfassende Material zeigt aber eindeutig, daß diesen beiden Syndromen keine lokaldiagnostische Bedeutung beigemessen werden kann. Sogar in der reservierten Formulierung von K e s c h n e r, B e n d e r und S t r a u s s, daß „frühe, tiefgreifende Störungen des Verstandes und der Merkfähigkeit" mehr für supratentoriellen Tumorsitz spreche, möchte ich keine diagnostisch verwertbare These erblicken, indem das Zurücktreten der beiden Allgemeinsyndrome bei Kleinhirntumoren nach meinen Untersuchungen nicht mit dieser besonderen Lokalisation zusammenhängt, sondern mit dem meistens jugendlichen Alter der Kleinhirntumorträger und der Disposition des alternden Hirns zum organischen Psychosyndrom. Die These würde demnach auf Grund meines Materials lauten, daß die genannten Störungen des Verstandes und der Merkfähigkeit „für vorgerücktes Alter des Patienten sprechen" ... Bezüglich der beiden häufigsten Syndrome lautet die Antwort somit negativ. Bewußtseinstrübung und amnestisches Syndrom bei Hirntumoren sind Ausdruck einer allgemeinen und nicht der umschriebenen Alteration.

Ein kleiner Teil unseres Materials — 5,5% — ist aber doch durch Symptome gekennzeichnet, welche Ausdruck des unmittelbaren lokalen Geschehens sind. Das vor allem durch schwere Antriebsstörung charakterisierte Stirnhirnsyndrom und das durch pathologische Schlafsucht ausgezeichnete Syndrom der Zwischenhirn-Hypophysenregion ist in einigen Fällen vertreten, das Bild der Uncinatus-Auren, welchem lokalisatorische Bedeutung auf den Schläfenlappen zukommt, in mehreren. Andere psychische Lokalsyndrome fanden sich in unserem Material nicht. In der Literatur der Hirntumoren werden noch Gesichtshalluzinationen bei Occipitallappentumoren und Gehörshalluzinationen bei Schläfenlappentumoren erwähnt, doch sind diese offenbar recht selten (P f e i f e r, R e d l i c h, B a r u k u. a.). Noch seltener sind solche Halluzinationen als sichere Lokalzeichen deutbar; nach B o s t r o e m ist fokale Genese von Halluzinationen um so eher anzunehmen, je elementarer die Sinnestäuschungen sind. Über diese Frage stehen uns, abgesehen von den Uncusanfällen, keine Beobachtungen zur Verfügung. — Alle genannten Syndrome sind *lokalspezifisch.*

Abgesehen von bestimmten Lokalisationen erhebt sich die Frage, ob es ein *„unspezifisches hirnlokales Psychosyndrom"* gibt, d. h. ein psychisches Verhalten, welches nicht einer diffusen Hirnalteration, sondern einer umschriebenen, aber beliebig lokalisierten Schädigung entsprechen würde. In der Symptomatologie der Hirntumoren habe ich kein solches Syndrom angetroffen.

B. Schlußfolgerungen
unter Mitberücksichtigung des übrigen Materials.

Entsprechend der Gepflogenheit in der Literatur habe ich von bestimmten Lokalsyndromen wie von erwiesenen und allseits anerkannten Gegebenheiten gesprochen. Doch ist es gerade Aufgabe dieser Arbeit, in Klinik und Literatur schon ziemlich geläufige Begriffe, wie „Stirnhirnsyndrom", „Stammhirnsyndrom", „Zwischenhirnsyndrom" u. a., einer Prüfung auf ihre Berechtigung hin zu unterziehen. Werden nämlich die Angaben in der Literatur untereinander verglichen, so fällt es auf, daß zum Teil sehr verschiedenartige Bilder auf Schädigung eines gleichen Hirnteils bezogen werden und als „Syndrome dieses Hirnteils" angesprochen werden. Versucht man dann, die Grundzüge solcher Syndrome herauszuschälen, so ergibt sich, daß ein einzelnes Syndrom oft gar nicht scharf umrissen und insbesondere nicht scharf gegenüber anderen Lokalsyndromen abgegrenzt werden kann.

Auf Grund dieser Sachlage hat M. B l e u l e r die Ansicht ausgesprochen, daß es heute noch nicht möglich erscheint, einzelne psychopathologische Syndrome gegeneinander herauszudifferenzieren und einzeln auf verschiedene örtliche Hirnschädigungen zu beziehen, sondern daß es der heutigen Kenntnis besser entspreche, zunächst vorsichtiger und allgemeiner die Existenz *eines* chronischen hirnlokalen Psychosyndroms anzunehmen, welches dem Erscheinungsbild der diffusen Schädigung (dem organischen Psychosyndrom) gegenüberzustellen wäre und — wiewohl immer Ausdruck einer umschriebenen Schädigung — bei beliebiger Lokalisation auftreten könnte. Aus dem klinischen Bild könnte mithin nicht auf den Ort einer Schädigung geschlossen werden, sondern nur auf deren umschriebene Natur.

Diese Auffassung hat vom Standpunkt einer strengen Kritik aus sicher Berechtigung. Vor allem kommt ihr Gewicht zu gegenüber der heute verbreiteten Tendenz des Herausstellens besonderer und an einzelnen Fällen für typisch gehaltener psychischer Symptomverbände und deren Zurückführung auf örtlich bestimmte, umschriebene Prozesse. Im weiteren richtet sich diese Auffassung gegen die skotomhafte Betrachtung isolierter Einzelfälle mit bekannter örtlicher Läsion und erweitert sie das Blickfeld durch Befreiung von der Vorstellung ortspezifischer Psychosyndrome auf die grundsätzliche Frage. Auf diese Weise läßt sich dann erkennen, daß auf verschiedene Lokalisationen bezogene Syndrome viele gemeinsame Merkmale besitzen, denen weitgehend die Qualität *gemeinsamer Grundzüge* zuzusprechen ist. *So stehen im Vordergrund aller Lokal-*

*syndrome Störungen der Antriebe, der Stimmungen und Triebe und
des energetischen Niveaus.* Gemeinsam ist ferner, daß sich die Störungen bei allen Lokalisationen in einem „*Zuviel*" und in einem
„*Zuwenig*" an betreffenden Elementen oder aber auch in einer
Durchmischung gesteigerter und verminderter Elemente präsen-
tieren können. Diese gemeinsamen Grundzüge lassen im Sinne der
Auffassung von M. B l e u l e r die Hypothese zu, daß es sich dabei
nicht um den Ausdruck der einen oder anderen Ortsspezifität der
Läsion handelt, sondern um eine allgemeine Folge beliebig lokali-
sierter Schädigung, vorausgesetzt daß sich diese überhaupt auf die
Psyche auswirkt.

Abgesehen von dieser prinzipiellen Feststellung, wonach für die
Symptomgestaltung der einzelnen Bilder ein durchgehendes, nicht
lokalgebundenes Grundprinzip die Richtung weist, scheint es mir
aber doch möglich, in Form teilweise untergeordneter Merkmale
oder besonderer Färbungen und Nuancen *Unterschiede unter verschiedenen Lokalsyndromen festzustellen.* Die Grenzen können
allerdings keineswegs scharf gezogen werden, so daß unter Umständen die als lokalunspezifisch angesprochenen Merkmale überwiegen können und jedes Lokalisieren willkürlich erscheint. Es
kann sich somit *nicht um feste Zuordnungen* handeln, sondern nur
ausgesagt werden, *was für psychopathologische Zustandsbilder mit
größerer oder geringerer Wahrscheinlichkeit der einen oder anderen
umschriebenen Schädigung entsprechen und insoweit als Psychosyndrome dieser Örtlichkeit bezeichnet werden können.*

*Im Sinne von Prädilektionen können mithin folgende Zuord-
nungen getroffen werden:*

1. *Einer Stirnhirnschädigung können zugeordnet werden („Stirnhirnsyndrome"):*

   a) Zustände, die in erster Linie gekennzeichnet sind durch eine
Hemmung der Antriebe, der Initiative und des Willens bis zu völ-
ligem Verlust der Antriebe, so daß das Bild schwerster Apathie,
Aspontaneität, Regungslosigkeit und Reaktionslosigkeit entstehen
kann (Akinese, Katalepsie, Mutismus). Der schwerste Grad kann
dem „apallischen Syndrom" von K r e t s c h m e r entsprechen.

Das schwerste Defizit an Antrieben findet sich bei ausgedehnten
symmetrischen Prozessen der frontalen Marksubstanz und in der
akuten Phase nach schwerer Stirnhirnläsion, unter anderem auch
nach Leukotomie, aber nicht regelmäßig. Vielleicht kann das Syndrom entsprechend der K l e i s t schen Auffassung in erster Linie
der Konvexität des Stirnhirns zugeordnet werden.

Die Unterscheidung gegenüber einem Stammhirn-Antriebs-schwund ist sicher schwierig und liegt wohl nur in Nuancen; auf Grund der Beschreibungen von B e r i n g e r ist der Akzent bei der Stirnhirnschädigung vielleicht auf die Aspontaneität zu setzen. Die Kranken tun von sich aus nichts, sind aber auf fremden Antrieb noch einigermaßen anregbar. In schwersten Fällen fehlt freilich auch eine solche Ansprechbarkeit.

b) Zustände, die in erster Linie durch eine *Enthemmung der Antriebe und Triebe* gekennzeichnet sind mit Verlust aller Wertungen („moral insanity", „Verfall der Gesittung") und entsprechender Asozialität, Reizbarkeit und Einbuße jeder Kohärenz und Kontinuität des Verhaltens. Für die Entgleisungen besteht Einsichtslosigkeit; sie werden als ich-eigen empfunden und stellen sich nicht in Gegensatz zur intellektuellen Persönlichkeit. Ethische Reaktionen, Reue, Besserungsvorsätze fehlen. Wie für die Entgleisungen fehlt auch für die Krankheit als solche jede Kritik. Die zentrale Persönlichkeits- und Bewußtseinsinstanz mit allen Strebungen und intellektuellen und affektiven Bindungen erscheint defekt.

Das einer schwersten Charakterschädigung entsprechende Syndrom findet sich bei ausgedehnten Stirnhirnresektionen. Wie ein eigener Fall zeigt, muß es sich aber nicht unbedingt um eine bilaterale Schädigung handeln, sondern kann eine einseitige Resektion genügen.

c) Mischbilder von a) und b) mit im einzelnen weniger schwerer Ausprägung der Hauptsymptome kommen häufig vor, z. B. nach Leukotomien (wobei natürlich auch die vorbestandene Psychose mitzuberücksichtigen ist). Es kann sich dann z. B. neben einer allgemeinen Herabsetzung der Interessen und Antriebe eine vorwiegende Euphorie mit Witzelsucht nebst leichter Verstimmbarkeit und Neigung zu grob-unschicklichen Ausdrücken und Schimpfworten im Sinne einer Enthemmung gesellen.

2. *Einer Stammhirnschädigung können zugeordnet werden („Stammhirnsyndrome"):*

a) Zustände von *Hemmung der Triebe und Affekte,* und zwar sowohl im Sinne eines verlangsamten und kürzer dauernden als auch im Sinne eines geringeren Ansprechens der Affekte. Zusammen mit einer kaum je fehlenden Verlangsamung des Gedankenganges und Einengung auf konkrete persönliche Bedürfnisse und Belange kommt es zum Bild des *psychischen Rigors.*

Das Syndrom ist charakteristisch für den postencephalitischen Parkinsonismus und die Parkinsonsche Krankheit.

Wiederum ist die Unterscheidung gegenüber der frontalen Antriebshemmung nicht immer scharf festzulegen. Der Akzent liegt in einzelnen Fällen vielleicht weniger auf dem Mangel an Eigenantrieb und Eigenaktivität im Rahmen einer eingeschliffenen Alltagsbeschäftigung als auf einem mangelhaften Reagieren, einer Indolenz und gestörten Reagibilität gegenüber der Umwelt und auf einem Fehlen jeglicher Initiative zu entscheidenden, auf Änderung wesentlicher Daseinsbelange abzielenden Akten. So scheinen sich viele Postencephalitiker, die ein genau umschriebenes, wenn auch (oder möglichst!) monotones Tätigkeitspensum fleißig und willig erfüllen, auffallend leicht mit einer langen Anstaltsinternierung abzufinden und fallen geradezu dadurch auf, daß sie nie hinaus und nach Abwechslung verlangen. Anderseits sind mitunter bei sonstiger Inaktivität partielle Eigenantriebe erhalten und werden dann stur, drängselnd und kaum beeinflußbar, manifestiert. Im übrigen ist die Psychoaktivität wie die Motorik gekennzeichnet durch den nie weichenden Rigor, auch wenn keine direkte Parallelität zwischen dem psychischen Affektmangel und dem körperlichen Rigor besteht, sondern höchstens eine Wechselwirkung, ein Anteil aus dem psychischen Antriebsmangel hervorgehender Akinese neben dem körperlichen amyostatischen Syndrom und ein Anteil psychoreaktiven Antriebsmangels neben dem originären auf Grund der körperlichen Akinese mit Hemmung der Aktivitäts- und Ausdrucksmotorik.

Die Antriebs- und die Aktivitätshemmung Stammhirnkranker wird im Gegensatz zum frontalen Antriebsverlust von der betroffenen Persönlichkeit, die dann weitgehend erhalten erscheint, häufig empfunden und als krankhaft beurteilt, wenn auch nicht immer und oft nur teilweise. In einzelnen Fällen ist die daraus gewonnene Krankheitseinsicht deutlich ausgeprägt — was bei Stirnhirnkranken nicht der Fall ist —, so daß eine die Störung vergegenständlichende, manchmal sichtlich leidende Persönlichkeit durchschimmert, auch wenn die Leidensäußerungen, gerade wegen der Antriebsstörung, kaum je spontan erfolgen. Freilich ist die Einstellung zur Krankheit von Fall zu Fall verschieden, das Verständnis für die Bedeutung derselben nicht selten doch deutlich mangelhaft.

b) Zustände von *Trieb- und Affektenthemmung,* vor allem im Sinne der Labilität, des zu leichten und zu heftigen Ansprechens der Affekte und Triebe, der Unstetigkeit, Ablenkbarkeit, mangelnden Nachhaltigkeit und Ausdauer, der Übererregbarkeit und *Impulsivität.* Dazu kommen Verstimmungen und Drangzustände. Verstimmungen, Impulsivität und Triebenthemmung führen oft zu Asozialität: Vagantität, Diebstähle, tätliche Aggressionen, Sexualdelikte, gefährliche Impuls- und Dranghandlungen, Wut- und Tobsuchtsanfälle mit blindem Demolieren. Für die Entgleisungen besteht aber im Gegensatz zum frontalen Enthemmungssyndrom nachträglich Einsicht und Bereitschaft zur Reue; sie werden mitunter als ich-fern oder gar — besonders in Verstimmungen — als ich-fremd erlebt, dies ebenfalls im Gegensatz zum frontalen Enthemmungssyndrom. Moralische Wertungen fehlen nicht.

Das Bild findet sich am reinsten bei den meist jugendlichen und nicht parkinsonistischen, hyperphrenen Postencephalitikern.

Auch bei diesem Typus von Stammhirnkrankheit ist trotz unberechenbarster Inkonstanz von Haltung und Verhalten der Kern der Persönlichkeit sehr häufig erhalten und der Charakter als Ausdruck von Gesinnung und Wertung nicht geschädigt, das Wollen mithin nicht ein schlechtes, nur das Können, der exekutive Anteil. Beim frontalen Enthemmungssyndrom scheint dies nicht der Fall zu sein. Freilich gibt es auch Postencephalitiker vom asozialen Typus, die zu moralischen Gefühlen und Bewertungen nicht fähig erscheinen und in Ausübung bewußter Bosheit bei aller Triebhaftigkeit von Psychopathen nicht zu unterscheiden sind. So steht gegenwärtig eine vor allem sexuell enthemmte jugendliche Postencephalitika in unserer Anstaltsbeobachtung, die für dauernde, schamlos erfundene und vorgebrachte Verleumdungen gegen Schwestern und Ärzte neben tätlichen Aggressionen gegen Mitpatientinnen auch in ruhigen und ordentlichen Tagen zwar eine gewisse intellektuelle Einsicht, bei ihrer Kontaktunfähigkeit und ihrem dauernd tändelnden Wesen aber keine Reaktionen von Scham oder Reue zeigt und mit ihrem Verhalten, wenn auch in weniger krasser Form, viele gemeinsame Züge aufweist mit der vorher erwähnten, schwerst asozialen und bindungsunfähigen jugendlichen Kranken mit ausgedehntem einseitigem Stirnhirndefekt. Würden im ersten Falle neben leichten körperlichen Stammhirnsymptomen nicht auch im psychischen Bild über das Syndrom der triebhaften Enthemmung hinaus auf eine Postencephalitis hinweisende Merkmale bestehen (eine mäßige Perseveration und Palilalie), so wäre allein psychopathologisch eine Unterscheidung gegenüber einem Stirnhirnsyndrom, wie es der genannte Vergleichsfall darbietet, kaum möglich.

c) Wiederum finden sich Mischbilder von a) und b). Ein treffendes Beispiel einer Kohlenoxydschädigung bildete kürzlich Gegenstand unserer klinischen Beobachtung und einer kleinen Publikation. Im Vordergrund des Bildes steht eine schwere Apathie und Antriebshemmung mit affektiver Stumpfheit; spontan sitzt die Patientin untätig herum und sucht keinerlei Kontakt mit ihrer Umgebung; sie redet kaum. Daneben zeigt sie aber heimtückische

Freude, ihren Mitpatientinnen kleine Bosheiten anzutun; sie sitzt
z. B. auf fremden Gegenständen und genießt es, wenn die Besitzer
überall herumsuchen und sich ärgern müssen. Wehrlose senile
Frauen bedachte sie so beiläufig und ohne jeden sichtbaren Grund
mit überraschenden Ohrfeigen oder zupfte sie an den Haaren. Zur
Rede gestellt, erklärte sie halb reuig, halb schelmisch, sie habe dies
bloß „aus Teufelei" getan. Wir führen das Verhalten auf eine
Stammhirnschädigung zurück.

3. *Einer Schädigung im Zwischenhirn-Hypophysenbereich können zugeordnet werden („Zwischenhirnsyndrom"):*

a) Zustände von *Hemmung der elementaren Vitalgefühle,* Verlust der Energie; Müdigkeit, Apathie, Depression; Schlafsucht.

b) Zustände *gesteigerter elementarer Vitalgefühle* und Triebe mit
Vergröberung der Affekte bis zu manischer oder impulsiver Enthemmung.

c) Mischbilder mit meist kurzdauernden Verstimmungen und
Triebveränderungen neben unbeschwert-heiteren oder apathisch-
gleichgültigen Habitualzuständen. In den Verstimmungen meist
Dysphorie oder Erregungen und Wutanfälle, bei den Triebveränderungen Perioden von Heißhunger, Durst oder sexuellen Drang-
zuständen, eventuell Poriomanie.

Es ist augenfällig, daß die so umschriebenen Zuordnungen nicht
strenge sind und daß sich insbesondere die „Zwischenhirnsyndrome" nur schwer von den „Stammhirnsyndromen" unterscheiden
lassen, diese wiederum von den „Stirnhirnsyndromen". Als Beispiele der erwähnten „Zwischenhirnsyndrome" sind für die Hemmung der Vitalgefühle die Fälle von S t e r t z und der Fall von
multipler Blutdrüsensklerose von W i p f zu nennen, für die Steigerung Fälle von Manie bei diencephalen Tumoren (S t e r n,
D a n c e y u. a.) und der Fall von operativer Reizung von F o e r-
s t e r, für die Mischbilder die Fälle von B r o u w e r und die
endokrin-diencephalen Psychopathien von M. B l e u l e r und Mitarbeitern.

Vielleicht wäre es biologisch richtiger, „Zwischenhirn-" und
„Stammhirnsyndrome" überhaupt nicht auseinanderzuhalten, sondern als nicht genügend sicher abgrenzbar zusammenzufassen. Es
muß in diesem Zusammenhang ohnehin unterstrichen werden, auch
bezüglich der „Stirnhirnsyndrome", daß die genannten Begriffe
nicht aufgefaßt werden können als Syndrome anatomisch streng
begrenzter Hirnteile. *Vielmehr sind die Ausdrücke „Stirnhirn",
„Stammhirn", „Zwischenhirn" im Hinblick auf hirnlokale Psycho-*

syndrome als unscharfe Umschreibungen von Hirnformationen nach mehr funktionell-biologischen Gesichtspunkten zu verstehen.

Bezüglich der Schwierigkeiten der Abgrenzung von Stirnhirn- gegenüber Stammhirnsyndromen sei noch bemerkt, daß für das große Material der Leukotomieerfahrungen noch gar nicht sicher entschieden werden kann, ob die funktionelle Ausschaltung im Bereich des Stirnhirns maßgebend ist oder die sekundäre Degeneration im Bereich des Thalamus oder lediglich die Unterbrechung der normalen funktionellen Verbindung beider Gebiete.

Überblicken wir das Gesagte, so ergibt sich, daß einigermaßen gesicherte Zuordnungen nur gemacht werden können für umschriebene Alterationen in der Linie vom Hirnstamm (einschließlich Zwischenhirn) zum Stirnhirn, d. h. in der Verbindungslinie zweier Pole, der vitalen Basis des Individuums einerseits und des differenziertesten, den harmonischen Anschluß an die Mitwelt gewährleistenden Hirnteils. Zwischen beiden ist eine rege funktionelle Verknüpfung anzunehmen, die an verschiedenen Orten durch pathologische Prozesse gestört werden kann. Die dargestellten Syndrome vermögen auf Grund besonderer Färbungen Hinweise für den mutmaßlichen Sitz der Schädigung zu geben. Es stellt sich die Frage, ob es Krankheitsherde im genannten Funktionssystem gibt, welche auch andere Bilder als die erwähnten verursachen können. Weiter erhebt sich die Frage, ob es Psychosyndrome gibt, welche umschriebenen Prozessen zugeordnet werden können, die außerhalb des genannten Systems liegen.

Bezüglich der ersten Frage ist der verschiedenen Fälle von *Demenz* (Korsakow) und schwerer *Merkstörung* zu gedenken, die mit umschriebenen Degenerationen im Thalamus, in den Corpora mamillaria, im Ammonshorn, im Nucleus caudatus in pathogenetischen Zusammenhang gebracht wurden (siehe zitierte Fälle von G r ü n t h a l, G a m p e r, M a b i l l e und P i t r e s, S t e r n, B r o u w e r). Von Interesse ist, daß die Läsion in allen Fällen symmetrisch war. Wenn eine diffuse Rindenschädigung auch nicht in allen diesen Fällen überzeugend ausgeschlossen wird, so läßt sich die fokale Deutung doch nicht mit auch nur einigermaßen genügender Wahrscheinlichkeit widerlegen. Besonders überzeugend wirken die Fälle mit klinisch akutem, apoplektiformem Beginn; einem solchen Geschehen kann nur ein umschriebener Hirnprozeß entsprechen. *Auf Grund dieses Materials betrachte ich es als wahrscheinlich, daß besondere Formen des „Demenzsyndromes" (die klinisch schwerlich vom organischen Psychosyndrom im Sinne von E. B l e u l e r abgegrenzt werden können) in seltenen Fällen Ausdruck einer umschriebenen, jedoch allem Anschein nach immer symmetrischen, entweder median oder bilateral gelegenen Schädigung sein können.* An Formationen kommen in Frage in erster Linie subkortikale Kerne und Markgebiete, von der Rinde höchstens Teile des Archi-, nicht aber des Neokortex. Es wird Aufgabe der weiteren Forschung sein, an psychopathologisch und pathologisch-anatomisch gut untersuchten Fällen diese Frage weiter zu prüfen. Ob es für die Entstehung solcher Demenzzustände einer spezifischen Lokalisation der Schädigung bedarf, ob die bisher bekannten Örtlichkeiten solchen spezifischen Charakter haben oder ob auch anders gelegene bilaterale Herde dazu führen können, ist heute noch völlig ungeklärt. Die Mehrzahl der jetzt schon beschriebenen Herdläsionen hat aber, wie mir scheint, die von einzelnen Autoren vertretene Einzigartigkeit z. B. des „Mamillarkorsakow" bereits erschüttert.

Wenn ich am eigenen Tumormaterial eine fokale Genese des amnestischen Syndroms auch negiert habe, so möchte ich damit nicht grundsätzlich ihre Existenz bestreiten. Es besteht für mich kein Zweifel, daß die erdrückende Mehrzahl der Prozesse mit organischem Psychosyndrom diffusen oder disseminierten Charakter haben, doch möchte ich daneben, ähnlich E w a l d, in seltenen Fällen eine fokale Genese als möglich oder wahrscheinlich betrachten. Dabei möchte ich mich aber nicht auf den Hirnstamm festlegen, sondern vor allem vermuten, daß es zu so schwerer funktioneller Blockierung einer *Bilateralität bzw. Symmetrie der Herde bedarf.*

Eine gewisse Parallele zur Annahme verschiedener Verursachungsmöglichkeiten des Demenzsyndroms ergibt sich zum vorwiegend akuten Syndrom der Bewußtseinstrübung, allgemeiner der Bewußtseinsstörungen. Wie eingehend dargelegt wurde, nehme ich entgegen beiden extremen Standpunkten jenen ein, daß von mehreren Stellen aus eine Bewußtseinsstörung verursacht werden kann, entweder diffus an der Rinde oder subkortikal über Hirnstamm zur Oblongata von immer kleineren, „konzentrierteren" Stellen aus. *Viele Formen von Bewußtseinsstörung können mithin hirnlokale, jedoch meist akute Syndrome darstellen.* Von diesen erscheinen mir insbesondere bei den *Dämmerzuständen* Zuordnungen zum Hirnstamm, speziell zu den Zentren der Schlaf-Wachsteuerung, denkbar, wie ich in einer Darstellung der „Dibenaminpsychose" zu zeigen versucht habe.

Zur zweiten Frage folgendes: Daß den psychischen Folgeerscheinungen lokaler Hirnschädigungen gemeinsame, vom Ort der Läsion unabhängige Kernmerkmale zugrunde liegen und daß die spezielle Örtlichkeit gegebenenfalls nur für bestimmte Färbungen verantwortlich gemacht werden kann, geht besonders aus den Beobachtungen an *Hirnverletzten* hervor. Es handelt sich nicht um Demenzzustände, sondern um Wesensveränderungen, vor allem solche quantitativer Art, so daß der Begriff der Niveausenkung sehr zutreffend ist, sodann um die erwähnten, ebenfalls vorwiegend quantitativen Veränderungen auf dem Gebiet der Affekte und Stimmungen, welche beispielsweise nach den erwähnten Typen von K. S c h n e i d e r „euphorisch-treuherzig", „apathisch-stumpf" und „reizbar-explosibel" gruppiert werden können. Auf diesen Kernmerkmalen, welche gesamthaft als „unspezifisches hirnlokales Psychosyndrom" im Sinne von M. B l e u l e r angesprochen werden können, können sich dann betonte Ausfälle psychischer Leistungen im Zusammenhang mit Läsionen im Bereiche der sensorischen Projektionsfelder aufpfropfen und damit lokalspezifische Färbungen abgeben.

Außer den erwähnten Einschränkungen ist aus den Erfahrungen bei Hirntumoren und Hirnläsionen noch eine wesentliche Lehre zu ziehen. Abgesehen von Ort, Ausdehnung und Natur eines lokalen Hirnprozesses hängt es immer noch weitgehend vom *individuellen Terrain*, von der Konstitution des Gehirns und der Gesamtpersönlichkeit seines Trägers ab, was für ein Syndrom zustande kommt. Eine erhebliche Rolle fällt zweifellos dem *Alter* zu, dann *besonderen Charakterdispositionen* und einer allfälligen hereditären Belastung mit psychiatrischen Erbleiden. Im Einzelfall eines bunten Syndroms wird es nicht immer möglich sein, die Merkmale einer umschriebenen organischen Hirnschädigung herauszuschälen und von den endogenen Elementen zu trennen. Bezüglich der organischen Allgemeinerscheinungen, wie sie bei Hirntumoren meistens anzutreffen sind, ergeben die Schlußfolgerungen des ersten Teiles Hinweise. Demgemäß sind auch die nachstehenden Schlußsätze als Hinweise zu werten, bei welchen psychopathologischen Gegebenheiten hirnlokale Psychosyndrome in Erwägung gezogen und vorsichtige lokaldiagnostische Folgerungen gemacht werden können.

Zusammenfassung

1. *Im Gefolge umschriebener cerebraler Prozesse und Läsionen kann es zur Entwicklung chronischer psychopathologischer Zustandsbilder kommen.*

2. *Unabhängig von der Lokalisation der Schädigung sind diesen psychischen Folgeerscheinungen gemeinsame Grundzüge eigen: Bei Fehlen intellektueller und mnestischer Störungen stehen im Vordergrund Störungen der Antriebe, der Triebe, der Stimmungen und des energetischen Niveaus. Diese sind mehr quantitativer als qualitativer*

Art und drücken sich aus in einem „Zuviel" oder „Zuwenig" an betreffenden Elementen oder in einer Durchmischung gesteigerter und verminderter Elemente, sehr oft auch in einem Verlust der normalen Steuerung. Derart gekennzeichnete Zustandsbilder stellen ortunspezifische hirnlokale Psychosyndrome dar.

3. Neben den Grundmerkmalen des unspezifischen hirnlokalen Psychosyndroms gelangen mitunter besondere, gelegentlich auffällige Züge und Färbungen zur Ausprägung, welche im Sinne einer Prädilektion, d. h. einer mehr oder minder großen Wahrscheinlichkeit, eine spezifische Zuordnung an bestimmte Regionen des Gehirns zulassen, so daß in solchen Fällen gesamthaft von einem weitgehend ortspezifischen hirnlokalen Psychosyndrom gesprochen werden kann.

4. Es erscheint zulässig, in diesem Sinne von „Stirnhirnsyndromen", „Stammhirnsyndromen", „Zwischenhirnsyndromen" u. ä. zu sprechen. Dabei muß aber im Auge behalten werden, daß die Abgrenzungen nicht scharf sind und daß in vielen Fällen ebensogut die eine wie die andere Lokalisation in Betracht gezogen werden kann.

5. Völlig falsch wäre es, von e i n e m Stirnhirnsyndrom, e i n e m Stammhirnsyndrom usf. zu sprechen. In Frage kommen immer verschiedene, oft recht gegensätzliche Zustandsbilder. Es wurde versucht, eine kurze Übersicht der in Frage kommenden Syndrome bzw. klinischen Typen und deren Zuordnungen zu geben.

6. Das in Richtung der Demenz weisende „organische Psychosyndrom" im Sinne von E. B l e u l e r (amnestisches Syndrom, Korsakowscher Symptomenkomplex) wird entsprechend der klassischen Lehre als Ausdruck einer diffusen Hirnschädigung aufgefaßt.

7. Auf Grund einiger Beobachtungen der Literatur halte ich es für möglich, daß besondere Formen des „Demenzsyndroms" (die klinisch schwerlich vom „organischen Psychosyndrom" abgegrenzt werden können) in seltenen Fällen Ausdruck einer umschriebenen Hirnschädigung sein können. Es wird die Vermutung ausgesprochen, daß es in diesen Fällen aber einer Bilateralität bzw. Symmetrie der Herde bedarf.

8. Von den akuten Psychosyndromen scheinen gewisse Bewußtseinsstörungen, vor allem Dämmerzustände, Beziehungen zum Hirnstamm zu haben. Einfache Herabsetzungen und Aufhebungen des Bewußtseins können sowohl diffus als auch hirnlokal bedingt sein.

9. Den hirnlokalen Psychosyndromen kommt eine gewisse Lokaldiagnostische Bedeutung zu, doch ist diese nicht zu überschätzen.

10. *Zufolge der Beziehungen des Endokriniums mit dem Zwischenhirn lassen sich die bei Endokrinopathien auftretenden Psychosyndrome, vor allem jene der Hypophyse, rein psychopathologisch nicht sicher von hirnlokalen Psychosyndromen abgrenzen.*

11. *Abgesehen von Art, Lokalisation und Ausdehnung eines Prozesses oder einer Läsion spielt das individuelle Terrain für die Entwicklung der klinischen Syndrome eine bedeutende Rolle, vor allem das Alter, die Konstitution und die Heredität.*

3. Zur Lokalisation psychischer Vorgänge

Bei der Beschäftigung mit Herdstörungen des Gehirns können die Erkenntnisse der Lokalisationslehre nicht unberührt bleiben. Die Probleme der Hirnlokalisation stehen zwar nicht im Mittelpunkt der vorliegenden Untersuchung, sondern die viel schlichtere und möglichst vorurteilslose Frage der Psychosyndrome, speziell der psychopathologischen Lokalsyndrome. Das Ausgangsmaterial ist mithin ausschließlich die klinische Erfahrung. Da diese für die Lokalisationsforschung neben Anatomie und experimenteller Physiologie aber vielfach herangezogen wurde, sei anhangsweise gestreift, was sich auf Grund der vorliegenden klinischen Ergebnisse zum Lokalisationsproblem aussagen läßt.

Wenn eine Reihe von Aspekten dieses Problems heute auch nicht mehr im Brennpunkt der Diskussion stehen und zum Teil mehr historische als aktuelle Bedeutung haben, so fordern die Tatsachen dennoch immer wieder zu einer Stellungnahme heraus, wobei ganz besonders die neuen hirnchirurgischen Eingriffe zur Behandlung von Psychosen zu nennen sind. So erinnert einer der jüngsten fraglichen Eingriffe, die mit der arealen Forschung verknüpfte Topektomie, durchaus an die primitiven Vorstellungen psychischer Störungen, auf denen B u r c k h a r d t, der eigentliche Begründer der „Psychochirurgie", im Jahre 1890 seine Rindenexzisionen theoretisch aufbaute.

In der Betrachtung des Lokalisationsproblems bestehen alte und schroffe Gegensätze, doch werden die extremen Standpunkte mehr und mehr verlassen. So ist bezüglich der Zentrentheorie W i n t e r s t e i n recht zu geben, wenn er sagt, der Streit hänge von der Definition des Begriffes „Zentrum" ab; verstehe man darunter einen „Teil des Zentralnervensystems, der für das Zustandekommen eines zentralnervösen Vorganges eine ausschlaggebende Bedeutung besitze", so könne der Streit nicht mehr grundsätzlicher, sondern nur quantitativer Natur sein.

J a c k s o n brachte Funktion und Struktur und deren Differenzierung noch in feste gegenseitige Verknüpfung. Tatsächlich ergeben umschriebene Funktionsausfälle bei lokaler Ausschaltung zentraler Substanz und lokalisierte Reizerfolge — im Bereich der Klinik z. B. der J a c k s o n sche Rindenanfall — einen unzweifelhaften Zusammenhang zwischen bestimmten Stellen des Gehirns und bestimmten Leistungen. Dieser Zusammenhang beweist aber nicht, daß jene Teile unter physiologischen Bedingungen je isoliert tätig sind. Anderseits beweist er doch zusammen mit den bioelektrischen Untersuchungen von K o r n m ü l l e r die Existenz funktioneller Barrieren, auch wenn der Nachweis des synzytialen Aufbaus des Zentralnervensystems (H e l d, B a u e r, S t ö h r) die klassische Neuronenlehre und den Begriff der anatomischen Synapsen fragwürdig erscheinen läßt, worauf J a n z e n hingewiesen hat. Auch im physiologischen Bereich, ja ganz besonders auf diesem, ist durch die Angriffe von B e t h e eine Erschütterung des Begriffes „Zentrum" erfolgt, an dessen Stelle der Begriff der Plastizität des Zentralnervensystems gesetzt worden ist, der ergänzt wurde durch die Gestalttheorie (G o l d s t e i n) und den Begriff des Funktionswandels (v. W e i z s ä c k e r).

Zweifellos ist eine Zentrentheorie im Sinne G a l l s unhaltbar. Anderseits ist die Vorstellung auch nicht vertretbar, daß jeder Erregungsablauf eine diffuse Ganzheitsfunktion in einem gleichsam amorphen Organ sein sollte. W i n t e r s t e i n hält B e t h e entgegen, daß sich an Stelle eines ausfallenden Koordinationsmechanismus lange nicht immer ein anderer ausbildet, so daß man auf eine „Ersetzbarkeit der Zentren" schließen könnte, sondern daß es genügend irreparable Funktionsausfälle gibt. Ferner spreche die Ersetzbarkeit eines Zentrums in pathologischen Verhältnissen nicht gegen die Existenz eines solchen für physiologische Bedingungen. Tatsächlich spricht das Zustandekommen ungewöhnlicher Innervationsmöglichkeiten unter abnormen Umständen nicht gegen das Bestehen einer anatomisch festgelegten Verknüpfung für normale Verhältnisse. Die Klinik macht sich die Tatsache der topischen Vertretung von Funktionen tagtäglich zunutze.

Sehr wesentlich ist die Frage, was lokalisiert werden soll und kann. Die primären Endstätten der Sensibilität und Motorik und der Seh- und Hörbahn stimmen klinisch mit den morphologischen und physiologischen Erkenntnissen überein. Die Lokalisation „höherer" Funktionen, wie sie z. B. bei der Seelenblindheit und Seelentaubheit angenommen werden, ist aber bereits unsicher. Vollends umstritten ist die *Lokalisation psychischer Vorgänge.*

Auf diesem Gebiet stehen extremen „Lokalisatoren" (L e w a n-
d o w s k y, C. und O. V o g t, K l e i s t, B e r g e r, K ü p p e r s)
ebenso entschiedene Lokalisationsgegner gegenüber (B r u g i a,
G o l d s t e i n, B e t h e, L a s h l e y). Zahlreiche Autoren nehmen
indessen einen vermittelnden, mehr oder weniger zurückhaltend
lokalisatorischen Standpunkt ein (J. L a n g e, S p a t z, T h i e l e,
B e r z e, J a c k s o n, v. M o n a k o w, C o s s a).

Der extrem lokalisatorische Standpunkt, wie er vor allem von
K l e i s t noch vertreten wird, wird in der neueren Literatur mehr-
heitlich abgelehnt (W. W a g n e r, J a n z e n, C o s s a, P e n t z i k).
Es werden ihm insbesondere methodologische Fehler entgegengehalten. Es wird als unstatthaft erklärt, psychopathologisch-phäno-
menologische Begriffe und Analysen topisch-lokalisatorisch zu-
ordnen zu wollen. Hirnphysiologie und Psychologie passen nicht
zusammen wie Schlüssel und Schloß (W. W a g n e r). Psychologi-
sches ist nicht durch somatische Befunde beweisbar. Ferner ist der
Rückschluß vom Defekt auf die Normalfunktion unzulässig. Ist ein
isoliert lädierbares „Zentrum" am Zustandekommen einer Leistung
auch maßgeblich beteiligt, so ist letztere doch nicht bloß eine Funktion dieses „Werkzeuges", sondern des ganzen Menschen. Schließlich wird festgestellt, daß wirklich gründliche anatomische Untersuchungen und klinische Beobachtungen selten sind und auch in
einem Teil des K l e i s t schen Materials fehlten (J a n z e n).

Den lokalisatorischen Schlüssen B e r g e r s hat B e r z e gewichtige Einwände entgegengehalten. Er kritisiert ebenfalls die Übertragung von der deskriptiven Psychologie entnommenen Begriffen
über psychische Funktionen auf das physiologische Gebiet und zeigt
überzeugend, daß z. B. dem Wahrnehmen, Denken, Wollen keine
unterschiedlichen psychophysischen Funktionen zugrunde liegen
können. Solchen und weiteren Einwänden ist voll beizupflichten.
So kann — argumentiert B e r z e — das stärkere Hervortreten
psychischer Störungen bei Herden im Stirnhirn darauf beruhen,
daß die Stirnhirnrinde, ohne qualitativ eine andere Funktion als
andere Regionen auszuüben, zu der psychophysischen Gesamtleistung quantitativ einen größeren Beitrag leistet.

B e r z e spricht in diesem Zusammenhang die Vermutung aus,
daß die Stirnhirnrinde einen besonders dichten Anteil der thalami-
schen Faserung aufnimmt, so daß bei Läsionen des Stirnhirns eine
besonders große Einbuße des subkortikalen Antriebes entsteht. Damit wäre der frühere und stärkere Ausfall „höchster" psychischer
Leistungen zu erklären. Eine weitere, allerdings noch hypotheti-
schere Annahme B e r z e s geht dahin, daß die Stirnhirnrinde den
ihr zuströmenden subkortikalen Antrieb assoziativ den anderen

Rindenregionen mitteilt und daß dieser (frontal gewordene) Antrieb den direkten subkortikalen Antrieb jener anderen Gebiete übertrifft, so daß bei Stirnhirnerkrankungen zugleich die gesamte psychophysische Sphäre auf ein tieferes Funktionsniveau herabgedrückt würde. Bei anders gelegenen Läsionen wären die Erscheinungen deshalb geringer oder fehlend, weil nur der direkte Antrieb aufgehoben wäre und bei subkortikalem Sitz der indirekte über das Frontalhirn weiterbestehen würde. Anderseits wäre bei Befall des Stirnhirns eine Verminderung des Gesamtantriebes zu erwarten, auch wenn nur die Rinde affiziert wäre.

B e r z e lehnt also qualitative Leistungsunterschiede für verschiedene Rindengebiete ab, nimmt aber für das Stirnhirn eine quantitative Präponderanz hinsichtlich dessen Anteil an der psychophysischen Gesamtleistung und hinsichtlich Aufnahme und Weiterleitung subkortikaler Antriebe an. Insofern mißt er dem Stirnhirn für die psychischen Leistungen eine besondere Bedeutung bei. Mit der Annahme, es gebe aber keine „besondere" psychophysische Funktion irgendwelcher Lokalisation, sondern nur eine einheitliche, über die ganze Hirnrinde als „psychophysische Sphäre" ausgedehnte psychophysische Funktion, lehnt er die These ab, daß sich in den Sinneszentren, d. h. den absolut lokalisierten Projektionsfeldern, Psychisches abspiele. Es liegt dort nur das Material zu Psychischem; eine psychische Leistung, Wahrnehmung, Vorstellung kommt erst zustande, wenn ein Ich das Material aufnimmt. Wären die Erregungen der Sinneszentren schon psychisch, so müßten mit- und durcheinander im gleichen Augenblick die verschiedensten psychischen Inhalte existieren. Erst die Reaktion der psychophysischen Sphäre auf die lokalisierten physischen Gegebenheiten führt zum psychischen Akt, zur Erfassung des gebotenen Materials. In der psychophysischen Sphäre kann aber keine Lokalisation angenommen werden. Es gibt keinen umschriebenen Ausfall der Rinde, durch welchen ein noch so einfacher psychischer Vorgang verunmöglicht würde. Der Herd kann höchstens einen Weg verlegen, vielleicht den gangbarsten. An seine Stelle treten dann Umwegsleistungen. Einzig bezüglich der Engramme bzw. deren „materielles Substrat" hält B e r z e für möglich oder wahrscheinlich, daß diese nicht immer über die ganze Rinde gleich verteilt, sondern an distinkte Elemente der psychophysischen Sphäre gebunden sind, gewissermaßen in physiologisch-psychologischer Lokalisation, niemals jedoch in anatomischer Abhängigkeit von den Rindenfeldern.

Zu ähnlichen Anschauungen ist G o l d s t e i n von der neurologischen Seite gelangt. Das Nervensystem erscheint ihm stets als ganzes tätig, jeder Reiz führt zu einer Veränderung des ganzen Systems. Er hält aber ähnlich wie B e r z e dafür, daß die Erregungsverteilung nicht immer gleichartig ist, sondern das besondere Gebiete stärker oder in besonderer Art erregt und Mittelpunkt des ganzen Erregungsbildes sein können. Eine solche distinkte Erregung nennt er Vordergrundvorgang, die Erregung der übrigen Teile Hintergrundvorgang. Aus dieser Unterscheidung, die eigentlich zwei Seiten eines einheitlichen Vorganges betrifft, leitet er seine Lehre von „Figur" und „Hintergrund" ab, wobei erstere eine Einzelleistung darstellt und Ausdruck des Vordergrundvorganges ist, letztere das Verhalten des übrigen Organismus. In Übertragung dieser Betrachtungsweise auf das Psychische faßt er dieses als einheitlich und als Ausdruck eines umfassenden physiologischen Gesamtvorganges im Gehirn auf, nimmt aber auch da eine besondere Erregungsverteilung, d. h. eine besondere Gestaltung der Erregung an einer bestimmten Örtlichkeit innerhalb der Gesamterregung an. Umschriebene Herde in der Rinde führen auf Grund dieser Ansicht nicht zu umschriebenen psychischen Veränderungen, sondern zu einer Beeinträchtigung der Gesamtleistung mit Veränderungen auf allen Leistungsgebieten im Sinne eines Versagens der Figurhintergrundbildung, daneben je nach Lokalisation in einem der Projektionsfelder zu einer Einbuße an besonderen Momenten, z. B. von optischer, akustischer Qualität oder motorischer Ausdrucksfähigkeit.

Eine originelle Auffassung des Lokalisationsproblems für das Psychische vertritt C o s s a unter Vergleich mit der Reflexlehre. Der einfache Reflex ist ganz an die anatomischen Bahnen gebunden, fällt bei gleichbleibendem Reiz immer gleich aus, hat keine freie Wahl, sich zu modifizieren. Demgegenüber findet der bedingte Reflex keine vorbestehenden Bahnen. Zur Herstellung einer Verbindung zwischen Reiz und Effekt müssen neue, undifferenzierte Wege mittels langer Übung und Wiederholung spezialisiert werden. Der bedingte Reflex ist aber nicht stabil wie der elementare, die Spezialisierung, die Bahnung geht mit temporärem Wegfall des Reizes wieder verloren. Daß im anatomischen Substrat aber Spuren zurückblieben, beweist die Zeitersparnis beim neuen Lernen. Dauert der Unterbruch lange, so wird diese aber nicht beobachtet, das anatomische Substrat hat sich wieder entdifferenziert. Nichts beweist, daß der neue bedingte Reflex durch Spezialisierung der gleichen Bahnen zustande kommt wie beim erstenmal. Im Gegensatz zur starren Bindung zwischen Funktion und anatomischer Struktur beim einfachen zeigt der bedingte Reflex eine augenfällige Loslösung und weitgehende Unabhängigkeit von seiner anatomischen Grundlage. — Noch viel größer erscheint die Befreiung von letzterer bezüglich der psychischen Funktion, des geistigen Lebens. Hier besteht kein Obligatorium vom anatomischen Substrat aus, es besteht weitgehende Freiheit diesem gegenüber. Je abstrakter der Vorgang, desto gesamter die nervöse Aktivität, je elementarer, reizgebundener, desto eher wird neben der gesamten eine lokal betonte Aktivität zu erwarten sein. Im geistigen Bereich ist deshalb eine Lokalisation kaum mehr möglich, weil sich die geistige Funktion im Laufe ihrer Entwicklung fast ganz von ihrer anatomischen Grundlage freigemacht hat.

Unter den Befürwortern einer Lokalisation des Psychischen hat K ü p p e r s eine besondere Vorstellung entwickelt, welche in der Erklärung gipfelt, die „Frage von Leib und Seele" gelöst zu haben. Im Versuch einer Vereinigung von Erkenntnissen der phänomenologischen Psychologie mit solchen über Bau und Funktion des vegetativen Nervensystems lokalisiert er den „realen schöpferischen Grund" in das Höhlengrau des dritten Ventrikels und das „Zentrum des Organismus" in den Thalamus, welchem er dann die Rinde unterordnet. Letztere denkt er sich bei allen geistigen Akten als ganzes in Tätigkeit. Damit gelangt K ü p p e r s — ohne dies zu wollen, denn er lokalisiert seine obigen reichlich abstrakten Formulierungen — weniger zu einer Lokalisation des Psychischen als zur Betonung einer funktionellen Aufgabenverteilung zwischen Rinde und Stamm, wie sie auch dem Wesen nach in den meisten heutigen Anschauungen angenommen wird und welche der Hirnrinde das geistige Leben, dem Hirnstamm die Dynamismen zuordnet. Die Besonderheit des von K ü p p e r s vertretenen Standpunktes liegt darin, daß er den Stamm, im einzelnen den Thalamus (der bei grober Ausscheidung Rinde — Stamm zu letzterem zählt) der Hirnrinde überordnet, welche er gleichsam nur als Werkzeug des ersteren betrachtet.

Die *moderne Lokalisationsforschung* ist beherrscht durch die Erfahrungen der neuen Hirnchirurgie. Im psychischen Bereich sind die Ergebnisse aber überraschend bescheiden, in mancher Hinsicht negativ ausgefallen. Selbst ausgedehnte Abtragungen von Hirnsubstanz oder ganzer Lappen vermögen nicht den Ausfall umschriebener psychischer Leistungen hervorzurufen; insbesondere läßt sich nach Resektionen nie ein Verlust irgendwelcher „Engramme", eine Einbuße von Gedächtnismaterial oder bestimmter Fähigkeiten der rein seelischen Domäne nachweisen. An eine statische Bindung der psychischen Funktion mit dem anatomischen Substrat kann somit nicht gedacht werden. Das Psychische muß als Ausdruck einer Gesamtfunktion des Gehirns aufgefaßt werden, die ihrerseits in enger Verbindung und Abhängigkeit vom Zustand des Gesamtorganismus steht, in welchem dem Endokrinium eine bedeutsame Rolle zufällt. Die Ausfallserscheinungen der Resektionen sind, soweit überhaupt psychische Veränderungen auftreten, nicht einfacher, umschriebener Natur, sondern komplex; sie betreffen die Gesamtpersönlichkeit, führen zu einer Art Abbau derselben, zu einer Niveausenkung, sie sind mehr quantitativer als qualitativer Art. Die Elemente der Persönlichkeit sind an sich alle noch vorhanden, aber mit geringerer Amplitude, mit veränderter Gewichtsverteilung.

Dennoch ist für den intakten Apparat des Zentralnervensystems eine relative Funktionsverteilung in Anlehnung an die Projektionsfelder denkbar, aber nur in dem Sinne, daß für optische, akustische, motorische Vorstellungen neben der Gesamtfunktion ein Hervortreten der spezifischen Funktion des jeweils besonders unentbehrlichen Teiles angenommen werden kann. Diesen Anteilen kann für besondere „Denkformen" („Sehdinge", „Hördinge") eine besondere Bedeutung beigemessen werden.

Der *heutige Stand der Lokalisationsfrage des Psychischen* läßt sich unter Zusammenfassung des Gesagten folgendermaßen umschreiben: Eine engere Lokalisation oder Zuordnung einzelner psychischer Funktionen, wie Wahrnehmen, Vorstellen, Merken, Auffassen, Urteilen, Fühlen usf., ist abzulehnen; dies gilt sowohl für die Funktion wie auch für deren Gegenstand oder Inhalt, das wahrgenommene, vorgestellte, gefühlte Ding. Auch für das Zuständliche der Seele kann nicht die Tätigkeit besonderer Hirnteile verantwortlich gemacht werden. Für jede psychische Aktivität ist das Gehirn als Ganzes tätig.

Bezüglich der Komponenten des Psychischen geht aus allen Erkenntnisgebieten — vergleichende Anatomie mit Stammesgeschichte und Ontogenese, experimentelle Physiologie und Pathologie — eine Ausscheidung von Hirnrinde und Hirnstamm und eine Zuordnung der intellektuellen Sphäre zur Rinde, der affektiven und Triebs- sowie Antriebssphäre zum Stamm hervor. Die Erfahrungen über die hirnlokalen Psychosyndrome bestätigen und unterstreichen insbesondere die Bedeutung des Hirnstammes für alle Steuerungsvorgänge und Dynamismen, welche bei Stammhirnaffektionen schwere Störungen aufweisen; im weiteren bestätigen sie die Zuordnung des Demenzsyndroms zu diffusen Erkrankungen der Hirnrinde. — Der Stamm kann als im Organismus mit seiner Konstitution und seinem Endokrinium fußende vitale Wurzel, als Quelle, als *Motor,* die Rinde als *Instrument* des psychischen Lebens aufgefaßt werden. Der Besitz und die dominierende Ausgestaltung dieses Instrumentes ist spezifisch menschlich.

Kann die umschriebene Zuordnung psychischer Komponenten an Rinde und Stamm als erwiesen gelten, so läßt sich bezüglich der Rindentätigkeit innerhalb der herrschenden Annahme, daß diese immer das Gehirn als Ganzes erfaßt, nicht mit Bestimmtheit aussagen, ob psychischer Aktivität immer ein gleichartig diffuser Erregungsvorgang zugrunde liegt. Einzelne der referierten Anschauungen nehmen nicht eine solche gleichmäßige Erregungsverteilung an, sondern ein quantitatives Überwiegen relativ umschriebener Erregung je nach momentanem psychischem Funktionszustand. Viele Autoren schreiben dem Stirnhirn eine führende Rolle zu. Exakte Beweise für diese Annahmen liegen bis heute nicht vor, doch sprechen viele Indizien dafür, die im Rahmen dieser Untersuchung wiederholt zur Sprache kamen, vor allem im Abschnitt über das Stirnhirn und in den Hinweisen über die Ansichten von G o l d s t e i n und B e r z e. Ob die Indizien vermehrt oder um eigentliche Beweise bereichert werden können, muß der weiteren Lokalisationsforschung anheimgestellt werden. Die totale oder weitgehende Symptomlosigkeit einseitiger Stirnhirnresektionen spricht für weitgehende Vertretbarkeit durch die erhaltene Seite trotz großer Einbuße an gesamter Stirnhirnmasse. Die Ausfallserscheinungen nach Abtragung der führenden Seite oder beider Stirnhirnpole vermitteln, wie F r e e m a n und W a t t s in ihrer „Psychosurgery" richtig sagen, vielmehr ein Bild über das Verhalten des operierten Menschen und die Funktionen seines residuären Hirnapparates als über jene des Stirnhirns selber. Es kann gesagt werden, daß die Hirnchirurgie die Erkenntnisse der Lokalisationsforschung außerordentlich bereichert hat, wenn auch vorwiegend in negativer Hinsicht. Ihre Ergebnisse fallen für die weitere Forschung stark ins Gewicht, für welche im übrigen wie bisher weiterhin Tatsachen aus allen Erfahrungs- und Wissensgebieten sorgsam zusammengetragen und ausgewertet werden müssen.

Literatur.

A c k e r l y: Am. J. Psychiatr. *92* (1935), 712.

A l l e r s: Über Schädelschüsse. Berlin, 1916.

A n a s t a s o p o u l o s, G.: Die Pathogenese der organischen psychischen Krankheiten. Mschr. Psychiatr. 114 (1947).

A s k e n a s y: zit. n. F r e e m a n und W a t t s.

A r t o m, G.: Die Tumoren des Schläfenlappens. Arch. Psychiatr. LXIX (1923).

A u b r u n, W.: L'état mental des Parkinsoniens. Paris, 1937. Ref. Zbl. Neur. *88* (1938), 195.

B a d t, B.: Über 57 nicht diagnostizierte Hirntumoren. Z. Neur. 138 (1932).

v. B a g h, K.: Klinische und pathologisch-anatomische Studien an 30 Fällen systematischer umschriebener Atrophie des Großhirns (P i c k sche Krankheit). Helsinki, 1946.

B a r u k, H.: Les troubles mentaux dans les tumeurs cérébrales. Paris, 1926.

B a y, E.: Probleme der Hirnlokalisation. Nervenarzt, 1943.

B e c h t e r e w: zit. n. B e r t o z z i.

B e n e d e k, L., und A. J u b a: Korsakowsyndrom bei den Geschwülsten des Zwischenhirns. Arch. Psychiatr. 114 (1941).

B e n e d e k, L., und A. J u b a: Korsakowsyndrom, Störungen der zentralvegetativen Regulationen im Hypothalamus. Arch. Psychiatr. 111 (1940).

B e n e d e k, L., und A. J u b a: Über das anatomische Substrat des Korsakowschen Symptomenkomplexes. Schweiz. Arch. Neur. Psychiatr. 46 (1941).

B e r g e r, H.: Klinische Beiträge zur Pathologie des Großhirns. I. Mitteilung: Herderkrankungen der Präfrontalregion. Arch. Psychiatr. 69 (1923).

B e r g m a n n: zit. n. W e y l a n d.

B e r i n g e r, K.: Antriebsschwund bei erhaltener Fremderregbarkeit bei beiderseitiger frontaler Marklagerschädigung. Z. Neur. 176 (1943) und 171 (1941).

B e r n e r: zit. n. W e y l a n d.

B e r t h a, H., und H. K o l m e r: Über psychopathologische Erscheinungen bei der Chorea H u n t i n g t o n. Dtsch. Z. Nervenhk. 151 (1940).

B e r t o z z i, S.: Alluzinazioni olfattive e tumore del lobo temporale.

B e r z e, J.: Zur Frage der Lokalisation der Vorstellungen. Z. Neur. 44 (1919).

B e r z e, J.: Zur Frage der Lokalisation psychischer Vorgänge. Arch. Psychiatr. 71 (1924).

B e t h e: zit. n. C o s s a, T h i e l e.

B i a n c h i: zit. n. F r e e m a n und W a t t s.

B i n d e r, H.: Über alkoholische Rauschzustände. Schweiz. Arch. Neur. Psychiatr. 35 und 36 (1935).

B i n g: Schweiz. Arch. Neur. Psychiatr. 27 (1931), 193.

B i n s w a n g e r, L.: Zum gegenwärtigen Stand der Lehre von den Wortfindungsstörungen. Schweiz. Arch. Neur. Psychiatr. 36 (1935).

B l e u l e r, E.: Lehrbuch der Psychiatrie. Springer.

B l e u l e r, M., und H. W a l d e r: Die geistigen Störungen bei der hereditären Friedreichschen Ataxie und ihre Einordnung in die Auffassung von Grundformen seelischen Krankseins. Schweiz. Arch. Neur. Psychiatr. *LVIII* (1946), 1.

B l e u l e r, M., und Mitarbeiter: Untersuchungen aus dem Grenzgebiet zwischen Psychopathologie und Endokrinologie. Arch. Psychiatr., vereinigt mit Z. Neur. 118—180, Z. *180* (1948), 14.

B l i c k e n s t o r f e r, E.: Noch nicht publiziert.

B o a r d o f C o n t r o l, London, 1947 (zur Leukotomie).

B o d e: Hirnerschütterung. Chirurg 789 (1938).

B o e h l k e, W.: Über Störungen im Umgang mit Zahlen, ihre Art und Lokalisation. Arch. Psychiatr. 179 (1948).

v. B o g a e r t, L.: zit. n. P o l l a k.

B o l v i g: Siehe Y d e.

B o n h o e f f e r, K.: Handb. Aschaffenburg (Exogene Reaktionstypen), 1912.

B o r e r, E.: Gehirntumor und Schizophrenie. Diss. Basel, 1947.

B r i c k n e r: zit. n. F r e e m a n und W a t t s, L a n g e, J., M o r e l, F.

B r o d m a n n: zit. n. B u e r g e r - P r i n z (Merkstörung).

B r o u w e r, B.: Referat Zürich 10. XII. 1948.

B r u g i a: zit. n. C o s s a.

B r u n, R.: Verlauf und Spätfolgen der Schädel- und Gehirntraumen, Schweiz. Arch. Neur. Psychiatr. 31 (1933).

B u e r g e r - P r i n z, H.: Über das Zwischenhirnsyndrom und das Problem des Schlafes. Mschr. Psychiatr. 85 (1933).

B u e r g e r - P r i n z, H.: Moderne Theorien organischer Hirnstörungen. Klin. Wschr. 1930, Ref. Zbl. Neur. 59 (1931).

B u e r g e r - P r i n z, H., und H. B ü s s o w: Über das amnestische Syndrom. Allg. Z. Psychiatr. 121 (1943).

B u e r g e r - P r i n z, H., und K a i l a: Über die Struktur des amnestischen Syndroms. Z. Neur. 124 (1930).

C h a v a n y und P l a c a: L'épilepsie dans les tumenus cérébrales. Ref. Zbl. Neur. 92 (1939).

C o m m e n t: Siehe D e v i c und C o m m e n t.

C o s s a, P.: Du réflexe au psychisme. Desclée de Brouwer, 1948.

D a n c e y, T., und K. S t e r n: Glioma of the diencephalon in a manic patient. Am. J. Psychiatr. *98* (1941/42), 716.

D e s t u n i s, G.: Der epileptische Symptomenkomplex bei Stirnhirntumoren. Arch. Psychiatr. 1940.

D e v i c und C o m m e n t:

D u r e t: Traumatismes cranio-cérébraux. Presse Méd. 1919.

D u s s e r d e B a r e n n e, J. G.: Physiologie der Großhirnrinde, in Handb. Neur. 1937.

E c o n o m o: Die Encephalitis lethargica. Jb. Psychiatr. 38 (1917).

E d i n g e r: zit. n. B e r t o z z i.

E h r e n w a l d, H.: Störung der Selbstwahrnehmung der Menstruation und der Blasenfunktion bei einer Kranken mit Hirntumor. Z. Neur. 118 (1929).

E r i c k s o n, T. C.: Erotomania as expression of cortical epileptiform discharge. Arch. Neur. and Psychiatr. 53 (1945).

E w a l d, G.: Die Bewußtseinstrübung bei symptomatischen Psychosen. Mschr. Psychiatr. 19 (1938).

E w a l d, G.: Zur Frage der Lokalisation des amnestischen Symptomenkomplexes. Allg. Z. Psychiatr. 115 (1940).

F e u c h t w a n g e r, E.: Die Funktionen des Stirnhirns. Berlin, 1923.

F o e r s t e r, O.: Die Hirntumoren und ihre moderne Diagnostik und Therapie. Neue dtsch. Klinik, 1939.

F r a n k, W.: Untersuchungen über Chorea H u n t i n g t o n. Psychiatr.-neur. Wschr. 1937, Ref. Zbl. 87 (1938).

F r e e m a n und W a t t s: Psychosurgery, 1942.

F r e y, E.: Commotio cerebri. Conf. Neur. VIII (1947/48).

F ü n f g e l d, E.: Bemerkungen zur Histopathologie der Schizophrenie. Z. Neur. 158 (1937).

G a m p e r, E.: Zum Problem der Commotio cerebri. Mschr. Psychiatr. 99 (1938).

G a m p e r, E.: Schlaf, Delirium, Korsakow. Zbl. Neur. 51 (1929).

G a m p e r, E.: Ferner: Z. Neur. 102 (1926) und 104 (1926); Dtsch. Z. Nervenhk. 102 (1928).

G e i g e r, M.: zit. n. B i n d e r.

G i l l i b e r t i: zit. n. W e y l a n d.

G o l d s t e i n, K.: Kritisches und Tatsächliches zu einigen Grundfragen der Psychopathologie, im besonderen zum Aphasieproblem. Schweiz. Arch. Neur. Psychiatr. 34 (1934).

G o l d s t e i n, K.: Über Aphasie. Abh. Schweiz. Arch. Neur. Psychiatr. Heft 6, Zürich, 1927.

G o l d s t e i n, K.: Diagnostik der Hirngeschwülste, 1932.

G o l d s t e i n, K.: zit. n. R u f f i n (Stirnhirn).

G o u r i o n und S c h e r r e r: Tumeurs du 3. ventricule à troubles mantaux prédominants. Ann. méd.-psychol. 94, II, 1936.

G r u h l e, H. W.: Epileptische Reaktionen und epileptische Krankheiten, Hdb. Neur. Bumke, 1930.

G r ü n t h a l, E.: Zur Kenntnis der Psychopathologie des Korsakowschen Symptomenkomplexes. Mschr. Psychiatr. 53, 1923.

G r ü n t h a l, E.: Kopfunfall, Hirnerschütterung und Hirnverletzung. Praxis, 30, 1938.

G r ü n t h a l, E.: Über das Corpus mamillare und den Korsakowschen Symptomenkomplex. Conf. Neur. II, 1939.

G r ü n t h a l und G. E. S t ö r r i n g: Über das Verhalten bei umschriebener völliger Merkunfähigkeit. Mschr. Psychiatr. 74 und 76, 1930.

G r ü n t h a l, E.: Über das klinische Bild nach umschriebenem beidseitigem Ausfall der Ammonshornrinde. Mschr. Psychiatr. 113, 1947.

H a l l e r v o r d e n: zit. n. Hdb. Psychiatr. Bumke, 1930.

H a l p e r n, L.: Beiträge zur Neurologie des Stirnhirns und des Balkens. Über ein Stirnhirn-Balkensyndrom bei Geschwülsten. Schweiz. Arch. Neur. Psychiatr. 37, 1936.

H a r t m a n n, K.: Über Thalamusveränderungen bei der Pickschen Krankheit. Mschr. Psychiatr. 107, 1943.

H a s c o v e c: zit. n. N i e s s l v. M a y e n d o r f (Bewußtsein).

H a u p t m a n n: zit. n. W e y l a n d (Commotio).

H e a d: zit. n. S c h e i d (Hirnverletzte).

H e b b: zit. n. F r e e m a n und W a t t s (Lobotomien).

H e n s c h e n: zit. n. P f e i f e r (Rechenstörung).

H e r m a n n, G.: Zur Symptomatologie der Tumoren des linken Schläfenlappens. Z. Neur. 76, 1922.

H e s s, W. R.: Die funktionelle Organisation des vegetativen Nervensystems.
    Benno Schwabe, Basel, 1948, dort weitere Literaturhinweise.
H i r s c h: zit. n. S c h e i d (Gestaltstörung).
H o e n i g s w a l d, zit. n. B i n s w a n g e r, L. (Aphasie).
H o f f m a n n, H.: Über Epilepsie bei rechtsseitigem Schläfenlappentumor.
    Allg. Z. Psychiatr. 101, 1934.
I s s e r l i n: zit. n. B i n s w a n g e r, L. (Aphasie).
J a b u r e k, L.: Hirnödem, Hirnschwellung bei Hirngeschwülsten, Arch.
    Psychiatr. CIV, 1936.
J a c k s o n, H.: zit. n. B e r t o z z i, C o s s a, v. M o n a k o w und M o r g u e·
J a c o b: zit. n. W e y l a n d (Commotio).
J a k o b: zit. n. S c h e i d (Gestaltstörung).
I n g v a r: Über das Wesen der Gehirnerschütterung. Zbl. Neur. 40, 383.
J a n z e n, R.: Zur Lehre von der Lokalisation im Nervensystem. Dtsch. Z.
    Nervenheilkd. 158, 1948.
J o h n, K.: Zur Beurteilung psychischer Krankheitserscheinungen bei rechts-
    seitiger Schläfenlappenaffektion. Z. Neur. 1927, 1930.
K a i l a: s. B ü r g e r - P r i n z und K a i l a.
K a p l a n: zit. n. P f e i f e r (Hirntumoren).
K a r n o s h: zit. n. F r e e m a n und W a t t s (Lobotomien).
K e h r e r, F.: Die Allgemeinerscheinungen der Hirngeschwülste. Georg
    Thieme, Leipzig, 1931.
K e s c h n e r, B e n d e r und S t r a u ß: Mental symptoms in cases of sub-
    tentorial tumors. Arch. of Psychiatr. 37, 1937.
K l a e s i, J.: Über Geschlechts- und Geistesleben. Schweiz. Med. Wschr.
    46, 1936.
K l a e s i, J.: Über Asynergie der Wahrnehmungsvorgänge. Allg. Z. Neur.
    Psychiatr. 110, 1939.
K l e i n R., und A. K r a l: Zur Frage der Pathogenese und Psychopathologie
    des amnestischen Symptomenkomplexes nach Schädeltraumen. Z. Neur.
    149, 1934.
K l e i s t, K.: Gehirnpathologie. 1934.
K l e i s t, K.: zit. n. S c h e i d (apathisches Syndrom).
K n a p p, A.: Genuine Epilepsie und Hirntumoren, Parasiten des Gehirns und
    Hydrocephalus. Münch. Med. Wschr. 1942.
K e h r e r, F.: Die Allgemeinerscheinungen der Hirngeschwülste. Thieme, 1931.
K i r s t e i n, L.: Epilepsie bei intrakraniellen expansiven Prozessen. Acta med.
    scand. 110, 1942. Ref. Zbl. Neur. 102, 1942.
K o c h e r, Th.: Hirnerschütterung, Hirndruck und Chirurgische Eingriffe bei
    Hirnkrankheiten. Wien, 1901.
K o l m e r: s. B e r t h a und K o l m e r.
K o r n m ü l l e r, A. E.: Lokalisationslehre oder Ganzheit des Zentralnerven-
    systems. Z. Neur. 158, 1937.
K r a e p e l i n: zit. n. P f e i f e r (Hirntumoren).
K r a m e r: zit. n. P o l l a k.
K r a y e n b ü h l, H.: Ein Fall von olivo-ponto-cerebellarer Atrophie. Schweiz.
    Arch. Neur. Psychiatr. 31, 1933.
K r a y e n b ü h l und R. S t o l b a: Zur Frage der Spätschäden nach Carotis-
    ligatur bei intrakraniellen Aneurysmen. Conf. Neur. VI, 1944/45.
K r e t s c h m e r, E.: Das apallische Syndrom. Z. Neur. 169, 1940.
K u e n b u r g: zit. n. B i n s w a n g e r L. (Aphasie).

K ü p p e r s, E.: Der Grundplan des Nervensystems und die Lokalisation des Psychischen. Z. Neur. 75, 1922.

K ü t t n e r: zit. n. W e y l a n d.

L a d a m e, P.: Symptomatologie und Diagnostik der Hirngeschwülste. Würzburg, 1865.

L a n g e, J.: Hirnchirurgie und Lokalisationslehre, Mschr. Psychiatr. 99, 1938.

L a r r i v e s, E., und M a t h o n, R.: Contribution à l'étude des formes mentales des tumeurs cérébrales. Ann. méd.-psychol. 94, 1936.

L a s h l e y: zit. n. C o s s a.

L e e g e, M.: Zur Psychopathologie und Therapie der Hypophysentumoren. Z. Neur. 94, 1925.

v. L e h o c z k y, T.: Hirngeschwulst und Epilepsie. Dtsch. Z. Nervenhlkd. 138, 1935.

L e w a n d o w s k y: zit. n. B e r z e (Lokalisation der Vorstellungen).

L h e r m i t t e, J.: L'influance de l'appareil mésodiencephalique sur la vie psychique. Ref. Zbl. Neur. 69, 1934.

L i o n, E., und E. K a h n: Experimental aspects of Huntington's Chorea. Am. J. Psychiatr. 95, 1938.

L i p p m a n n: zit. n. G a m p e r (Korsakow).

L l a v e r o, F.: Die psycho-cerebro-spinale Dekompensation. Mschr. Psychiatr. 117, 1949.

L o t h a r: zit. n. B i n s w a n g e r (Aphasie).

L ö w e n s t e i n, O.: Der psychische Restitutionseffekt, Benno Schwabe, Basel, 1937.

M a b i l l e und P i t r e s: zit. n. F r e e m a n n und W a t t s und F. M o r e l.

M a r b u r g: zit. n. W e y l a n d (Commotio).

M a r i e, P.: zit. n. P o l l a k (Orientierung).

M a t h o n, R.: s. L a r r i v e und M a t h o n.

M a t z d o r f f, P.: Eine diffuse Geschwulst der weichen Hirnhäute, zugleich ein Beitrag zur Kenntnis schizophrener Symptome bei organischen Hirnkrankheiten. Z. Neur. 86, 1923.

M a u z, P. Die Veranlagung zu Krampfanfällen, Thieme 1937.

M c I n t y r e, H. and A.: The problem of brain tumor in psychiatric diagnosis Am. J. Psychiatr. 98, 1941/42.

M i l t, B.: Antrittsvorlesung, Zürich.

M i n k o w s k i, M.: zit. n. B r u n, R.

M i x t e r: zit. n. F r e e m a n n und W a t t s.

v. M o n a k o w, C.: Die Lokalisation im Großhirn. Wiesbaden, 1914.

v. M o n a k o w, C., und M o r g u e: Biologische Einführung in das Studium der Neurologie und Psychopathologie. 1930.

M o n i z, E.: Les tumeurs du corps calleux. Rapports entre l'age et les troubles mentaux, L'Encephale, 1927, 514.

M o r e l, F.: Introduction à la psychiatrie neurologique. 1947.

de M o r s i e r: Pathologie du diencephale. Schweiz. Arch. Neur. Psychiatr. 54, 1944.

d e M o r s i e r und R e y: Le syndrome psychologique dans les tumeurs des lobes frontaux et dans les tumeurs du diencephale. Mschr. Psychiatr. 110, 1945.

M ü l l e r, L. R.: zit. n. N i e s s l v. M a y e n d o r f.

N e u b ü r g e r: zit. n. W e y l a n d (Commotio).

N e u g e b a u e r: zit. n. W e y l a n d (Commotio).

N i c h o l s: zit. n. F r e e m a n n und W a t t s.

N i e s s l v. M a y e n d o r f: Über neuere Lokalisationsversuche des Bewußtseins im Gehirn. Allg. Z. Psychiatr. 97, 1932.

O l i v e c r o n a: zit. n. R u f f i n (Stirnhirn).

O p p e n h e i m: zit. n. B e r t o z z i.

O s n a t o: zit. n. W e y l a n d.

P a n s e, P.: Huntington-Sippen des Rheinlandes. Zbl. Neur. 87, 1938.

P e d e r s e n, O.: Epilepsie als Frühsymptom bei Hirngeschwülsten. Zbl. Neur.
91, 1939.

P e n f i e l d, W., und T. E r i c k s o n: Relation of intracranial tumors and
symptomatic epilepsye. Arch. of Neur. 44, 1940.

P e n t z i k, A.: Das Lokalisationsproblem und die gegenwärtige Gehirn-
forschung. Ref. Zbl. Neur. 100, 1941.

P e r r e t: zit. n. W e y l a n d.

P f e i f e r, B.: Die Psychosen bei Hirntumoren. Hdb. Psychiatr. Bumke, 1928.

P f e i f e r, B.: Die psychischen Störungen nach Hirnverletzungen, Hdb.
Psychiatr. Bumke, 1928.

P i t r e s: s. M a b i l l e und P i t r e s.

P o l l a k, O.: Zur Pathologie und Klinik der Orientierung. Schweiz. Arch.
Neur. Psychiatr. 42, 1938.

P ö t z l, O.: Über eine eigenartige psychische Enthemmungsreaktion nach
Punktion einer Cyste in der vordern Schweifkerngegend. Z. Neur. 98, 1925.

R e d l i c h, E.: Zur Pathogenese der psychischen Störungen bei Hirntumoren.
Jb. Psychiatr. Neur. 31, 1910.

R e i c h a r d t: Dtsch. Z. Nervenhlk. 28, 1912 (Commotio).

R i e s e: La diaschisis et les tumeurs cérébrales. L'Encephale 6, 1946/47.

R i g g e n b a c h, O.: Schweiz. Arch. Neur. Psychiatr. 26, 282, 1930.

R o o s e n, R.: Mikrodiencephalie bei den Kulturvölkern. Schweiz. Arch. Neur.
Psychiatr. 48, 1941.

R o s s i e r, P. H.: Rev. Med. de la Suisse Romande, 13, 830, 1936.

R o t h f e l d, J.: Über den lokalisatorischen Wert und die Pathogenese
psychischer Störungen im Verlauf von Hirngeschwülsten. Ref. Zbl. Neur.
80, 1936.

R o t h m a n n, E.: Untersuchungen eines Falles von umschriebener Hirnschädigung mit Störungen auf verschiedensten Leistungsgebieten. Schweiz.
Arch. Neur. Psychiatr. 33, 1934.

R o t t e r: zit. n. R. B r u n.

R u f f i n, H.: Stirnhirnsymptomatologie und Stirnhirnsyndrom. Fortschr.
Neur. Psychiatr. 1939.

R y l a n d e r: Acta psychiatr. et neurol. Suppl. XX.

S a l k i n d, E.: Cysticerkose des Hirns, Lokalisationsproblem psychischer
Funktionen. Ref. Zbl. Neur. 78, 1936.

S a u e r b r u c h, F.: Stand und Entwicklung der Hirndrucklehre. Mschr.
Psychiatr. 99, 1938.

S c h e i d, K. F.: Die psychischen Störungen nach Hirnverletzungen. Hdb.
Bumke, Erg.-Bd. I, 1939.

S c h e i n k e r: Zur Histopathologie des Hirnödems und der Hirnschwellung
bei Tumoren des Gehirns. Dtsch. Z. f. Nervenhk. 147 (1938) und 148 (1939).

S c h i l d e r, P., und W e i ß m a n n, M.: Amente Psychose bei Hypophysen-
gangtumor. Z. Neur. 110, 1927).

S c h n e i d e r, K.: zit. n. S c h e i d (Typen Hirnverletzter).

S c h r ö d e r: Neue dtsch. Chir. 18, 3. 1916.

S c h r ö d e r, P.: Sinnestäuschungen und Hirnlokalisation. Ref. Zbl. Neur. 82, 1936.

S c h ü c k: Kopfverletzungen. Arch. klin. Chir. 153, 1928.

S c h u s t e r, P.: zit. n. R u f f i n (Orbital-Enthemmung), zit. n. B. P f e i f e r (Konstitution und Psyche bei Hirntumor).

S c h u s t e r, P.: Beiträge zur Pathologie des Thalamus opticus. Arch. Psychiatr. 105 (1936) und 106 (1937).

S e e l e r t: Arch. Psychiatr. 88, 1929.

S j o e g r e n, T.: Klinische und erbbiologische Untersuchungen über die Heredoataxien. Acta Psychiatr. Suppl. 27, 1943.

S p a t z, H.: Über die Bedeutung der basalen Rinde. Z. Neur. 158, 1937.

S t a e h e l i n, J. E.: Zur Psychopathologie der Folgezustände der Encephalitis epidemica. Schweiz. Arch. Neur. Psychiatr. 11, 1922 und Z. Neur. 77, 1922.

S t a e h e l i n, J. E.: Psychopathologie der Zwischen- und Mittelhirnerkrankungen. Schweiz. Arch. Neur. Psychiatr. 53, 1944.

S t e r t z, C.: Exogene Reaktionstypen. Hdb. Psychiatr. Bumke, 1928.

S t e r t z, C.: Die Symptomatologie der Tumoren im Bereich des Zwischenhirns (Zwischenhirnsyndrom). Ein Beitrag zur Lokalisation psychischer Störungen. Zbl. Neur. 54, 1930.

S t e r t z, G.: Über den Anteil des Zwischenhirns an der Symptomgestaltung organischer Erkrankungen des Zentralnervensystems: Ein diagnostisch brauchbares Zwischenhirnsyndrom. Dtsch. Z. Nervenhk. 117/119, 1929.

S t e r t z, G.: Probleme des Zwischenhirns. Zbl. Neur. 65, 1923.

S t e r n, F.: Die epidemische Encephalitis. Berlin, Springer, 1928.

S t e r n, K.: Severe dementia associated with bilateral symmetrical degeneration of the thalamus. Brain 62, 1939; Ref. Zbl. Neur. 98, 1941.

v. S t o c k e r t, F. C.: Probleme der Hirnlokalisation mit besonderer Berücksichtigung des Scheitelhirns. Fortschr. Neur. Psychiatr. 1942.

v. S t o c k e r t, F. G.: Psychische Störungen bei Hirntumoren, Nervenarzt 1937.

S t o l b a, R.: Psychisches Stammhirnsyndrom bei Dystrophia myotonica, Conf. Neur. VIII, 1947/48.

S t o l b a, R.: s. K r a y e n b ü h l und S t o l b a.

S t ö r r i n g, G. E.: Zur Psychopathologie des Zwischenhirns. Arch. Psychiatr. 107, 1938.

S t r a u s s und K e s c h n e r: Mental Symptoms in Cases of Tumor of the brain frontal Lobe. Arch. of Neur. 33, 1935.

T h i e l e, R.: Zur gegenwärtigen Situation in der Gehirnpathologie. Z. Neur. 158, 1937.

T h o m a: Drei Fälle von Hirntumor. Allg. Z. Psychiatr. 52, 1138, 1896.

W a g n e r, W.: Affektive Veränderungen bei Zwischenhirnprozessen. Dtsch. Z. Nervenhk. 154, 1942.

W a g n e r, W.: Zum gegenwärtigen Stand der Hirnpsychopathologie und ihrer Abhängigkeit vom naturwissenschaftlichen Weltbild. Münch. med. Wschr. 1943, 254.

W a g n e r, W.: Über die Einteilung von Zustandsbildern bei Hirnherdstörungen. Z. Neur. 165, 1939.

W a l t h e r, H.: Über einen Dämmerzustand mit triebhafter Erregung nach Thalamusschädigung. Mschr. Psychiatr. 111, 1945/46.

W a l t h e r, H.: Kohlenoxydvergiftung und klinische Psychiatrie. Z. f. Unfallmed. u. Berufskr., Nr. 2, 1950.

W a l t h e r, H.: Die Dibenaminpsychose. Mschr. Psychiatr. 118, 3/4, 1949.
W a n n e r, O.: Genealogische Überprüfung des Wesens der Geistesstörungen
    bei Hirntumor. Nervenarzt 21, 6, 1950.
W a t t s: s. F r e e m a n und W a t t s.
W e i s s m a n n: s. S c h i l d e r und W e i s s m a n n.
W i n t e r s t e i n, H.: Grundbegriffe der allgemeinen Nervenphysiologie. Hdb.
    Neur. Bumke-Foerster.
v. W o e r k o m: Über die Störung des Aufgabenbewußtseins in einem Fall
    von Tumor des Frontalhirns. Mschr. Psychiatr. 70, 1928.
W o l f s o n, J.: Mental symptoms in brain tumors. Ref. Zbl. Neur. 81, 1936.